Wissenschaftliche Taschenbücher WTB

Biologie

Pharmakognosie
Biogene Arzneimittel
Teil II

Akademie-Verlag Berlin

WTB

BAND 62

Eberhard Teuscher

Pharmakognosie

Biogene Arzneimittel

Teil II

3., bearbeitete und erweiterte Auflage

Mit 107 Abbildungen

AKADEMIE-VERLAG BERLIN

Reihe BIOLOGIE

Verantwortlicher Herausgeber dieses Bandes:

Prof. Dr. G. Lerch
Potsdam

Verfasser:

OPhR Prof. Dr. sc. nat. Eberhard Teuscher
Greifswald

ISBN 3-05-500321-7
ISSN 0084-0963

1989
Erschienen im Akademie-Verlag Berlin, Leipziger Straße 3—4,
Berlin, DDR-1086

Lizenznummer: 202 · 100/521/89
Printed in the German Democratic Republic
Gesamtherstellung: VEB Druckhaus „Maxim Gorki", Altenburg, 7400
Lektor: Christiane Grunow
LSV 2064
Bestellnummer: 762 179 5 (7062)

008__

Inhaltsverzeichnis

Teil II

Teil I, Kapitelübersicht

Allgemeiner Teil

Spezieller Teil

Teil III, Kapitelübersicht

16. Saponine

16.1. Chemie, Terminologie und Verbreitung

Saponine sind Glykoside von Steroiden oder polycyclischen Triterpenen, die sich durch Wasserlöslichkeit sowie Oberflächenaktivität auszeichnen und direkt oder nach partieller Hydrolyse Membranaktivität besitzen, d. h. Zellmembranen zu schädigen oder zu zerstören vermögen.

Nach der Art der Aglyka, die bei dieser Verbindungsklasse Sapogenine genannt werden, unterscheidet man Steroidsaponine und Triterpensaponine. Einige Autoren rechnen auch die Steroidalkaloidglykoside zu den Saponinen.

Steroidsapogenine sind in der Regel Cholestan-Derivate mit den Grundkörpern Spirostan (16β,22:22,26-Diepoxy-cholestan) oder Furostan (16β,22-Epoxy-cholestan). Spirostan ist das Ketal des

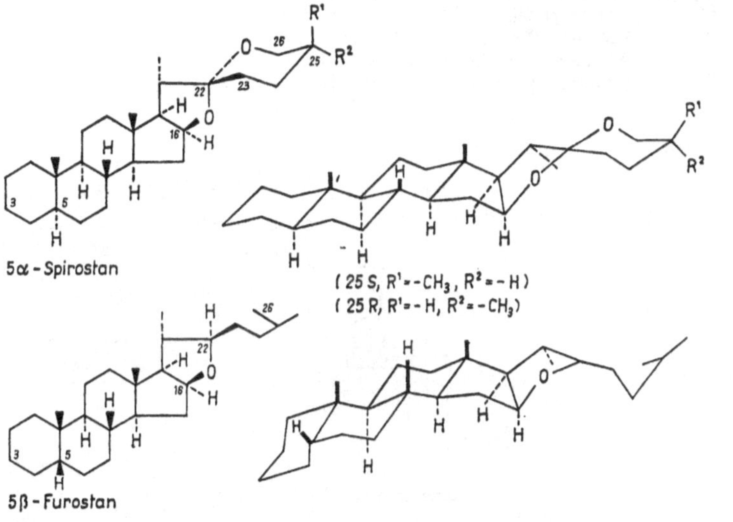

Abb. 57. Grundkörper von Steroidsapogeninen

Cholestan-22-on-16,26-diols (wegen der „Brezelstruktur" auch als Spiroketal bezeichnet). Das Semiketal dieser Verbindung ist das Furostan-22,26-diol. Es ist nur beständig, wenn die OH-Gruppe am C-26 blockiert ist. Wird der bei den natürlichen Steroidsaponinen dort gebundene Glucoserest abgespalten, geht es spontan in ein Spirostanderivat über. Bei den Sapogeninen, bei denen das C-Atom 5 nicht in eine Doppelbindung einbezogen ist, kann es ein α- oder β-ständiges H-Atom tragen, d. h. die Ringe A/B sind trans (5α-Spirostan, 5α-Furostan) oder cis (5β-Spirostan, 5β-Furostan) verknüpft. Auf Grund der Konfiguration des C-Atoms 25

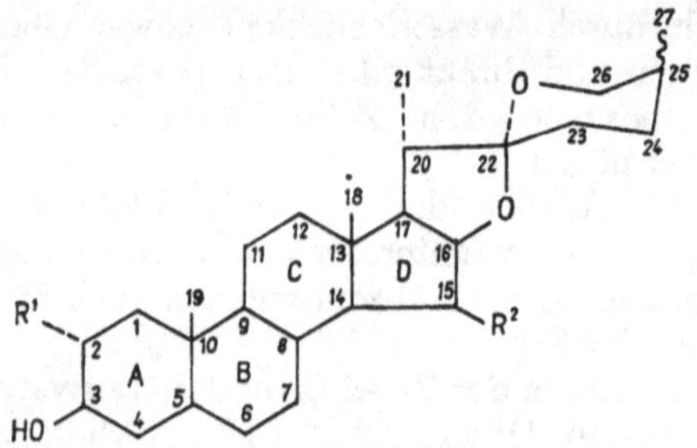

Sarsapogenin (R' = –H, R² = –H 5β, 25S)
Smilagenin (R' = –H, R² = –H 5β, 25R)
Tigogenin (R' = –H, R² = –H 5α, 25R)
Digitogenin (R' = –OH, R² = –OH 5α, 25R)
Gitogenin (R' = –OH, R² = –H 5α, 25R)

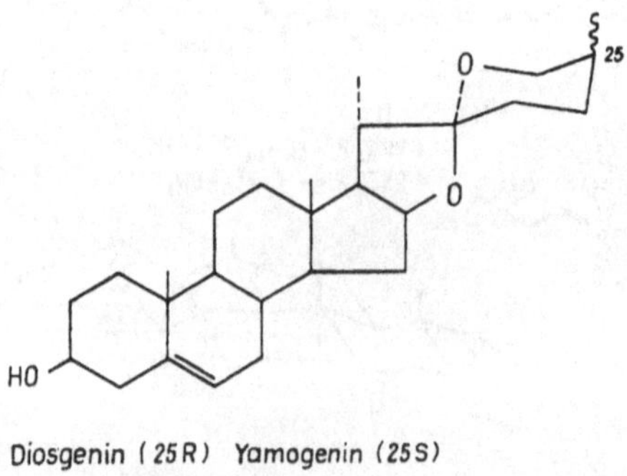

Diosgenin (25R) *Yamogenin* (25S)

Abb. 58. Steroidsapogenine

kann man (25S)-Spirostanderivate (Normal-Reihe, Aglyka der Echten Saponine), (25R)-Spirostanderivate (Iso-Reihe, Aglyka der Isosaponine), (25S)-Furostan-22,26-diole und (25R)-Furostan-22,26-diole unterscheiden (Abb. 57). Die Grundkörper tragen durchweg eine Hydroxylgruppe am C-3. Weitere Hydroxylgruppen und auch Doppelbindungen kommen vor (Abb. 58). Steroidsapogenine mit anderen Grundkörpern, z. B. des Furanofurostanols (Spirofuran, 16β,22:22,25-Diepoxy-cholestan), Pyrostans (22,26-Epoxy-cholestan), des Cholestan-22-ons bzw. des Cholestan-23-ons und auch Pregnan-Derivate treten nur selten auf und haben keine arzneiliche Bedeutung.

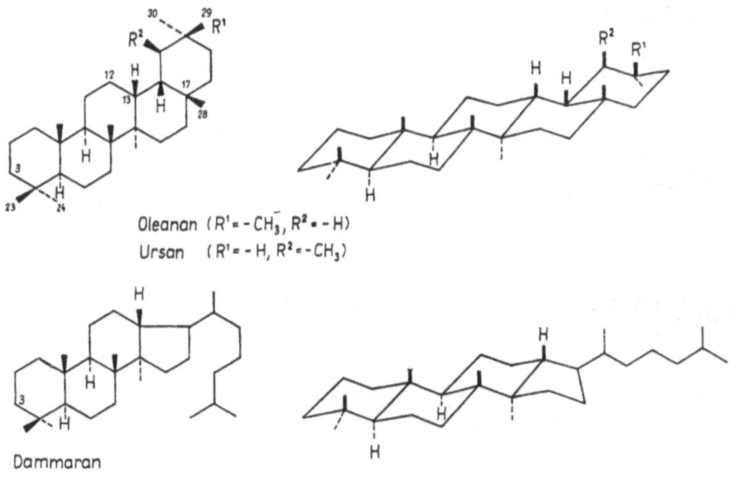

Abb. 59. Grundkörper von Triterpensapogeninen

Triterpensapogenine sind, mit Ausnahme weniger Nortriterpene, C_{30}-Verbindungen. Als Grundkörper treten bei den Pflanzen insbesondere das pentacyclische Oleanan, seltener auch Ursan, sowie das tetracyclische Dammaran auf. Einige Autoren rechnen auch Glykoside von Cucurbitanderivaten (s. 23.) zu den Saponinen. Bei den Oleanan- und Ursanabkömmlingen sind die Ringe A/B/C/D/E trans/trans/trans/cis verbunden. Bei den Dammaranderivaten liegt trans/trans/trans-Verknüpfung der Ringe vor (Abb. 59). Triterpensaponine mit anderen Grundkörpern, z. B. die bei Tieren vorkommenden Lanostanderivate, haben bisher keine pharmazeutische Bedeutung erlangt. Sapogenine vom Oleanan-Typ sind

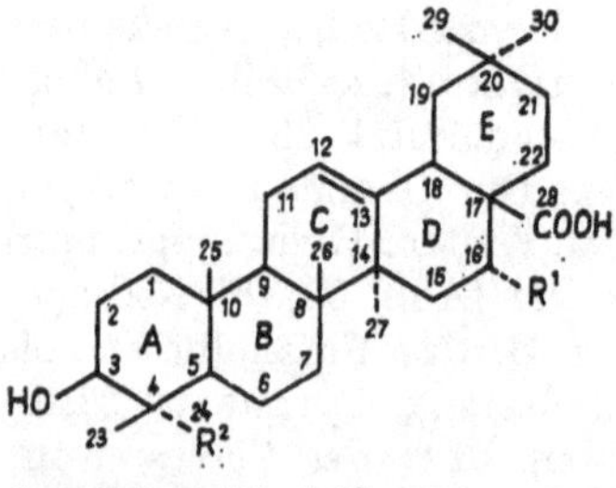

Oleanolsäure (R^1 = -H, R^2 = -CH_3)
Echinocystsäure (R^1 = -OH, R^2 = -CH_3)
Hederagenin (R^1 = -H, R^2 = -CH_2OH)
Gypsogenin (R^1 = -H, R^2 = -CHO)
Quillajasäure (R^1 = -OH, R^2 = -CHO)

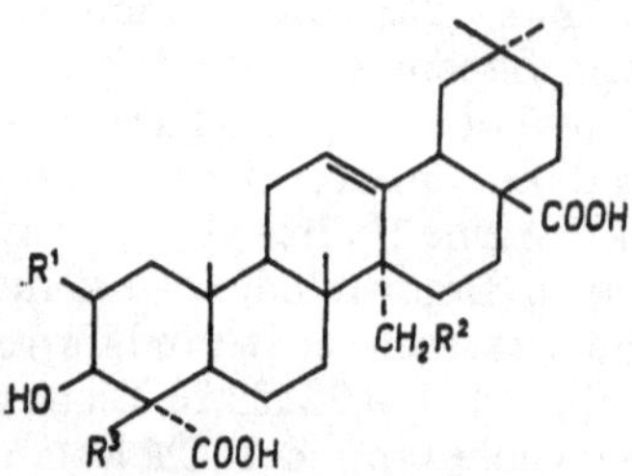

Presengin (R^1 = R^2 = -OH)
Gypsogensäure (R^1 = -R^2 = -H)
Medicagensäure (R^1 = OH, R^2 = H)

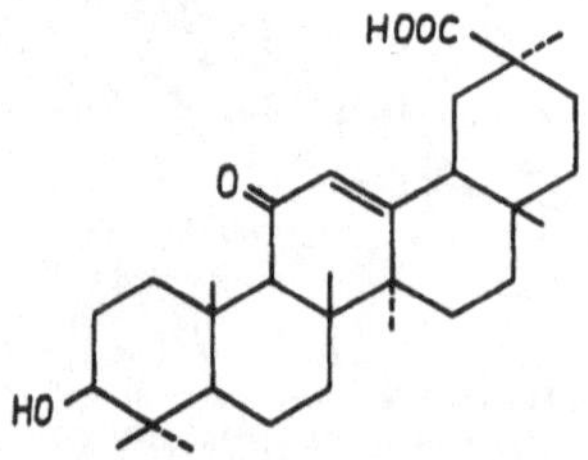

Glycyrrhetinsäure

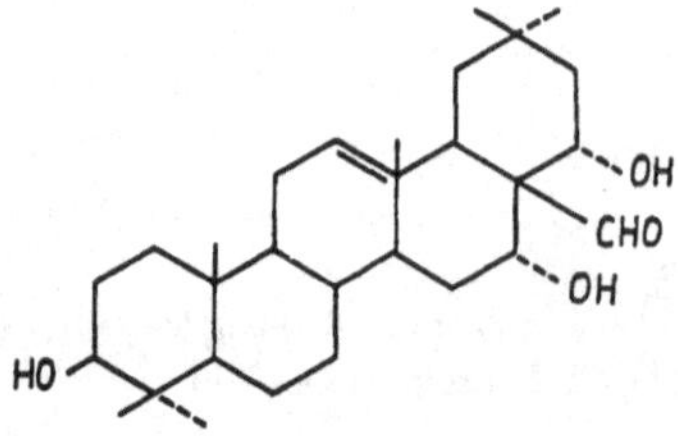

Priverogenin A

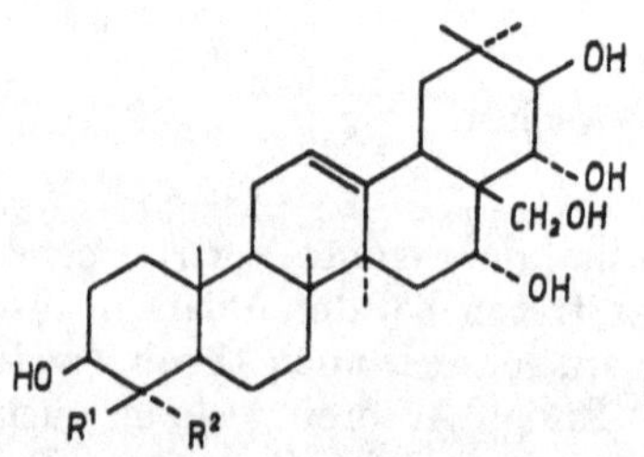

Protoaescigenin (R^1 = -CH_2OH, R^2 = -CH_3)
Barringtogenol C (R^1 = -CH_3, R^2 = -CH_3)
Theasapogenol A (R^1 = -CH_3, R^2 = -CH_2OH)

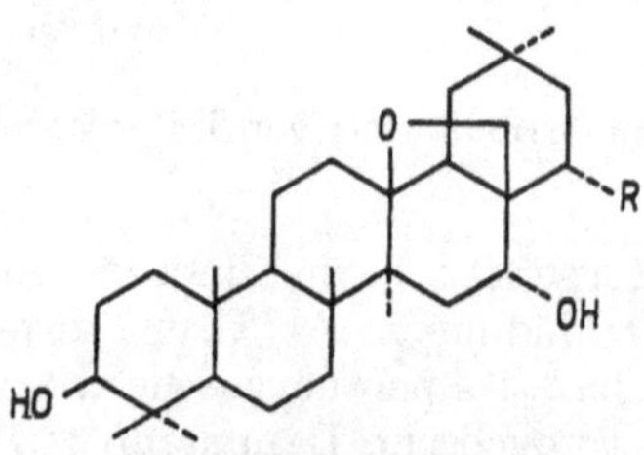

Protoprimulagenin A (R = -H)
Priverogenin B (R = -OH)

Abb. 60. Triterpensapogenine (Oleanan-Typ)

im Pflanzenreich am verbreitetsten. Alle Grundkörper tragen am C-3 eine OH-Gruppe. Weitere Hydroxygruppen kommen vor. Sie sind häufig acyliert. Als Säurekomponenten wurden u. a. Essigsäure, α-Methylbuttersäure, Isobuttersäure, Angelicasäure oder Tiglinsäure gefunden. Die Methylgruppen der Grundkörper, bevorzugt die geminalen (C-23/C-24 und C-29/C-30) und die am C-17 (C-28), können bis zur COOH-Gruppe oxidiert sein. Doppelbindungen (bei pflanzlichen Sapogeninen besonders zwischen C-12 und C-13) sind häufig. Epoxy- und Oxogruppen treten auf (Abb. 60).

Monosaccharidkomponenten der Saponine sind vor allem die weit verbreiteten Zucker D-Glucose, D-Galaktose, D-Fructose, D-Xylose, L-Arabinose, L-Rhamnose, L-Fucose und D-Chinovose (6-Desoxy-D-glucose). Auch die Uronsäuren D-Glucuronsäure und D-Galakturonsäure kommen glykosidisch gebunden in Saponinen vor. Nach der Anzahl der unmittelbar am Aglykon gebundenen Zucker bzw. Zuckerketten unterscheidet man „Einketter" (Monodesmoside), „Zweiketter" (Bisdesmoside) und „Dreiketter" (Trisdesmoside). Als Oligoside bezeichnet man bisweilen Saponine mit mehr als 4 Zuckerresten. Bisher wurden maximal 11 Zuckerreste

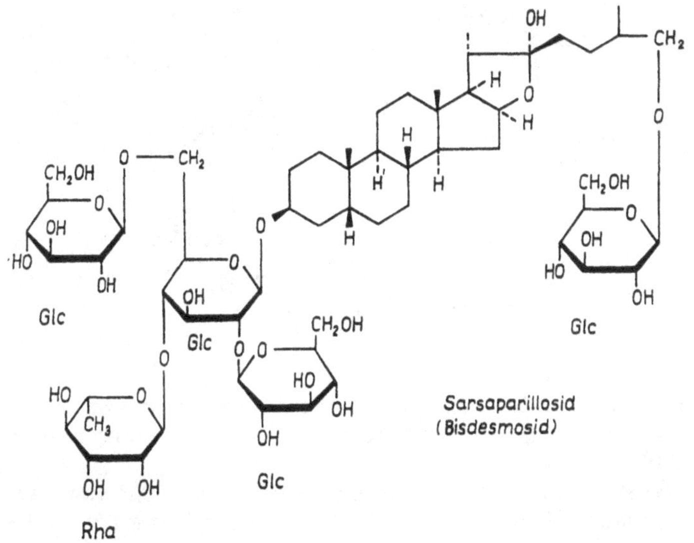

Abb. 61. Steroidsaponin

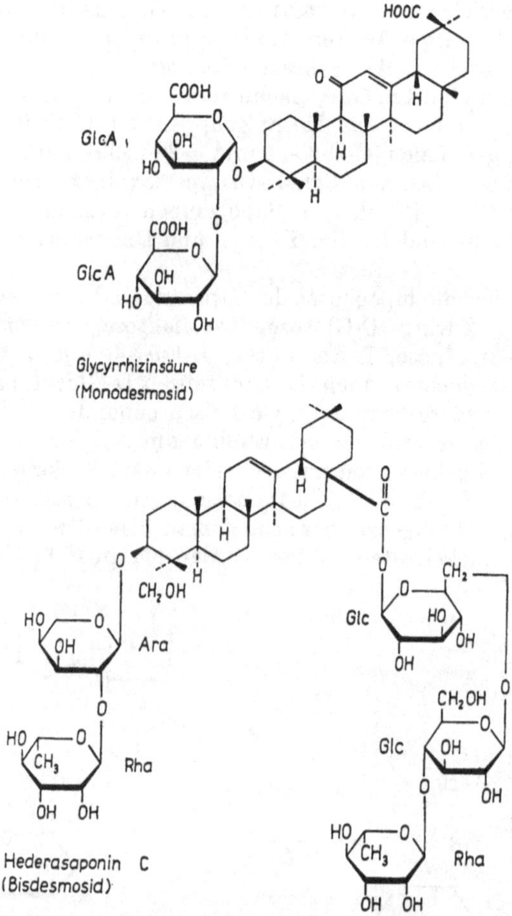

Abb. 62. Triterpensaponine

pro Saponinmolekül nachgewiesen. Die Zuckerketten sind häufig verzweigt und tragen oft am Kettenende einen Desoxyhexoserest (Abb. 61 u. 62).

Bei Saponinen aus Pflanzen ist eine Zuckerkette fast immer am C-3 angeheftet. Nur selten (z. B. bei einigen Ginsenosiden oder beim Asiaticosid) liegt die OH-Gruppe am C-3 frei vor. Bei den Steroidsaponinen vom Furostan-26-ol-Typ trägt die Hydroxylgruppe am C-26 einen Glucoserest. Bei den Triterpensaponinen vom Oleanan- oder Ursan-Typ ist an einer am C-17 befindlichen COOH-Gruppe häufig acylglykosidisch eine zweite Zuckerkette gebunden. Das Trisdesmosid Convallamarosid (aus *Convallaria majalis*) trägt ein zusätzliches Disaccharid an einer OH-Gruppe am C-1. Andere Anheftungsstellen für Zuckerketten finden wir bei tierischen Saponinen.

Der saure Charakter einiger Saponine wird entweder durch eine freie Carboxylgruppe am Sapogenin, eine gebundene Uronsäure oder durch Acylierung mit Dicarbonsäuren am Aglykon oder an den Zuckerresten, bei den Saponinen der Meerestiere auch durch einen Schwefelsäurerest an der Zuckerkette oder am Aglykon bedingt.

Die Wertbestimmung von Saponindrogen erfolgt hauptsächlich durch Ermittlung der hämolytischen Aktivität. Der erhaltene Wert gibt an, wieviel ml einer Rinderblutverdünnung (Citrat-Blut, meistens 1:50 verdünnt) von 1 g Droge gerade noch vollständig hämolysiert werden. Zur Bestimmung werden gepufferte, wäßrige, isotonische Drogenextrakte bzw. deren Verdünnungen mit der Blutkörperchensuspension gemischt und nach 24 h geprüft, bei welcher Verdünnung eben noch Hämolyse (klare rote Lösung ohne Bodensatz roter Blutkörperchen) eingetreten ist. Um individuelle Schwankungen der Resistenz der Blutkörperchen bei verschiedenen Versuchen auszuschalten, wird mit der hämolytischen Aktivität eines Standardsaponingemisches (z. B. aus *Gypsophila*-Arten, hämolytische Aktivität mit 30000 festgelegt) verglichen. Der hämolytische Index (H. I.) ist der reziproke Wert der hämolytischen Aktivität. Den höchsten gemessenen Wert hat das Cyclamin mit 390000 (aus den Knollen von *Cyclamen purpurascens* MILL., Alpenveilchen). Auch die Beeinflussung der Oberflächenspannung des Wassers oder die Toxizität für Fische können zur Wertbestimmung herangezogen werden.

Die deutschsprachigen Arzneibücher verwenden in der Hauptsache jedoch andere Verfahren (z. B. Bestimmung der Glycyrrhizinsäure bei Radix Liquiritiae, des Gehaltes an Triterpenglykosiden bei Semen Hippocastanae, an Ginsenosiden bei Radix Ginseng) oder verzichten ganz auf eine Wert- oder Gehaltsbestimmung. Nur das Schweizerische Arzneibuch (Helv. VII) schreibt eine Bestimmung der hämolytischen Wirksamkeit vor (Angabe in Ph. Helv.-Einheiten, 1 Einheit entspricht der Wirksamkeit von 10 mg Saponin-Standard).

Saponine sind im Pflanzenreich weit verbreitet. Frei von Saponinen scheinen niedere Pflanzen und Gymnospermen zu sein. Bei *Pteridophyta* wurden vereinzelt Saponine gefunden. Der Verbreitungsschwerpunkt der Steroidsaponine liegt bei den *Monocotyledoneae*, insbesondere bei den Familien der *Liliaceae* und *Dioscoreaceae*. Vereinzelt kommen sie jedoch auch bei *Dicotyledoneae* vor (z. B. bei *Digitalis*-Arten und *Trigonella foenum-graecum*). Triterpensaponine treten bevorzugt bei *Dicotyledoneae* auf. Besonders reich an Saponinen sind Vertreter der *Caryophyllaceae, Theaceae, Hippocastanaceae, Polygalaceae, Araliaceae, Primulaceae* und *Sapotaceae*. Aber auch in einigen Vertretern der *Monocotyledoneae* (z. B. bei *Avena sativa* L.) sind sie enthalten.

Bei Tieren werden Saponine bei den zu den *Echinodermata* (Stachelhäutern) gehörenden Klassen der *Holothurioidea* (Seewalzen oder Seegurken, Triterpensaponine bildend) und *Asteroidea* (Seesterne, Steroidsaponine bildend) gefunden. Die hier auftretenden physiologisch sehr aktiven Vertreter dienen den Tieren zur Abwehr von Attacken durch Mikroorganismen und tierischen Angreifern und zum Fang der Beute.

16.2. Pharmakologie

Saponine lösen sich in Wasser als lyobipolare Stoffe unter Bildung von Micellen. Sie treten durch apolare Wechselwirkungen mit Steroiden, Phospholipiden und Proteinen zu Komplexen zusammen. Auf dieser Wechselwirkung beruht vermutlich die Membranaktivität der Saponine. Sie zeigt sich beispielsweise als hämolytische Wirkung (Zerstörung der Zellmembranen der roten Blutkörperchen, in deren Folge das Hämoglobin aus den Zellen austritt) oder kommt in der Ichthyotoxizität zum Ausdruck (Erhöhung der Permeabilität des Kiemenepithels, gefolgt vom Verlust kleinmolekularer Blutbestandteile, der zum Tod der Fische führt). Auch die Reizung der Schleimhaut des Menschen sowie die antibiotischen, molluscisiden und insekticiden Effekte dürften Resultat dieser Wechselwirkung sein. Die Membranaktivität ist bei den monodesmosidischen Triterpensaponinen am größten. Bei sauren Bisdesmosiden ist die Wirkung gering. Sie fehlt, ebenso wie das Schaumvermögen, bei den neutralen Bisdesmosiden fast völlig. Bei den Steroidsaponinen sind die Spirostanolglykoside stark, die Furostanolglykoside nicht wirksam.

Saponine rufen auf der Schleimhaut des Menschen Reizerscheinungen hervor, die je nach Stärke und Ort der Einwirkung zu erhöhter Schleimabsonderung, Niesen, Erbrechen oder Diarrhoe führen können. Die Reizung der Magenschleimhaut und die dadurch bedingte reflektorische Sekretionssteigerung in den Bronchien ist wahrscheinlich neben einer direkten Wirkung auf die oberen Bronchienabschnitte (Eindringen durch Spreitung, Verflüssigung des Schleims durch oberflächenaktive Wirkung und Förderung der Sekretion, bakteriostatischer und antiviraler Effekt) an der expectorierenden Wirkung von Saponindrogen (z. B. Radix Liquiritiae, Radix Primulae) beteiligt.

Die meisten intakten Saponine werden vermutlich aus dem Magen-Darm-Trakt nur schwer resorbiert. Andererseits sind die auffälligen pharmakologischen und toxikologischen Effekte vieler Saponindrogen nur durch Resorption der Saponine selbst oder ihrer im Darm abgespaltenen, unter dem Einfluß der Darmflora mehr oder weniger veränderten Aglyka erklärbar. Ob die diuretische Wirkung einiger Drogen (z. B. Herba Herniariae, Herba Virgaureae) durch die Saponine und die durch sie oder ihre Spaltprodukte gehemmte $Na^{\cdot}$-Reabsorption (Aldosteron-Antagonismus) in den Nierentubuli verursacht wird oder ob die als weitere Inhaltsstoffe vorkommenden Flavonoide die Diuresesteigerung bedingen, ist noch unklar. Mit Sicherheit beruht die antiexsudative und antiphlogistische Wirksamkeit von Semen Hippocastanae, Radix Primulae, Folia Hederae, Folia Theae und Radix Liquiritiae auf einer systemischen Wirkung der Saponine. Die genannten Effekte sind an die Intaktheit der Nebennierenrinde gebunden und treten vermutlich als Folge einer Steigerung der Gewebskonzentration der Nebennierenrindenhormone durch Hemmung ihres Abbaus auf (adrenocorticomimetische Wirkung). Für Glycyrrhizinsäure, das Hauptsaponin aus Radix Liquiritiae, konnte eine Hemmung der Δ^4-5β-Reduktase-Aktivität der Leber, die zu einer Verlängerung der biologischen Halbwertszeit der Hormone führt, nachgewiesen werden. Auch eine Beeinflussung des Stoffwechsels der Prostanoide ist denkbar. Während einige Saponine die Cyclooxygenase hemmen, führt z. B. Aescin vermutlich zu einer vermehrten Ausschüttung von $PGF_{2\alpha}$.

Von einigen Saponindrogen wird angenommen, daß sie über eine Anregung von Stoffwechselprozessen (Immunstimulation?) zur Aktivierung von Heilungsprozessen führen. Dazu gehören Radix Sarsaparillae, Lignum Guajaci, Radix Ginseng und Radix Eleutherococci. Die beiden letztgenannten Drogen sollen darüber hinaus die physische und psychische Leistungsfähigkeit des menschlichen Organismus erhöhen. Mit Sicherheit sind auch die toxischen Effekte einiger Saponine (z. B. aus *Agrostemma githago* L., Kornrade, *Paris quadrifolia* L., Einbeere, *Cyclamen*-Arten, Alpenveilchen, *Phytolacca americana* L., Kermesbeere) resorptiv bedingt.

Die Wechselwirkung von Saponinen von Nahrungspflanzen, z. B. der Sojabohne, mit Steroiden dürfte an der Hemmung der Absorption des Cholesterols und damit am anticholesterolämischen Effekt beteiligt sein.

Die antibiotische, sich besonders auf Pilze erstreckende, und die antivirale Wirkung vieler Saponine wird bisher kaum gezielt therapeutisch genutzt. Besonders hervorhebenswert ist die gegen Mycobacterien gerichtete Wirkung des Asiaticosids, eines Acylglykosids der Asiatsäure, das aus der tropischen Apiacee *Centella asiatica* (L.) URBAN gewonnen werden kann und das sich als Adjuvans bei der Lepratherapie anbietet. In der antibiotischen Wirksamkeit der Saponine dürfte vermutlich die ökologische Bedeutung für die Pflanze liegen (Infektionsabwehr). In diesem Zusammenhang ist bemerkenswert, daß Saponine in der intakten Pflanze in der Regel als biologisch inaktive Bisdesmoside vorliegen, die erst bei einer Attacke durch Mikroorganismen in die antibiotisch wirksamen Monodesmoside übergehen.

Die therapeutische Anwendung der Saponindrogen erfolgt, vorwiegend innerlich, in Form von Auszügen oder Arzneifertigpräparaten mit gereinigten Extrakten. Nur in wenigen Fällen werden isolierte Saponingemische (Aescin) oder Reinstoffe (Carbenoxolon, Asiaticosid) eingesetzt.

In der pharmazeutischen Technologie und in der Kosmetik spielen Saponine als Emulgatoren oder als Schaumbildner (Zahnpasten, Mundwässer) eine geringe Rolle.

Die Aglyka einiger Steroidsaponine und Steroidalkaloidsaponine dienen als Rohstoffe bei der Halbsynthese von Steroidhormonen. Das gilt besonders für Diosgenin (aus *Dioscorea*-Arten, in Mexiko beheimateten *Dioscoreaceae*), Hecogenin (12-Oxotigogenin, aus *Agave sisalana* PERRINE, im tropischen Amerika beheimatete Agavacee) und Solasodin (aus *Solanum xanthocarpum* SCHRAD. et WENDL., in Südostasien beheimatete, in Europa angebaute Solanacee).

16.3. *Saponine als biogene Arzneistoffe*

16.3.1. *Saponindrogen als Expectorantia und Antitussiva*

Saponindrogen, die als Expectorantia genutzt werden, sind vor allem Radix Primulae, Radix Polygalae und Radix Liquiritiae. Expectorierende und antitussive Wirkung wird Folia Hederae zugeschrieben. Nur noch selten verwendet werden Cortex Quillaiae und Radix Saponariae.

Radix Primulae (Primulae radix), Primelwurzel, besteht aus den getrockneten Rhizomen und Wurzeln der in Europa und Asien auf Wiesen vorkommenden Primulacee *Primula veris* L., Wiesen-Schlüsselblume, und der besonders in Wäldern und im Gebüsch wachsenden *P. elatior* (L.) Hill, Wald-Schlüsselblume. Hauptlieferanten sind die ČSSR, Polen, Jugoslawien, Bulgarien und die Türkei. Primelwurzel enthält 5—10% Triterpensaponine. Ihre hämolytische Aktivität liegt zwischen 1500 und 3000. Hauptsapogenine der Wurzel von *P. veris* sind Priverogenin A, Priverogenin B, deren 16- oder 22-Monoacetate und 28-Dihydropriverogenin A. Aglykon des Hauptsaponins der von *P. elatior* stammenden Droge ist das Protoprimulagenin A. Es liegt als Monodesmosid, verknüpft mit einem verzweigten Tetrasaccharid, aufgebaut aus D-Glucuronsäure, D-Glucose, D-Galaktose und L-Rhamnose vor. Neben den Saponinen kommen in den Wurzeln beider Arten Phenolglykoside (bevorzugt Primulaverin, 2-Hydroxy-5-methoxybenzoesäuremethylester-2-(6β-xylosyl)-β-D-glucosid) in Konzentrationen bis zu 3% vor. Die Droge wird in Form von Teeaufgüssen (0,2—0,5 g/Tasse), von Extrakten oder als Bestandteil von Arzneimittelspezialitäten eingesetzt. Die Blüten von *P. veris*, **Flores Primulae**, die in den Kelchen etwa 2% Saponine enthalten, werden nur selten, meistens als Zusätze von Hustentees, verwendet.

Radix Polygalae (Radix Senegae, Polygalae radix), Senegawurzel, hämolytische Aktivität 2000—5000, stammt von der in lichten Wäldern Nordamerikas heimischen kleinen Staude *Polygala senega* L. (*Polygalaceae/Polygalales*). Sie enthält 5—10% Triterpensaponine mit den Aglyka Presenegenin und Tenuifolin. Die Droge wird wie Radix Primulae verwendet.

Bei **Radix Liquiritiae** (Liquiritiae radix), Süßholzwurzel, handelt es sich um die getrockneten Wurzeln und unterirdischen, oft viele Meter lang werdenden Ausläufer von *Glycyrrhiza glabra* L. (*Fabaceae/Fabales*), einer 1—1,7 m hohen Staude. Von der Art existieren mehrere Varietäten: var. *glandulifera* (WALDST. et KIT.) REG. et HERDER, Heimat Südosteuropa und Kleinasien, besonders in der UdSSR aus Wildvorkommen gesammelt (Uralgebiet) oder dort (Wolgadelta) und in China angebaut, vorwiegend geschält im Handel, var. *typica* REG. et HERDER, Heimat Südeuropa und Kaukasusgebiet, Anbau in Spanien, Italien, Griechenland, Jugoslawien, der Türkei und Frankreich, meistens ungeschält im Handel, var. *pallida* BOISS. und var. *violacea* BOISS., nur von geringer Bedeutung.

Die Droge enthält Triterpensaponine mit der stark süß schmekkenden, kaum hämolytisch wirksamen Glycyrrhizinsäure (18β-Glycyrrhizinsäure, s. Abb. 62, auch als Glycyrrhizin bezeichnet) als Hauptkomponente. Der Gehalt an Glycyrrhizinsäure wird in der Literatur mit 3—9 (—15?)% angegeben. Das AB-DDR fordert einen Gehalt von 3,0—5,5%, Ph. Eur., DAB 9/BRD und Helv. VII fordern einen Mindestgehalt von 4,0%. Aglykon dieses Saponins ist die Glycyrrhetinsäure, die an der Hydroxylgruppe am C-3 einen β-D-Glucuronyl 1—2 α-D-glucuronylrest trägt. Begleitsubstanzen sind eine Vielzahl weiterer Triterpensaponine, u. a. mit 11-Desoxy-, 22-Hydroxy-, 24-Hydroxy-, 28-Hydroxy-Derivaten der Glycyrrhetinsäure (die bei der Isolierung z. T. am C-20 und C-18 epimerisiert werden können) als Aglyka. Andere bemerkenswerte Inhaltsstoffe sind die die gelbe Farbe der Droge bedingenden über 30 Flavon- (u. a. mit den Aglyka Liquiritigenin und dessen Chalkon Isoliquiritigenin) und Isoflavonglykoside (u. a. mit den Aglyka Formononetin, 7-Acetoxy-, 7-Methoxy- und 7-Hydroxy-2-methylisoflavon), die 6-prenylierten Cumestanderivate (u. a. Glycyrol, Isoglycyrol) sowie die Oxycumarine (u. a. Herniarin, Umbelliferon, Liqcumarin). Die östrogene Wirksamkeit der Droge wird den Cumestanderivaten, dem Stigmasterol, dem β-Sitosterol und dem Glycestron (?) zugeschrieben. Für die adrenocorticomimetische Wirkung wird die Glycyrrhizinsäure (die im Darm zu Glycyrrhetinsäure sowie zu deren 3-Dehydro- bzw. 3-Epi-Derivat umgesetzt werden kann) verantwortlich gemacht. Sie wirkt auch antiviral und antibakteriell. Am spasmolytischen Effekt sind einige der Flavon- und Isoflavonglykoside bzw. ihre Aglyka maßgeblich beteiligt.

Neben der Droge, die häufig als Bestandteil von Teegemischen eingesetzt wird (Einzeldosis 1—2 g), werden bevorzugt wäßrige Süßholzextrakte angewendet: **Extractum Liquiritiae spissum** (Extractum Liquiritiae fluidum, nach AB-DDR mit 9,0—12,0%, nach DAB 9/BRD mit 4,0—6,0% Glycyrrhizinsäuregehalt), eine sirupöse Flüssigkeit und **Extractum Liquiritiae** (Succus Liquiritiae, Lakritze, nach AB-DDR 9,0–12,0% Glycyrrhizinsäuregehalt) als Pulver oder in Stangen- bzw. Blockform vorliegend.

Radix Liquiritiae ist Bestandteil von Hustentees (expectorierend) und Abführtees (resorptionsfördernd, spasmolytisch). Die Extrakte und das halbsynthetische Carbenoxolon (Glycyrrhetinsäure-3-semisuccinat werden vorwiegend als Zusätze zu Mitteln zur Behandlung von chronischen Gastritiden und Magengeschwüren (adrenocorticomimetisch bedingte Entzündungshemmung, Hemmung der Magensaftsekretion, Förderung der Schleimsekretion) und Bronchialkatarrhen verwendet. Darüber hinaus besitzt die Droge antipyretische, antirheumatische, diuretische, choleretische und durststillende Wirkung.

Bei Überdosierung von Süßholzzubereitungen (mehr als 50 g Droge täglich) treten durch Verstärkung der Wirkung der Mineralcorticoide Natriumretention und erhöhte Kaliumionenausscheidung auf, die zu Ödemen, Herzbeschwerden, Bradykardie, Hypertonie, Asthma cardiale, Kopfschmerzen, Darmkoliken und sogar Lähmungserscheinungen führen können. Aus diesem Grunde ist eine Dauertherapie mit hochdosierten Süßholzpräparaten nicht zweckmäßig.

Folia Hederae (Hederae helicis folium), Efeublätter, vom Efeu, *Hedera helix* L. (*Araliaceae/Araliales*) stammend, enthalten etwa 5% Triterpensaponine, hauptsächlich aus Hederasaponin C (Hederacosid C) und Hederasaponin B (Hederacosid B) bestehend. Das bisdesmosidische Hederasaponin C (Abb. 62, hämolytische Aktivität 400) kann leicht durch Abspaltung eines acylglykosidisch an der Carboxylgruppe des Aglykons Hederagenin gebundenen Trisaccharidrestes (← 1βGlc 6-1 βGlc 4-1 αRha) in das monodesmosidische α-Hederin (hämolytische Aktivität 150000, am C-3 des Aglykons ein Disaccharidrest → αAra 2-1 αRha gebunden) übergehen. Hederasaponin B (Oleanolsäure als Aglykon, gleiche Zuckerketten wie beim Hederasaponin C tragend) liefert das monodesmosidische β-Hederin. Daneben wurden 4 weitere monodesmosidische Hederageninglykoside nachgewiesen. Efeublätter wirken nicht nur expectorierend, sondern auch antispasmodisch. Sie werden deshalb bevorzugt bei Reizhusten angewendet. α-Hederin (nicht das Hederasaponin C) besitzt antiödematische Wirkung.

Cortex Quillaiae (Quillaiae cortex), Seifenrinde, Panamaholz (hämolytische Aktivität 2500–6000), ist die von der Borke befreite Rinde von Stämmen und Ästen von *Quillaja saponaria* Mol. (*Rosaceae/Rosales*), eines in Südamerika (Chile, Peru, Bolivien) heimischen, bis 18 m hohen, immergrünen Baumes. Die Droge enthält bis zu 10% Triterpensaponine, aus denen als Hauptaglykon Quillajasäure isoliert wurde. Sie wird heute kaum noch als Expectorans, sondern wegen der Emulgatorwirkung der Saponine vorwiegend als Hilfsstoff in Pharmazie und Kosmetik zur Herstellung äußerlich anzuwendender Zubereitungen benutzt.

Auch die Wurzeln sehr vieler *Caryophyllaceae* enthalten Triterpensaponine. Aglyka dieser Saponine sind vor allem Gypsogenin, Gypsogensäure und Quillajasäure. Die Wurzel des bei uns heimischen Echten Seifenkrautes, *Saponaria officinalis* L., **Radix Saponariae (rubrae)**, Saponariae rubrae radix), Rote Seifenwurzel, mit 2—5% Saponinen, wird noch bisweilen als Expectorans verwendet. Die Weiße Seifenwurzel, **Radix Saponariae albae**, die von verschiedenen *Gypsophila*-Arten (*G. paniculata* L., *G. arrostii* Guss.) gewonnen wird, enthält bis zu 20% Saponine und dient zur Herstellung von Saponinpräparaten (Saponinum album), die Bestandteile einiger Expectorantia sind.

16.3.2. Saponindrogen als Diuretica

Diuretisch wirksame Saponindrogen sind häufig Bestandteile von Blasen- und Nierentees sowie harntreibenden Teespezialitäten. Wie bereits erwähnt, ist der Anteil der Saponine an der diuretischen Wirkung dieser Drogen ungewiß, bei einigen „Saponindrogen" steht sogar der endgültige Saponinnachweis noch aus (Folia Betulae, Herba Equiseti, Rhizoma Graminis, Herba Violae tricoloris). Der hohe Gehalt an Flavonoiden dürfte maßgeblich an der Wirksamkeit beteiligt oder für sie verantwortlich sein. Genauere Kenntnis über die Saponine besitzen wir nur bei Herba Herniariae und Herba Virgaureae.

Herba Herniariae (Herniariae herba), Bruchkraut (hämolytische Aktivität 2000—3000), ist das getrocknete Kraut von *Herniaria glabra* L. (*Caryophyllaceae*/*Caryophyllales*), einer in Europa, Nordafrika und Vorderasien verbreiteten, kleinen, niederliegenden Pflanze, oder seltener von *H. hirsuta* L., die im Mittelmeergebiet und in Teilen Mitteleuropas vorkommt. Die Droge enthält 3—10% Saponine mit Medicagensäure, Gypsogensäure sowie 16-Hydroxymedicagensäure als Aglyka, 1,8% Flavonoide (1,4% Hyperosid, daneben weitere Quercetinglykoside bzw. Glykoside des Isorhamnetins) und 0,1—0,4% Oxycumarine (u. a. Herniarin und Umbelliferon).

Herba Virgaureae (Solidaginis herba), Goldrutenkraut, stammt von *Solidago virgaurea* L., Gemeine Goldrute (*Asteraceae/Asterales*), einer Staude, die in Europa, Nordafrika, Nordamerika und den gemäßigten Gebieten Asiens gedeiht. Es enthält etwa 1,5% Triterpensaponine (hämolytische Aktivität der Droge 1000—3000, des Saponinkomplexes ca. 55000) mit Bayogenin, Polygalasäure, Oleanolsäure als Aglyka, 1,4% Flavonoide (Glykoside des Quercetins und Kämpferols), Saligeninphenolcarbonsäureesterbisglucoside (Leiocarposid und Virgaureosid A) und etwa 10% Gerbstoff. Goldrutenkraut wird volksmedizinisch auch als Wundheilmittel (antibiotische Effekte der Saponine, antiphlogistische Effekte der Saligeninderivate und Gerbstoffe) und Antirheumaticum eingesetzt. Extrakte aus *Solidago*-Arten wirken, auch wenn sie saponinfrei sind, im Tierversuch hypotensiv.

16.3.3. Saponindrogen als Antiexsudativa

Antiexsudative Wirksamkeit ist in mehr oder weniger starkem Maße bei allen Saponinen vorhanden. Therapeutisch eingesetzt können jedoch nur solche werden, die bei guter antiexsudativer Wirksamkeit geringe Toxizität besitzen. Das sind die Triterpensaponingemische Aescin (aus den Samen der Roßkastanie) und das Theasaponin (aus den Samen von *Camellia sinensis* (L.) O. Kuntze, dem Teestrauch, Aglyka Barringtogenol C, Theasapogenol A, Camelliagenin C, Dihydropriverogenin A und Theasapogenol E). In der Therapie wird nur das Aescin verwendet. Der antiexsudative Effekt wird durch die corticomimetische Wirkung und, wie auch die Erhöhung des Venentonus, durch eine vermehrte Ausschüttung von Prostaglandinen, insbesondere $PGF_{2\alpha}$, erklärt.

Aescin ist ein Saponingemisch, das in **Semen Hippocastanae** (Hippocastani semen), Roßkastaniensamen, in Konzentrationen von 2,0—10,0% (AB-DDR fordert 4,5—6,5% Triterpenglykoside, DAB 9/BRD mindestens 3,0%) enthalten ist. Die Roßkastanie, *Aesculus hippocastanum* L. (*Hippocastanaceae/Sapindales*), ist ein auf der Balkanhalbinsel beheimateter Baum, der in ganz Europa angebaut wird und auch bisweilen verwildert vorkommt. Die Roßkastaniensaponine sind Monodesmoside des Protoaescigenins und des Barringtogenols C. Die Aglyka tragen am Hydroxyl am C-3 einen β-Glucuronsäurerest, an dem in Stellung 2 und 4 je ein Glucoserest bzw. ein Glucose- und ein Xylose- oder Galaktoserest gebunden sein kann. Die Hydroxylgruppe am C-21 ist mit Tiglin-, Angelica-, in geringerem Maße auch mit Iso- oder α-Methylbuttersäure und die am C-22 mit Essigsäure verestert. Hauptbestandteil des als Aescin bezeichneten Glykosidgemisches ist 21β-Tigloyl- (bzw. Angelicyl-)-22α-acetyl-protoaescigenin-3-(2,4-di-β-D-glucopyranosyl)-β-D-glucopyranosid, das sog. β-Aescin. Durch Wanderung der Acetylgruppe zum Hydroxyl am C-28 kann dieser wenig wasserlösliche, hämolytisch aktive Stoff (hämolytische Aktivität 40000) in ein gut wasserlösliches, hämolytisch inaktives Artefakt, das Kryptoaescin, übergehen. α-Aescin ist ein Gleichgewichtsgemisch beider Verbindungen. Die Zahl der Einzelkomponenten des Aescins beträgt etwa 30. Geringe Mengen Flavonglykoside (etwa 0,15%, Aglyka Quercetin und Kämpferol) kommen ebenfalls vor. Therapeutisch werden Drogenauszüge oder Aescin bei Ödemen, Hämatomen, Varizen, Hämorrhoiden, Thrombophlebitiden und Ulcus cruris eingesetzt.

16.3.4. Saponindrogen als Stoffwechselstimulantia

Die wichtigste Droge dieser Gruppe ist Radix Ginseng. Als gleichwertig wird von einigen Autoren Radix Eleutherococci betrachtet. Radix Sarsaparillae, Sarsaparille, von *Smilax*-Arten Mittelamerikas (*Liliaceae/Liliales*) stammend, die Steroidsaponine (Aglyka Sarsapogenin und Smilagenin) enthält, und Lignum Guajaci, Guajakholz, von *Guajacum sanctum* L. und *G. officinale* L. (*Zygophyllaceae/Geraniales*), an der Nordküste Südamerikas und auf den Antillen beheimatete Bäume, in deren Splintholz etwa 2% Triterpensaponine (Oleanolsäure als Aglykon) vorkommen, werden heute nur noch selten, mit den Ziel der Aktivierung von Heilungsprozessen, z. B. bei chronischen Hautkrankheiten oder rheumatischen Leiden (Immunstimulation?), verwendet.

Radix Ginseng, Ginsengwurzel, stammt von *Panax ginseng* C. A. Meyer (*Araliaceae/Araliales*), einer an schattigen Standorten in Nordostchina und Nordkorea vorkommenden kleinen Staude. In China, Japan, Vietnam, Nord- sowie Südkorea und in der UdSSR wird sie auch angebaut. Eine Ernte der sehr langsam wachsenden Wurzeln ist erst nach 6—8 Jahren möglich. Die Droge kommt als Weißer Ginseng (geschälte und getrocknete Wurzel) oder als Roter Ginseng (ungeschälte, gedämpfte und anschließend getrocknete Wurzel) in den Handel. Das Schälen oder Dämpfen führt zu erheblichen Verlusten an Ginsenosiden, die sich im Periderm und der äußeren Rinde befinden.

Der Saponingehalt beträgt 2—4% (mindestens 1,5% Ginsenoside, DAB 9/BRD, Helv. VII). Die Struktur der Saponine wurde intensiv untersucht. Bisher wurden 20 Saponine isoliert und in ihrer Struktur aufgeklärt. Es handelt sich vorwiegend um Bisdesmoside der Aglyka vom Dammaran-Typ (Abb. 63),

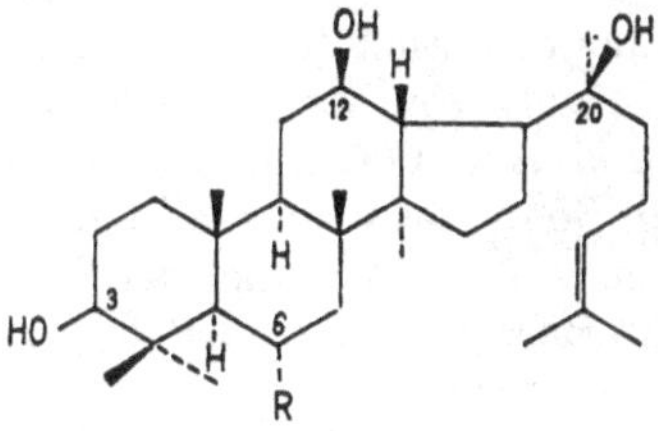

Protopanaxadiol (R = –H)
Protopanaxatriol (R = –OH)

Abb. 63

des (20S)-Protopanaxadiols (Ginsenoside Ra_1, Ra_2, Rb_1, Rb_2, Rb_3, Rc, Rd, Rs_1, Rs_2 und Quinquenosid R_1) und des (20S)-Protopanaxatriols (Ginsenosid Re, Rg_1, 20-Gluco-Ginsenosid Rf und Notoginsenosid R_1) sowie deren Monodesmoside (Ginsenosid Rg_3 und Rh_2 bzw. Rf, Rg_2 und Rh_1) neben einem Bisdesmosid der Oleanolsäure (Ginsenosid Ro, Chikusetsusaponin-V). Die Zuckerketten sind maximal 3 Monosaccharidreste lang und unverzweigt. Sie sind an C-3, C-6, C-3 und C-20 bzw. an C-6 und C-20 (C-3 frei!) gebunden. Monosaccharidkomponenten sind D-Glucose, L-Arabinose, D-Xylose, L-Rhamnose und bei Ginsenosid Ro auch D-Glucuronsäure. Mengenmäßig überwiegen Ginsenosid Rb_1, Rg_1, Re, Rb_2 und Rc im Saponingemisch. Daneben verdienen die Panaxane (A—U) und eine Reihe von Peptiden Erwähnung. Panaxane sind Glycane, von denen einige strukturell charakterisiert wurden. So handelt es sich beispielsweise bei Panaxan A (M_r 14000) um ein vorwiegend aus α1,6-verknüpften D-Glucopyranoseresten aufgebautes, in Position C-3 verzweigtes Glucan. Von den Peptiden wurde teilweise die Aminosäurezusammensetzung bestimmt.

Zahlreich sind auch die pharmakologischen Untersuchungen von Drogenextrakten oder isolierten Inhaltsstoffen. Die im Tierversuch beobachteten Effekte sind vielfältig, jedoch auch widersprüchlich. So wurde u. a. gefunden eine Steigerung der DNS-, RNS- sowie Proteinsynthese in Leber und Knochenmark, eine mitogene Wirkung für Knochenmarkszellen und periphere Lymphozyten, die Erhöhung der Biosynthese-, Umsatz- und Ausscheidungsrate des Cholesterols, Intensivierung der Ausschüttung von ACTH und gonadotropen Hormonen, Senkung des Blutzuckerspiegels (Wirkung der Panaxane bzw./und Peptide), Phosphodiesterasehemmung (durch die Saponine), Beeinflussung der Konzentration biogener Amine im ZNS, Radioprotektion (durch saponinfreie Extrakte), Förderung der Abheilung von Magengeschwüren, Förderung der Spermatogenese und eine Verbesserung der Lernfähigkeit und Gedächtnisleistung. Bemerkenswert erscheint die immunstimulatorische Wirkung (u. a. Verbesserung der Phagozytoseaktivität, Erhöhung der Interferonproduktion und der Bildungsgeschwindigkeit humoraler Antikörper).

Beim Menschen soll (!) die Droge adaptogene Effekte aufweisen sowie die körperliche und geistige Leistungsfähigkeit erhöhen. Ginsengpräparate werden als Geriatrica und Sexualtonica benutzt. Völlig unklar ist die therapeutische Dosis (0,5–2,0 g Droge entsprechend?). Das ist um so bedauerlicher, da bei pharmakologischen Untersuchungen gefunden wurde, daß viele Effekte nur bei bestimmten Konzentrationen auftreten und daß beim Menschen bei Applikationen hoher Dosen erhebliche negative Wirkungen (Diarrhoe, Schlaflosigkeit, Nervosität, Hypertonie, Hautausschläge) beobachtet wurden.

Neben der Wurzel von *Panax ginseng* werden die einer Reihe anderer *Panax*-Arten in gleicher Weise benutzt: insbesondere *P. quinquefolius* L. (Nordamerikanischer Ginseng, Kanton-Ginseng, Heimat und Anbau USA, Kanada), *P. japonicus* C. A. Meyer (Chikusetsuninjin, Heimat und Anbau Japan) und *P. notoginseng* (Burk.) F. H. Chen (Sanchi-Ginseng, Heimat und Anbau in China und Japan). Die in ihnen enthaltenen Saponine haben eine ähnliche Zusammensetzung wie die von *P. ginseng*.

Radix Eleutherococci, Eleutherokokk, Sibirischer Ginseng, wird von *Eleutherococcus senticosus* (Rupr. et Maxim.) Maxim. (*Acanthopanax senticosus* (Rupr. et Maxim.) Harms, *Araliaceae/Araliales*) gewonnen, einem Strauch der in China, Korea und im Osten der UdSSR vorkommt. Die Droge enthält u. a. Glykoside der Oleanolsäure (Eleutheroside I, K = β-Hederin, L, M = Hederasaponin B), ein Stigmastenolglucosid (Eleutherosid A), ein Glucosid des Oxycumarins Isofraxidin (6,8-Dimethoxyumbelliferon, Eleutherosid B_1), ein Glucosid des Sinapylalkohols (Eleutherosid B), ein Diglucosid des Lignans Syringaresinol (Eleutherosid E) und immunstimulatorisch wirksame Polysaccharide. Eleutherokokk soll wie Ginseng adaptogen wirksam sein. Im Tierversuch wurde auch eine sedative Wirkung und eine Verlängerung der Schlaftiefe und -dauer nach Barbituratgabe beobachtet (Hemmung der Biotransformation?).

17. Phenylpropanderivate

17.1. Chemie und Terminologie

Phenylpropanderivate sind biogenetisch eng verwandte Stoffe, die einen Grundkörper mit dem Kohlenstoffskelett des Propylbenzens besitzen.

Nach der Struktur der Seitenkette kann man sie einteilen in:

- Phenylaminopropionsäuren
- Phenylacrylsäuren
- Cumarine (Lactone von o-Hydroxyphenylacrylsäuren)
- Phenylacrylaldehyde
- Phenylallylalkohole
- Phenylprop-1-en- und Phenylprop-2-en-Derivate
- Lignane (Dimere 2,2′-verknüpfter Phenylpropanderivate)
- Lignin (Polymeres von Phenylallylalkoholen).

Die Phenylaminopropionsäuren L-Phenylalanin und L-Tyrosin sind als proteinogene Aminosäuren (s. 26.), als Präkursoren der Hormone vom Catecholamin-Typ (s. 27.), von Schilddrüsenhormonen (s. 26.2.), als Bausteine einer Vielzahl von Alkaloiden (s. 34.7.1.) und als Vorstufen der stickstofffreien Phenylpropanderivate und ihrer Transformationsprodukte von Bedeutung.

Wirksame Bestandteile von Arzneimitteln (wenn man von Aminosäuregemischen in Infusionslösungen absieht) sind sie jedoch nicht. Das gleiche gilt für das Lignin. Als wesentlicher, wenn auch unwirksamer Bestandteil vieler Drogen, soll es jedoch kurz besprochen werden. Vertreter anderer Gruppen der Phenylpropanderivate sind biogene Arzneistoffe bzw. Haupt- oder Nebenwirkstoffe von Drogen.

17.2. Stoffwechsel

Die Biogenese der Phenylpropanderivate erfolgt aus D-Erythrose-4-phosphat und 2 Molekülen Phosphoenolpyruvat. Die Bausteine entstammen dem Kohlenhydratstoffwechsel oder dem Photo-

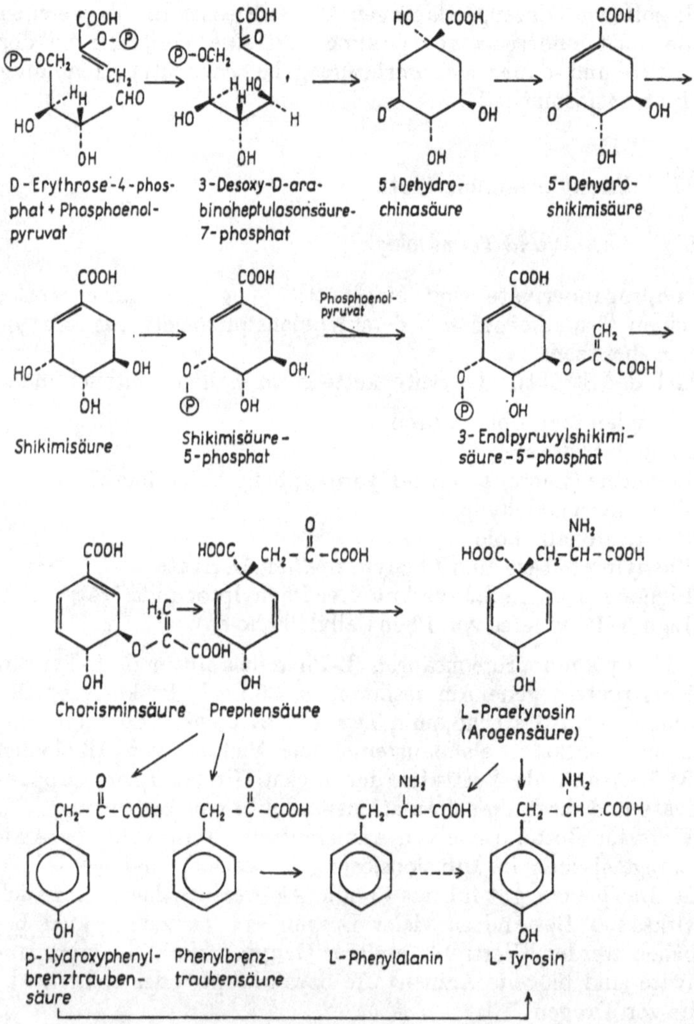

Abb. 64. Biogenese der Phenylpropankörper

synthesecyclus. Durch Verknüpfung der Tetrose mit einem Molekül Phosphoenolpyruvat wird zunächst ein C_7-Körper gebildet, aus dem durch Ringschluß eine hydroaromatische Verbindung hervorgeht. Durch weitere Reaktionsschritte, wobei ein zweites Mole-

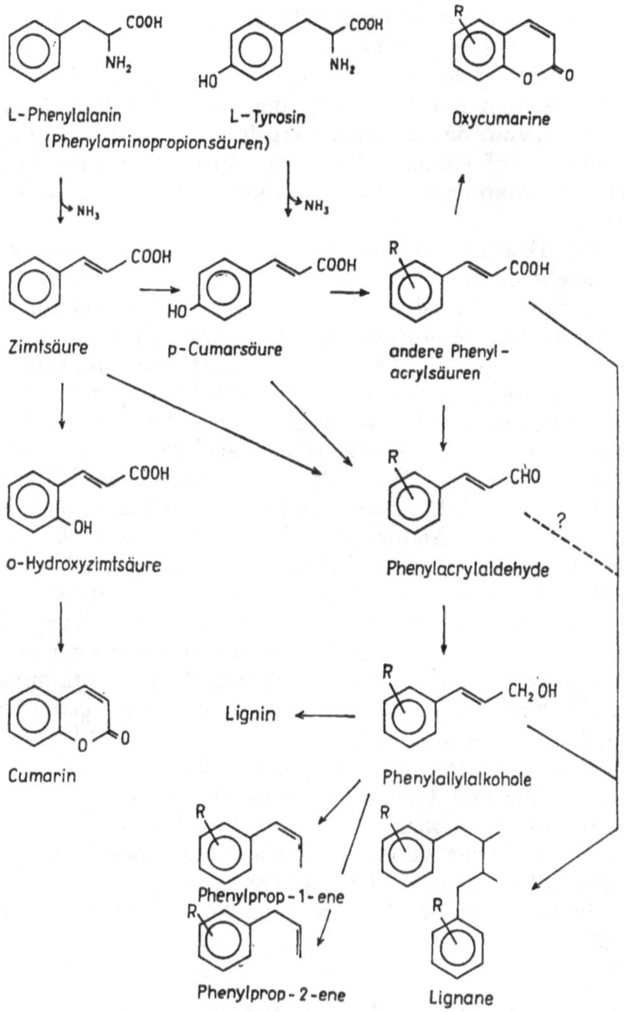

Abb. 65. Biogenetische Beziehungen der Phenylpropanderivate

kül Phosphoenolpyruvat angelagert wird, kommt es zur Entstehung der Prephensäure, die auf verschiedenen Wegen in L-Phenylalanin und L-Tyrosin übergehen kann (Abb. 64). Von Interesse sind jedoch nicht nur diese Endprodukte der Reaktionskette, sondern auch die Intermediate, die Ausgangspunkte neuer Biosynthesen sein können (s. 18.).

Die Bildung der Phenylpropanderivate ist nur Mikroorganismen und Pflanzen möglich. Tiere und auch der Mensch müssen L-Phenylalanin, das sie in L-Tyrosin umwandeln können, mit der Nahrung aufnehmen. Bei vielen Insekten sorgen endobiotisch lebende Mikroorganismen für die Bereitstellung dieser Aminosäure.

Die Biosynthese der stickstofffreien Phenylpropanderivate geschieht durch Abspaltung vom NH_3 aus L-Phenylalanin oder L-Tyrosin, katalysiert durch Phenylalanin-ammonium-lyase, ein Enzym, das vermutlich nur bei Mikroorganismen und Pflanzen vorkommt. Als Primärprodukte entstehen Zimtsäure bzw. p-Cumarsäure (Abb. 65). Durch Hydroxylierung und z. T. Methylierung werden aus diesen Verbindungen die übrigen Phenylacrylsäuren, wie z. B. Kaffeesäure, Ferulasäure oder Sinapinsäure erzeugt (Abb. 66). Diese Säuren können nach Überführung in ihre Coenzym-A-Ester mit verschiedenen Reaktionspartnern, z. B. Hydroxysäuren, Aminen und Monosacchariden, verknüpft werden. Durch Einführung einer OH-Gruppe in Nachbarschaft zur Seitenkette entstehen die o-Hydroxyzimtsäuren, deren cis-Formen spontan zu Cumarinen cyclisieren. Die Phenylacrylsäure-CoA-ester können über ihre Aldehyde, von denen nur der Zimtaldehyd in nennenswerten Mengen von einigen Pflanzen akkumuliert wird, in die Phenylallylalkohole übergehen. Dabei geht p-Cumarylalkohol aus p-Cumarsäure, Coniferylalkohol aus Ferulasäure und der Sinapylalkohol aus Sinapinsäure hervor. Die Phenylpropene werden aus den Phenylallylalkoholen durch Reduktion gebildet (z. B. Eugenol oder Isoeugenol aus Coniferylalkohol). Durch reduktive Dimerisierung entstehen aus Phenylacrylsäuren und Phenylallylalkoholen die Lignane. Lignin geht aus Phenylallylalkoholen unter dem Einfluß von Peroxidasen hervor (s. 17.3.5.).

17.3. Phenylpropanderivate als biogene Arzneistoffe

17.3.1. Phenylacrylsäuren

Phenylacrylsäuren (Abb. 66) sind im Pflanzenreich weit verbreitet. Sie kommen frei, vorwiegend jedoch in Form ihrer Ester, Acylglykoside, Amide und Glykoside vor. Größere Mengen an Phenylacrylsäureestern enthalten die Harze (s. 25.).

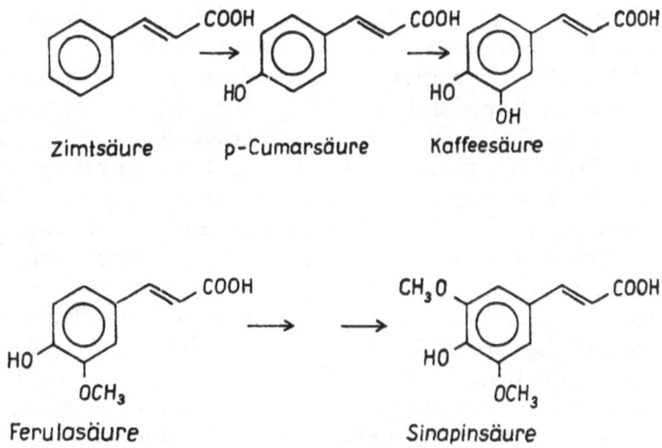

Abb. 66. Phenylacrylsäuren

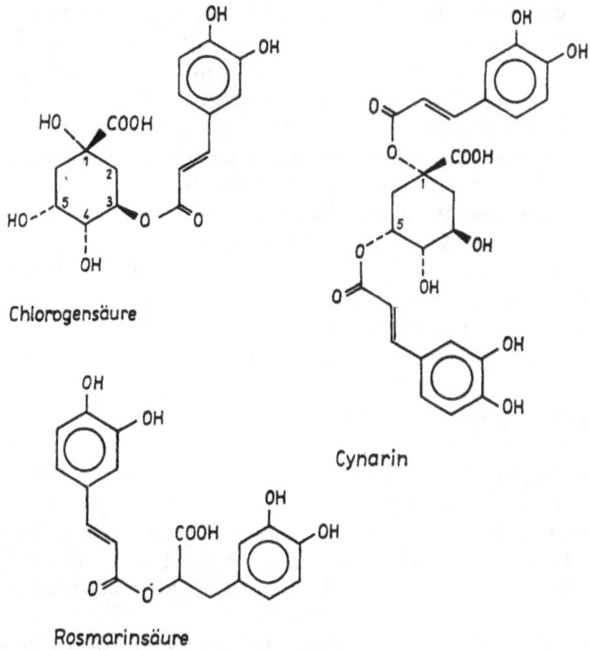

Abb. 67. Phenylacrylsäureester (Depside)

Häufig gefunden werden Ester von Phenylacrylsäuren (Abb. 67) mit Chinasäure. Hier ist an erster Stelle die Chlorogensäure (3-O-Coffeoyl-D-chinasäure) zu nennen, die allein oder begleitet von ihren Isomeren (4-O-Coffeoyl-D-chinasäure = Kryptochlorogensäure, 5-O-Coffeoyl-D-chinasäure = Neochlorogensäure) und Dicoffeoylchinasäuren (3,4-, 3,5- und 4,5-Dicoffeoylchinasäuren = „Isochlorogensäuren“) in pflanzlichem Material enthalten sein kann. 1,3-Di-O-coffeoyl-D-chinasäure, die leicht durch Umesterung in 1,5-Dicoffeoylchinasäure (Cynarin) übergeht und 2,3-Di-O-Coffeoylweinsäure (Chicoréesäure) sind Bestandteile einiger *Asteraceae*. Cynarin ist neben bitteren Sesquiterpenlactonen (insbesondere Cynaropikrin, Abb. 123) für die choleretische Wirkung von **Folia Cynarae**, (Cynarae folium), Artischockenblätter, verantwortlich. Die Droge stammt von *Cynara scolymus* L., Artischocke, oder von *C. cardunculus* L., Kardone, Cardy (*Asteraceae/Asterales*). Erstere ist eine wild nicht vorkommende, insbesondere in Südeuropa angebaute Kulturpflanze, deren schmackhafte Böden der Blütenkörbchen gegessen werden. Von Cardy werden die Stengel und Blattrippen als Bleichgemüse verzehrt. Er ist ein Neophyt aus Südamerika, der im Mittelmeergebiet auch kultiviert wird. Der Gehalt an Coffeoylchinasäuren liegt zwischen 0,5 und 2,5%, der an Sesquiterpenlactonen zwischen 0,5 und 5,0%. Die Droge wird nicht nur als Choleretícum, sondern auch als Diureticum, Amarum und Antarteriosklerotícum (Senkung des Cholesterolspiegels im Blut durch Cynarin) verwendet.

Ein Kaffeesäureester anderer Art ist das Echinacosid, das zu etwa 0,6% im Kraut von *Echinacea angustifolia* DC. (s. 24.5.2.) vorkommt. Es ist ein 3,4-Dihydroxyphenylethylglucosid, dessen Glucoserest an den Hydroxylgruppen am C-6 einen weiteren Glucosyl-, am C-4 einen Rhamnosyl- und am C-5 einen Coffeoyl-Rest trägt. Es besitzt vermutlich antihypertensive, analgetische und antimikrobielle Wirksamkeit.

Esterartig verknüpfte Dimere von Phenylacrylsäuren kommen bei Pflanzen ebenfalls vor. Rosmarinsäure (2-O-Coffeoyl-3-(3,4-dihydroxyphenyl)-D-milchsäure ist ein Inhaltsstoff sehr vieler *Lamiaceae* und *Boraginaceae*. So wurden beispielsweise in Folia Rosmarini 1—2%, Folia Orthosiphonis 0,4—0,5%, Folia Salviae 0,6—1,7%, Folia Melissae 0,5—1,8%, Folia Thymi 0,2—1,4% und in Folia Menthae piperitae 0,2% Rosmarinsäure nachgewiesen.

Die Esterdimere, an deren Aufbau Kaffeesäure beteiligt ist, haben Gerbstoffcharakter. Darüber hinaus regen sie die Magensaftsekretion und die Motilität von Darm sowie Gallenblase an. Wegen der reduzierenden und radikalfangenden Eigenschaften des o-Diphenolrestes wirken sie antioxidativ. Daher besitzen die Rosmarinsäure enthaltenden Lamiaceen-Gewürze (Salbei, Majoran, Bohnenkraut, Thymian) konservierende Eigenschaften für Fette und fetthaltige Gerichte. Auch die antiphlogistische Wirkung läßt sich, zumindestens teilweise, durch den antioxidativen Effekt erklären (Hemmung der Lipidperoxidation bei der Prostanoidbiosynthese). Die Hemmung der Komplementaktivierung durch Kaffeesäurederivate, deren Mechanismus noch unbekannt ist, dürfte ebenfalls an der Entzündungshemmung beteiligt sein. Während die antibakterielle Wirkung der Esterdimere der Kaffeesäure seit langem bekannt ist, wurde die antivirale Aktivität erst in letzter Zeit nachgewiesen.

17.3.2. Cumarine

17.3.2.1. Cumarin

Cumarin ist das Lacton der Cumarinsäure (cis-o-Hydroxyzimtsäure). Es kommt als Bestandteil einiger ätherischer Öle vor. Hauptsächlich entsteht es jedoch in Pflanzen postmortal durch Spaltung des Melilotosids (2-Hydroxyzimtsäure-2-β-D-glucopyranosid), bei dem, katalysiert durch kurzwelliges Licht, etwa 99% der trans-Form und etwa 1% der cis-Form miteinander im Gleichgewicht stehen. Nach der Abspaltung des Glucoserestes durch eine β-Glusosidase kommt es spontan zur Lactonbildung

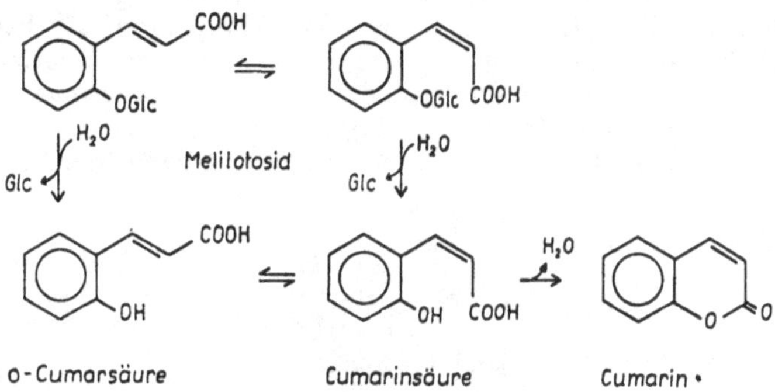

Abb. 68. Bildung des Cumarins

der cis-o-Hydroxyzimtsäure, die bis zur völligen Umsetzung des Melilotosids aus der trans-Form entsteht (Abb. 68).

Melilotosid ist im Pflanzenreich sporadisch verbreitet. Gehäuft tritt es bei *Poaceae* und *Fabaceae* auf. Reich an Cumarin sind z. B. die getrockneten Pflanzenteile von *Anthoxanthum odoratum* L., Gemeines Ruchgras (bis 1,5%), vieler Klee-Arten (z. B. *Trifolium pratense* L.), sowie des Echten und Weißen Steinklees, *Melilotus officinalis* (L.) Pallas und *M. alba* Med. (0,2–1,0%). Besonders hohe Konzentrationen werden in den Tonkabohnen, den fermentierten Samen der Fabaceen *Dipterix odorata* Wild. und *D. oppositifolia* Wild. (in Nordbrasilien beheimatete Bäume) gefunden (bis 10%). Auch im getrockneten Kraut des Waldmeisters, *Galium odoratum* (L.) Scop. (*Asperula odorata* L.), einer Rubiacee, kommt Cumarin in relativ hohen Konzentrationen vor (0,5–1,7%).

Das charakteristisch riechende Cumarin wirkt in geringen Dosen zentral sedativ, antiphlogistisch, ödemhemmend, spasmolytisch und lymphokinetisch. Hohe Konzentrationen haben hepatotoxische, cardiotoxische und narkotische Effekte. Dauergebrauch soll zu Leberschäden führen. Nach reichlichem Genuß cumarinhaltiger Getränke (Waldmeisterbowle, bei 3,5 g frischem Kraut/l wird mit etwa 5 mg Cumarin/l die höchst zulässige Menge erreicht) oder bei längerem Aufenthalt in der Nähe von stark duftendem Heu, kommt es zu Benommenheit und Kopfschmerzen. In einigen Ländern ist daher der Einsatz von Cumarin als Geschmackskorrigens verboten. Pharmazeutisch wird es als Zusatz zu beruhigend wirkenden Arzneibädern verwendet. Extrakte aus *Melilotus*-Arten werden, eingestellt auf einen Cumaringehalt von 0,1%, bei chronischer Veneninsuffiziens benutzt. Möglicherweise ist der Gehalt der Droge an Triterpensaponinen am Effekt beteiligt.

Eine pharmakologisch sehr interessante Verbindung, die bei Einwirkung von *Penicillium*- oder *Apergillus*-Arten auf cumarinhaltige Pflanzen aus Cumarin gebildet wird, ist das Dicumarol (3,3'-Methylen-bis(4-hydroxy-cumarin), Abb. 69). Es ist ein kompetitiver Antagonist von Vitamin K und hemmt damit die Bio-

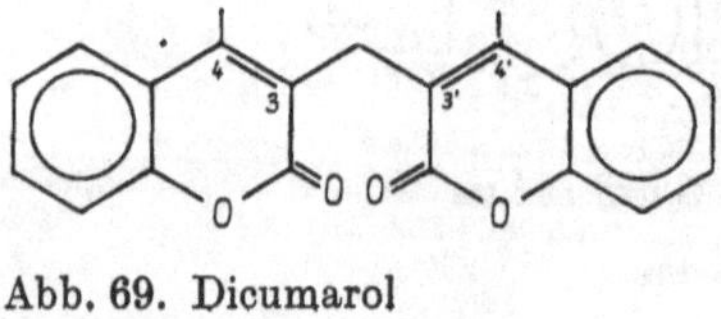

Abb. 69. Dicumarol

synthese von Prothrombin und den Gerinnungsfaktoren VII, IX und X. Hämorrhagien bei Weidetieren nach Aufnahme von feucht gelagertem Heu führten zu seiner Entdeckung. Dicumarol oder seine synthetischen Analoga werden als Antikoagulantia zur Prophylaxe und Therapie thromboembolischer Erkrankungen eingesetzt.

17.3.2.2. Hydroxycumarine

Hydroxycumarine gehen aus Phenylacrylsäuren (z. B. p-Cumarsäure, Kaffeesäure, Ferulasäure) durch Hydroxylierung in Position 2 des Benzenringes und spontane Lactonbildung hervor. Durch C-Methylierung oder C-Prenylierung wird der Grundkörper weiter modifiziert. Die nicht an der Lactonbildung beteiligten Hydroxylgruppen können methyliert, verestert oder mit Zuckerresten verknüpft sein (Abb. 70).

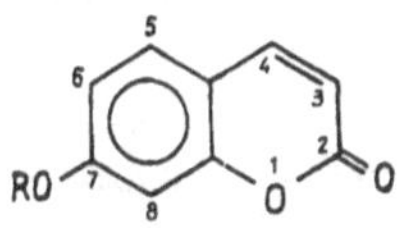

Umbelliferon (R = -H)
Herniarin (R = -CH₃)
Skimmin (R = -Glc)

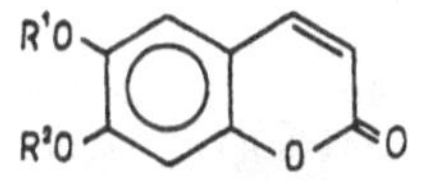

Aesculetin (R¹ = R² = -H)
Scopoletin (R¹ = -CH₃, R² = -H)
Aesculin (R¹ = -Glc, R² = -H)
Scopolin (R¹ = -CH₃, R² = -Glc)

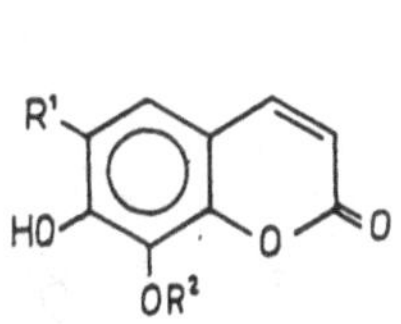

Fraxetin (R¹ = -OCH₃, R² = -H)
Daphnetin (R¹ = R² = -H)
Fraxin (R¹ = -OCH₃, R² = Glc)

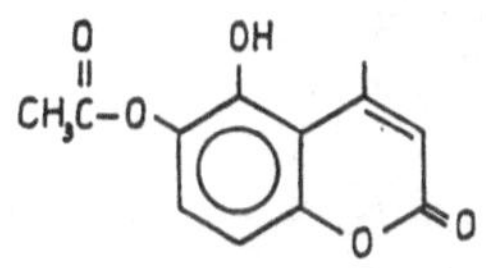

Liqcumarin

Abb. 70. Hydroxycumarine

Hydroxycumarine sind im Pflanzenreich relativ weit verbreitet. Sie kommen in vielen Drogen als Nebenwirkstoffe vor. Einige von ihnen sind spasmolytisch und choleretisch (Scopoletin, Umbelliferon), diuretisch (Fraxin), antibiotisch (Herniarin, Aesculin, Daphnetin) bzw. venentonisierend und kapillarabdichtend (Aesculin) wirksam. Aesculin, das reichlich in der Zweigrinde der Roßkastanie enthalten ist, kann bei Varizen, Hämorrhoiden und Hämorrhagien eingesetzt werden.

17.3.2.3. Furocumarine

Furocumarine (Furanocumarine) sind Cumarin- oder Hydroxycumarinderivate mit am Benzenring linear (Psoralen-Typ) oder angular in Stellung 5,6 (Isopsoralen-Typ) bzw. 7,8 (Angelicin-

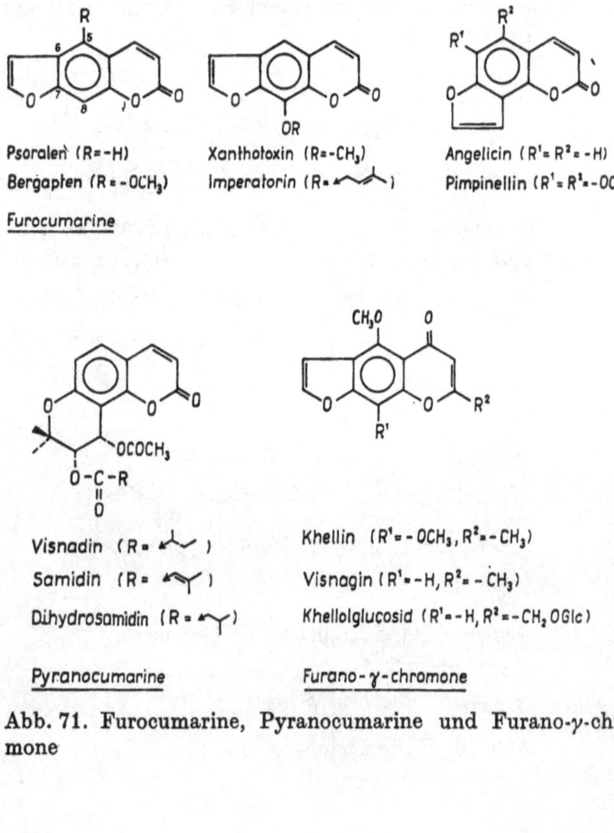

Abb. 71. Furocumarine, Pyranocumarine und Furano-γ-chromone

Typ) anelliertem Furanring (Abb. 71). Die Furocumarine kommen meistens frei, selten auch in Form von Glucosiden vor.

Ihre Biogenese erfolgt ausgehend vom Umbelliferon durch Anlagerung eines „aktivierten Isoprens" in Stellung 6 oder 8, Epoxidation der Doppelbindung des ankondensierten Prenylrestes und Ringschluß unter Ausbildung eines Furanringes. Der in Stellung 5′ befindliche Isopropylrest wird meistens in einem weiteren Schritt abgespalten. Anschließend können Hydroxylierungen und Methylierungen stattfinden (Abb. 72).

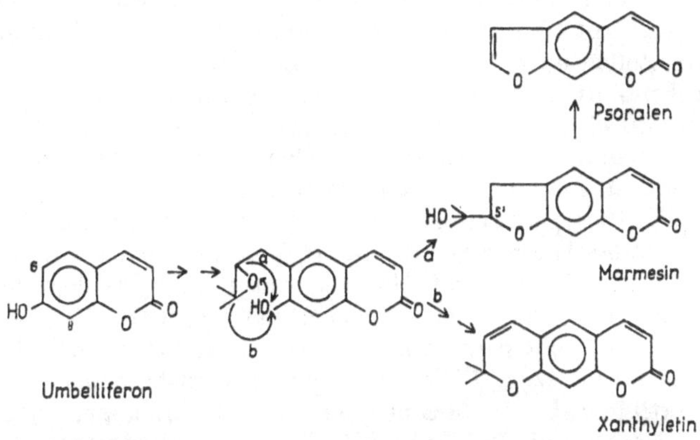

Abb. 72. Biogenese der Furocumarine und Pyranocumarine

Furocumarine werden im Pflanzenreich, und zwar bevorzugt bei den *Apiaceae*, aber auch vereinzelt bei Vertretern anderer Familien gefunden (z. B. *Rutaceae*, *Moraceae*, *Orchidaceae*). Besonders reich an Furocumarinen sind die Früchte einiger *Apiaceae*, z. B. von *Ammi majus* L., Große Knorpelmöhre (ca. 1,6%), *Heracleum mantegazzianum* Somm., Riesenbärenklau (ca. 3,3%), und *Pastinaca sativa* L., Gemeiner Pastinak (ca. 1,1%). Aber auch im Kraut vieler *Apiaceae* sind erhebliche Furocumarinmengen enthalten. Sie sind für die sogenannte Wiesendermatitis verantwortlich (Sensibilisierung der Haut gegenüber UV-Strahlen nach Kontakt mit den Pflanzen). Erwähnenswert ist weiterhin das Vorkommen von Psoralen in den Samen von *Psoralea corylifolia* L. (*Fabaceae*, Heimat Indien) und von Bergapten in den Fruchtschalen und dem daraus gewonnenen ätherischen Öl, Oleum Bergamottae, der Bergamotte, *Citrus aurantium* L. ssp. *bergamia* (Risso et Poit.) Engl. (*Rutaceae*, Heimat Südostasien, Anbau im Mittelmeergebiet).

Furanocumarine lagern sich in die DNS-Stränge tierischer und menschlicher Zellen ein und werden bei nachfolgender UV-Bestrahlung kovalent mit den Pyrimidinbasen verknüpft. Dabei erfolgt bei den linearen, bifunktionellen Vertretern (Doppelbindung sowohl im Furan- als auch im Pyranring) Vernetzung der DNS-Stränge (cross linking), die monofunktionellen und die angularen bilden nur Monoaddukte. Dadurch kommt es zu einer Zellschädigung bzw. -zerstörung nach Gabe von Furocumarinen und nachfolgender UV-Strahlung (UV-A, 320–400 nm). Die Erscheinung wird als Phototoxizität oder Photosensibilisierung bezeichnet. Während die Monoaddukte aus nicht letal geschädigten Zellen durch Reparaturenzyme exzidiert und die Basen weitgehend irrtumsfrei ersetzt werden können, kann bei Reparatur der durch „cross linking" verursachten Defekte Einbau falscher Basen und damit Auftreten von Genmutationen und Cancerogenese erfolgen. Auch Chromosomenmutationen werden ausgelöst.

Für therapeutische Zwecke wird bevorzugt **Xanthotoxin** (Ammoidin, 8-Methoxypsoralen, 8-MOP) peroral appliziert und anschließend der Körper mit UV-A bestrahlt (PUVA-Therapie, P von Psoralen). Wegen der möglichen carcinogenen Effekte der Substanz versucht man in neuerer Zeit monofunktionelle Furocumarine einzusetzen. PUVA-Therapie wird insbesondere bei Vitiligo (Aktivierung der Melanocyten in den unpigmentierten Hautbezirken) und Psoriasis (Schädigung der hyperaktiven Keratocyten), aber auch bei anderen Hautkrankheiten (z. B. Mycosis fungoides, atopisches Ekzem, Lichen planus) angewendet. Die Langzeitbehandlung wird teilweise kritisch eingeschätzt (Hautcarcinome, Kataraktbildung, Immunsuppression).

17.3.2.4. Pyranocumarine

Pyranocumarine sind Cumarin- oder Hydroxycumarinderivate mit am Benzenring linear (Xanthyletin-Typ) oder angular in Stellung 5,6 (Alloxanthyletin-Typ) oder 7,8 (Seselin-Typ) anelliertem Pyranring. Ihre Biogenese erfolgt wie die der Furocumarine aus dem Umbelliferon (Abb. 72). Sie wurden bei *Apiaceae* und *Rutaceae* gefunden.

Aus dieser Stoffgruppe besitzen nur die zum Seselin-Typ gehörigen Visnagane (Khellalactone) Visnadin, Samidin und Dihydrosamidin (Abb. 71) therapeutische Bedeutung, die in **Fructus Ammi visnagae** (Ammeos visnagae fructus), Khella, Bischofskrautfrüchte, Zahnstocherammeifrüchte, vorkommen. Die Stammpflanze der Droge ist *Ammi visnaga* (L.) LAM. (*Apiaceae/Apiales*), eine einjährige, im östlichen Mittelmeergebiet heimische, im Nildelta, Tunesien und Marokko, aber auch in der UdSSR, den USA und Südamerika angebaute Pflanze. Die Visnagane (0,2—0,5% in der Droge) wirken spasmolytisch, koronarerweiternd und positiv inotrop. Weitere Wirkstoffe sind die Furano-γ-chromone (mindestens 1,0%, DAB 9/BRD) Khellin (0,5—1,0%), Visnagin (0,05 bis 0,1%), Khellolglucosid (0,3—1,0%) und weitere Vertreter (Abb. 71). Aus biogenetischer Sicht sind sie Polyketide. Khellin, in geringerem Maße auch Visnagin, führen zur Erschlaffung der glatten Muskulatur der Bronchien, des Magen-Darm-Traktes, der Gallenwege und der Herzkranzgefäße.

Therapeutisch eingesetzt werden können die Visnagane und Khellin als Koronarpharmaka und Drogenextrakte als Bestandteile von Arzneimittelspezialitäten zur Behandlung von Angina pectoris, Asthma bronchiale sowie von Nieren-, Gallen- und Darmkoliken.

17.3.3 Phenylacrylaldehyde, Phenylallylalkohole, Phenylpropene

Im Gegensatz zu den Phenylacrylsäuren sind die Phenylacrylaldehyde, Phenylallylalkohole und Phenylpropene flüchtige Verbindungen. Von den Phenylacrylaldehyden tritt nur Zimtaldehyd

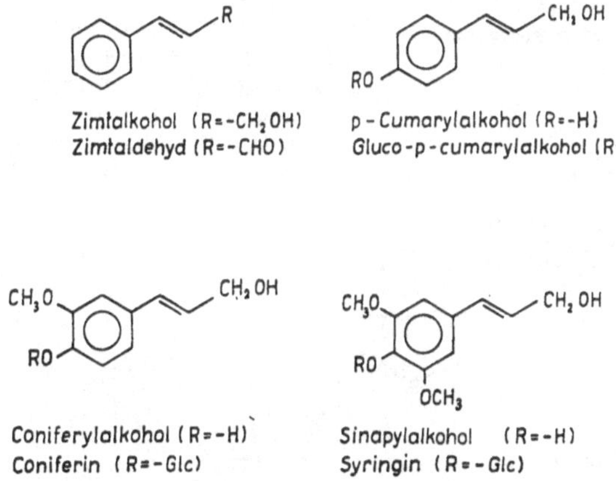

Abb. 73. Phenylacrylaldehyde, Phenylallylalkohole

in nennenswerter Menge in Pflanzen, z. B. als Hauptbestandteil des ätherischen Öles der Zimtrinde, auf. Von den Phenylallylalkoholen sind p-Cumarylalkohol, Coniferylalkohol und Sinapylalkohol in Form der Glucoside Gluco-p-cumarylalkohol, Coniferin und Syringin als Vorstufen des Lignins bei höheren Pflanzen weit verbreitet. Zimtalkohol ist, frei oder verestert (z. B. als Benzylester im Perubalsam), Bestandteil einiger ätherischer Öle oder Balsame (Abb. 73). Die Phenylpropane (Abb. 131) sind neben Mono- und Sesquiterpenen häufig in ätherischen Ölen zu finden.

17.3.4. Lignane

Lignane sind Dimere aus Phenylpropanderivaten, die durch Verknüpfung der C-Atome 2 bzw. 2′ der Seitenketten entstanden sind. Weitere C—C-Bindungen, Etherbrücken oder Lactongruppierungen können vorhanden sein (Abb. 74).

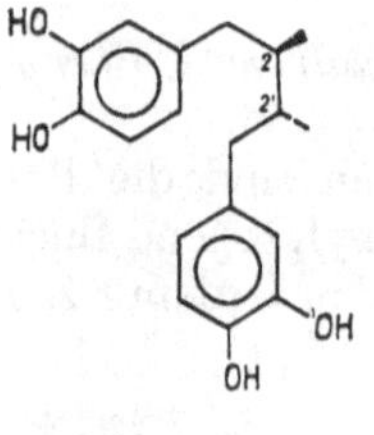

Nordihydroguajaretsäure

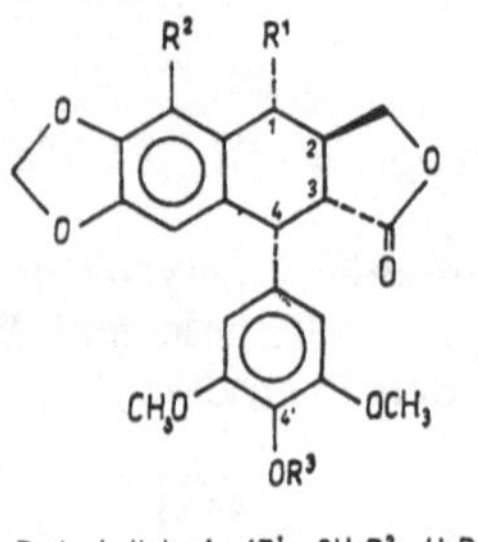

Podophyllotoxin (R^1=-OH, R^2=-H, R^3=-CH_3)
α-Peltatin (R^1=R^3=-H, R^2=-OH)
β-Peltatin (R^1=-H, R^2=-OH, R^3=-CH_3)
4′-Demethylepipodophyllotoxin-glucosid (R^1=-OGlc, R^2=R^3=-H, C-1 epimer)

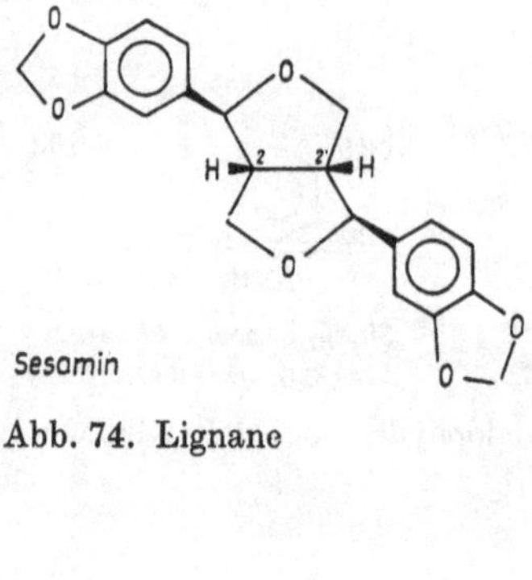

Sesamin

Abb. 74. Lignane

Lignane sind im Pflanzenreich weit verbreitet. Aus pharmazeutischer Sicht sind erwähnenswert das Lignangemisch Podophyllin, Nordihydroguajaretsäure (Abb. 74), die Lignane des Guajakholzes (z. B. Guajaretsäure, Abb. 139), das Cubebin (aus dem Schwarzen Pfeffer und dem Cubebenpfeffer), das bis zu 1,2% im Sesamöl enthaltene Sesamin (als Synergist für die Pyrethroide wirksam) und das Arctiin, ein Lignanglucosid in den Samen und wahrscheinlich auch der Wurzel von *Arctium lappa* L., Große Klette (*Asteraceae/Asterales*).

Podophyllinum (Podophylli resina), Podophyllin, wird durch Extraktion des Rhizoms von *Podophyllum peltatum* L., Fußblatt, Maiapfel (*Berberidaceae/Ranunculales*), mit Ethanol und Fällen mit Wasser erhalten. Die Stammpflanze ist eine kleine, schattenliebende, in den Laubwäldern der USA und Kanadas heimische Staude. Die Droge enthält als Hauptwirkstoffe Podophyllotoxin (ca. 20%), β-Peltatin (ca. 10%), α-Peltatin (ca. 5%), daneben eine Reihe ähnlich gebauter Lignane (in der Gesamtheit wegen des Grundkörpers auch als Aryltetralin-Lignane bezeichnet) und deren Glucoside. Im intakten Rhizom scheinen nur Glucoside vorzukommen, die erst beim Trocknen und der Aufarbeitung gespalten werden. Podophyllotoxin und die Peltatine (nicht jedoch die 2,3-cis-Isomeren, die in alkalischem Milieu leicht gebildet werden) gehen mit Tubulin eine nichtkovalente Bindung ein und verhindern dessen Aggregation, damit die Ausbildung der Mikrotubuli und arretieren somit die Zellteilung in der Metaphase. Diese Fähigkeit macht sie als Cytostatica zur Tumortherapie geeignet.

Auf der Suche nach von Nebenwirkungen (Erbrechen, Diarrhoe, Gewebeschädigung) freien Podophyllotoxin-Abkömmlingen wurden halbsynthetische Derivate des 4'-Demethylepipodophyllotoxinglucosids (Teniposid und Etoposid) und Podophyllotoxinglucosids (Mitopodozid) entwickelt, die nicht mit Tubulin reagieren, aber durch Hemmung der DNS-Synthese cytostatisch wirken und in gleicher Weise eingesetzt werden können. Als Lieferanten für die genannten Glucoside dient vor allem *Podophyllum hexandrum* Royle (*P. emodi* Wall.), das im Himalajagebiet verbreitet ist.

Nordihydroguajaretsäure (NDGA) ist zu 9—15% aus den Blättern des in heißen, trockenen Gegenden des Südens der USA und in Mexiko vorkommenden Kreosotstrauches, *Larrea divaricata* Cav. (*Zygophyllaceae/Geraniales*), zu gewinnen. Die Blätter des Strauches sind mit einem Harz überzogen, das aus der Epidermis hervorgeht und dessen Hauptbestandteil Nordihydroguajaretsäure ist. Die Verbindung, die heute auch synthetisch dargestellt wird, ist ein sehr gutes Antioxidans, das besonders zur Stabilisierung von Fetten und anderen lipophilen Stoffen eingesetzt wird.

17.3.5. Lignin

Ein weit verbreitetes, in großen Mengen bei höheren Pflanzen vorkommendes Polymeres von Phenylpropankörpern ist das Lignin. Es ist neben Cellulose (40—50%) und Hemicellulosen (20 bis 30%) ein Hauptbestandteil (15—40%) verholzter Zellwände. Beim Verholzungsvorgang füllt es die interfibrillären Räume der Zellwand aus und verkittet damit die Cellulosefibrillen zu einem mechanisch sehr widerstandsfähigen, nur wenig wasser- und luftdurchlässigen Verband.

Die Ligninbildung wird durch die Spaltung der im Kambialsaft enthaltenen Glucoside der Phenylallylalkohole durch eine β-Glucosidase eingeleitet. Die freien Alkohole (Coniferyl-, p-Cumaryl-,

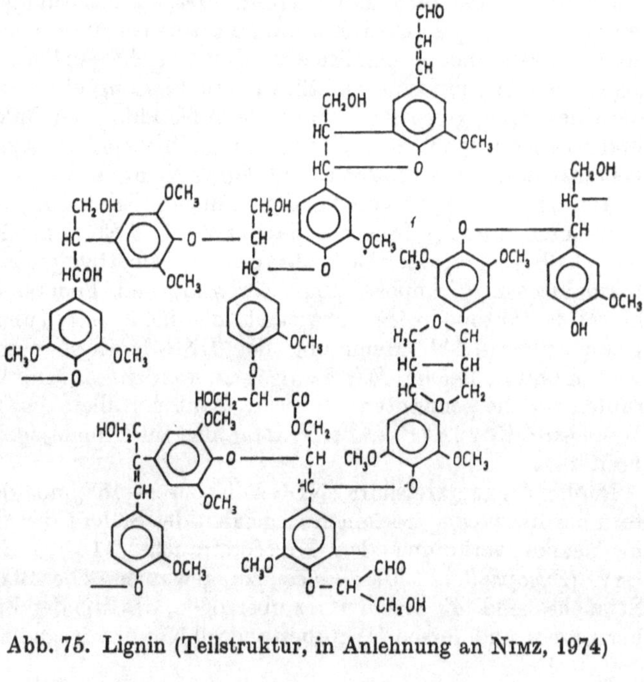

Abb. 75. Lignin (Teilstruktur, in Anlehnung an Nimz, 1974)

Sinapylalkohol) werden durch eine Peroxidase an der unsubstituierten phenolischen OH-Gruppe dehydriert, wodurch eine Reihe mesomerer Phenoxyradikale entsteht, die vor allem miteinander unter Bildung von Dimeren (Dilignolen) oder mit anderen Phenylallylalkoholen bzw. deren Oligomeren unter Entstehung oligomerer Radikale reagieren, die in einer Kettenreaktion weitere Moleküle anlagern, bis durch Zusammentreten zweier Radikale eine stabile Verbindung entsteht. Durch Addition von Hydroxylgruppen der Cellulose oder der Hemicellulosen an die Doppelbindungen der Seitenketten entstehen Etherbrücken zwischen Lignin und den Polysacchariden. In einer abschließenden Reaktion können noch vorhandene freie OH-Gruppen methyliert oder mit Hydroxyphenylacrylsäuren oder Benzoesäuren verestert werden. Je nach systematischer Stellung enthält das entstandene hochpolymere Lignin vorwiegend Reste des Coniferylalkohols (bei *Gymnospermae*), des Coniferyl- und Sinapylalkohols (bei *Dicotyledoneae*) oder des Coniferyl-, Sinapyl- und p-Cumarylalkohols in etwa gleichem Verhältnis (*Monocotyledoneae*, Abb. 75).

Lignin kann zur Herstellung von Vanillin verwendet werden.

18. Vorstufen und Abbauprodukte von Phenylpropanderivaten

18.1. Stoffwechsel

Intermediate bei der Biosynthese der Phenylpropanderivate (Abb. 64) sind auch Ausgangsprodukte für die Bildung anderer bedeutender Sekundärstoffe. So können beispielsweise aus 5-Dehydrochinasäure Chinasäure, aus 5-Dehydroshikimisäure die Protocatechusäure und Gallussäure sowie aus Chorisminsäure eine Reihe von Anthracen- bzw. Naphthalenderivaten, Chloramphenicol, p-Hydroxybenzoesäure, Anthranilsäure oder p-Aminobenzoesäure hervorgehen.

Hauptquelle der aromatischen C_6-C_1-Körper (Benzoesäure-, Benzaldehyd-, Benzylalkoholderivate) sind die Phenylacrylsäuren, die entweder durch β-Oxydation (wohl bevorzugt bei Mikroorganismen) in die entsprechenden Benzencarbonsäuren oder nach Hydrierung zu Phenylpropionsäuren über 1-Hydroxy-1-phenylpropionsäuren durch Abspaltung eines C_2-Körpers in die entsprechenden Benzaldehydderivate übergehen (bei Pflanzen und Tieren). Die Benzaldehydderivate können zu Benzylalkoholen hydriert oder zu Benzoesäuren dehydriert werden (Abb. 76). Dabei liefert Zimtsäure die Benzoesäure, p-Cumarsäure die p-Hydroxybenzoesäure, Kaffeesäure die Protocatechusäure, Ferulasäure die Vanillinsäure, 3,4,5-Trihydroxyzimtsäure die Gallussäure, Sinapinsäure die Syringasäure und o-Cumarsäure die Salicylsäure (Abb. 77).

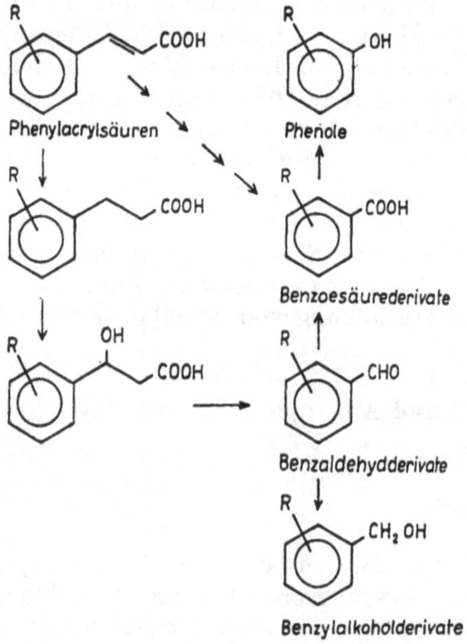

Abb. 76. Abbauprodukte von Phenylpropanderivaten

Hydroxybenzene (Phenole) gehen durch oxidative Decarboxylierung aus den Benzencarbonsäuren hervor, z. B. Hydrochinon aus p-Hydroxybenzoesäure, Brenzcatechin aus Salicylsäure und 2-Methoxy-hydrochinon aus Vanillinsäure. p-Hydroxybenzoesäure ist auch der Ausgangspunkt für die Biogenese der Ubichinone.

Bei der Biogenese der Tocopherole dient ebenfalls ein Phenylpropanderivat, L-Tyrosin bzw. p-Hydroxyphenylbrenztraubensäure, als Ausgangsprodukt (Abb. 80).

18.2. Benzoesäure und ihre Derivate

Benzencarbonsäuren (Abb. 77) sind im Pflanzenreich, meistens in Form ihrer Ester, weit verbreitet. In ätherischen Ölen anzutreffen ist Salicylsäuremethylester, der aber auch glykosidisch gebunden (Monotropitosid = Salicylsäuremethylester-2-β-(6-xylo)-

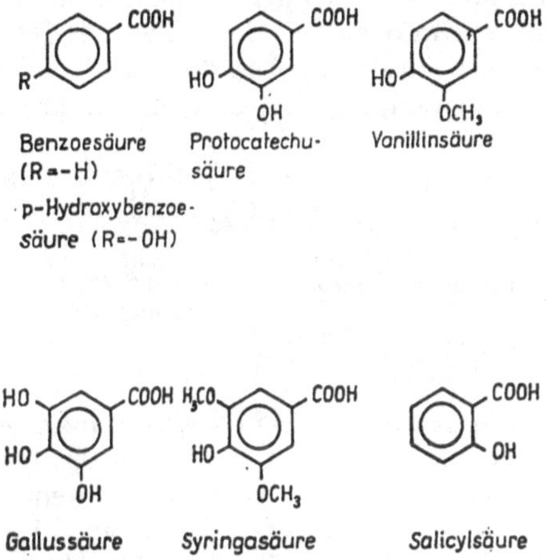

Abb. 77. Benzencarbonsäuren

glucosid) vorkommt. Das Xyloglucosid des 5-Methoxysalicylsäuremethylesters ist das Primulaverin, das in Radix Primulae enthalten ist. Gallussäure, ihre Oligodepside und die aus 2 Gallussäuremolekülen durch oxidative Kupplung hervorgegangene Hexahydroxydiphensäure bzw. deren Dilacton, die Ellagsäure, sind Bausteine der Gerbstoffe vom Gallotannin-Typ.

Zumindestens an der Wirkung beteiligt sind Salicylsäure (0,06 bis 0,3%) und ihre Derivate (Salicylsäuremethylester und Violutosid = Glucosylarabinosid des Salicylsäuremethylesters) in **Herba Violae tricoloris** (Violae tricoloris herba), Stiefmütterchenkraut, von *Viola tricolor* L. (Violaceae/Violales), Wildes Stiefmütterchen, das in vielen Varietäten, insbesondere auf sandigen Äckern, bei uns vorkommt. Weitere Wirkstoffe sind Flavonglykoside und Saponine (?). Stiefmütterchenkraut wird bei verschiedenen Hautkrankheiten (Akne, Impetigo, Pruritus) empfohlen. Eingesetzt wird es als Einzeltee (2 g/Tasse) oder als Bestandteil von Mischtees, seltener von Arzneifertigwaren.

18.3. Benzaldehyd und seine Derivate

Neben Benzaldehyd sind auch seine Abkömmlinge wie z. B. Salicylaldehyd, Anisaldehyd, Piperonal und Vanillin (Abb. 78) in ätherischen Ölen anzutreffen. Einige von ihnen, z. B. Vanillin und Salicylaldehyd, kommen auch glykosidisch gebunden vor. In relativ hohen Konzentrationen ist das Glucosid des Vanillins (Vanillosid, Vanillin-4-β-glucosid) neben dem des Vanillylalkohols (Vanillylalkohol-4-β-glucosid, Vanillolosid) in den Fruchtkapseln

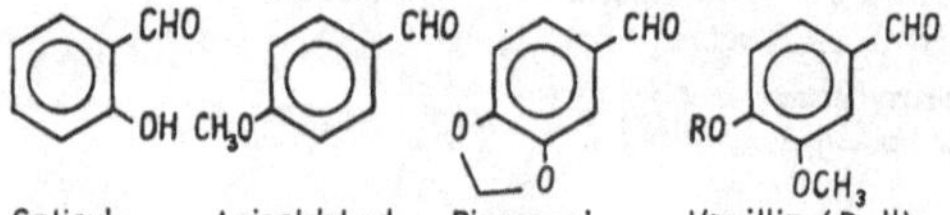

Abb. 78. Benzaldehydderivate

von *Vanilla planifolia* ANDR. (*Orchidaceae/Orchidales*) enthalten. *Vanilla planifolia* ist eine Schlingpflanze, die in Ostmexiko und Mittelamerika beheimatet ist, aber auch in anderen tropischen Regionen angebaut wird (Madagaskar, Komoren, Maskarenen). Zur Gewinnung der Droge **Fructus Vanillae**, Vanille, werden die ausgewachsenen, unreifen Früchte einer Fermentation unterzogen, während der durch enzymatische Hydrolyse des Vanillosids Vanillin freigesetzt wird. Die Droge enthält 1,5–4% Vanillin, das bei einigen Sorten an der Oberfläche der braun-schwarz verfärbten Früchte in feinen Nadeln auskristallisiert. Vanillinbegleiter sind andere Aromastoffe (z. B. Piperonal, Protocatechualdehyd). Fructus Vanillae oder Vanillin, das auch halbsynthetisch aus Eugenol oder durch Ozonisierung von Holz (100 kg Holzmehl liefern 2 kg Vanillin) gewonnen werden kann, dient als Geruchs- und Geschmackskorrigenz.

18.4. Benzylalkohol und seine Derivate

Benzylalkohol kommt frei und verestert in ätherischen Ölen vor. In hohen Konzentrationen wird er als Benzoe- oder Zimtsäureester in Peru- und Tolubalsam gefunden. Vanillylalkohol-4-β-glucosid ist in Vanillefrüchten enthalten (s. o.). Saligenin ist Aglykon einer Vielzahl von Glykosiden, die insbesondere Bestandteile von *Salix*- (Weide) und *Populus*-Arten (Pappel) sind. Verbindungen wie Salicin (Saligenin-2-β-glucosid) und Salicortin (1-Hydroxy-6-oxocyclohex-2-en-1-carbonsäureester des Salicins, leicht in Salicoylsalicin übergehend), die bis zu 10% in Weidenrinden und bis zu 18% in Pappelrinden vorkommen können, haben als Vorbilder der synthetischen Salicylsäurederivate historisches Interesse. **Cortex Salicis** (Salicis cortex), von verschiedenen Weidenarten stammend, neben Salicin (0,1—2%) und Salicortin (0,01 bis 11%) am Glucoserest acylierte Salicinderivate (bis 6%) enthaltend, wird heute nur noch selten, als Teedroge oder in Form der Ex-

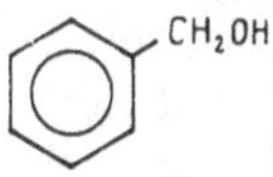

Benzylalkohol

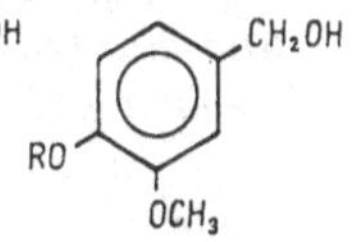

Vanillylalkohol (R = -H)

Vanillolosid (R = -Glc)

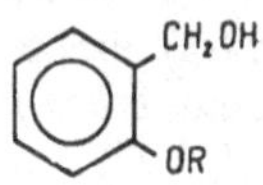

Saligenin (R = -H)
Salicin (R = -Glc)

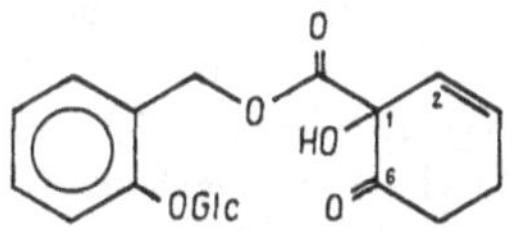

Salicortin

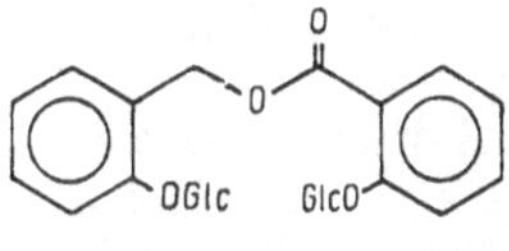

Virgaureosid A

Abb. 79. Benzylalkohol und seine Derivate

trakte als Bestandteil von Arzneimittelspezialitäten bei fieberhaften Erkältungskrankheiten und rheumatischen Beschwerden eingesetzt. Wirkform der Saligeninglykoside ist die Salicylsäure.

Erwähnenswert sind auch Virgaureosid A (Diglucosid des Salicoylsaligenins, Abb. 79) und das Leiocarposid (Diglucosid des 2-Methoxy-3-hydroxy-salicoyl-saligenins), die aus Herba Virgaureae (s. S. 205) isoliert wurden.

18.5. Hydroxybenzene

Freie Hydroxybenzene treten nur in sehr geringen Konzentrationen in der Natur auf, in großen Mengen werden hingegen ihre C-Alkylderivate (z. B. Hydroxyphenylpropene und phenolische Monoterpene) als Bestandteile ätherischer Öle gefunden. Relativ weit verbreitet ist das Glucosid des Hydrochinons, das Arbutin (Hydrochinon-β-D-glucosid). Es kommt u. a. in den Blättern sehr vieler *Ericaceae* (*Ericales*), einiger *Pyrola*-Arten (Wintergrün, *Pyrolaceae/Ericales*), einiger *Saxifragaceae* (bis zu 20% in den Blättern von *Bergenia crassifolia* (L.) Fritsch) und auch des Birnbaumes (bis 5%) vor. Angewendet werden die Arbutindrogen Folia Uvae ursi und Folia Vitis idaeae.

Folia Uvae ursi (Uvae ursi folium) stammen von *Arctostaphylos uva-ursi* (L.) Spreng. (*Ericaceae/Ericales*). Die Echte Bärentraube ist ein immergrüner, 20–60 cm hoher Strauch, der zirkumpolar verbreitet ist und in Nordeuropa im Flachland auf Heiden und in Mittel- und Südeuropa im Gebirge vorkommt. Die Handelsware stammt aus Wildvorkommen Spaniens, Italiens, Bulgariens und der Sowjetunion. Der Gehalt der Droge an Arbutin beträgt 5–20% (nach DAB 9/BRD mindestens 6,0, nach Helv. VII mindestens 8,0% und nach ÖAB 9 mindestens 5,0%). Das Arbutin ist am Glucoserest teilweise mit Kaffee- oder Gallussäure verestert. Begleitstoffe sind u. a. Methylarbutin (O-Methylhydrochinon-β-D-glucosid, in einigen Provenienzen bis 2,5%, in anderen fehlend), 15–20% Gerbstoffe (Hexa-O-galloyl-D-glucose, kondensierte Gerbstoffe), Flavonoide, Iridoide und Indolalkaloide. Nach peroraler Anwendung von Kaltwassermazeraten (sie sind wegen des geringeren Gerbstoffgehaltes den Abkochungen vorzuziehen) aus den gepulverten Blättern (1,5–2,5 g pro Tasse Wasser) kommt es zur Ausscheidung von Hydrochinonglucuronid und Hydrochinonsulfat im Harn. Beide Substanzen werden im Körper aus dem bei der Arbutinspaltung frei werdenden Hydrochinon gebildet. Im alkalisch reagierenden Harn ($NaHCO_3$-Gabe!) wird aus diesen Verbindungen das bakterizide Hydrochinon frei. Folia Uvae ursi sind daher bei Alkalisierung des Harnes als Harndesinfiziens geeignet.

3–7% (–20%!) Arbutin, neben 2,5–3,5% Pyrosid (6′-O-Acetyl-arbutin) und anderen Phenolglykosiden, enthalten die Blätter von *Vaccinium vitis-idaea* L., Preiselbeere (*Ericaceae/*

Ericales). Sie werden heute, möglicherweise zu Unrecht, kaum noch angewendet. Frei von Arbutin sind die Blätter der Heidelbeere, *Vaccinium myrtillus* L.

18.6. Tocopherole

Tocopherole sind formalchemisch Derivate des 6-Hydroxy-2-methyl-2(4',8',12'-trimethyltridecyl)-chromans, des hypothetischen Tocols. Daneben kommen Tocotrienole vor, die in der Seitenkette drei Doppelbindungen (in Stellung 3', 7' und 11') besitzen und vermutlich biogenetische Vorstufen der Tocopherole darstellen. Es sind die Tocopherole α, β, γ und δ sowie die entsprechenden Tocotrienole bekannt. Sie unterscheiden sich durch das Methylierungsmuster des aromatischen Ringes (α = 5,7,8-Tri-

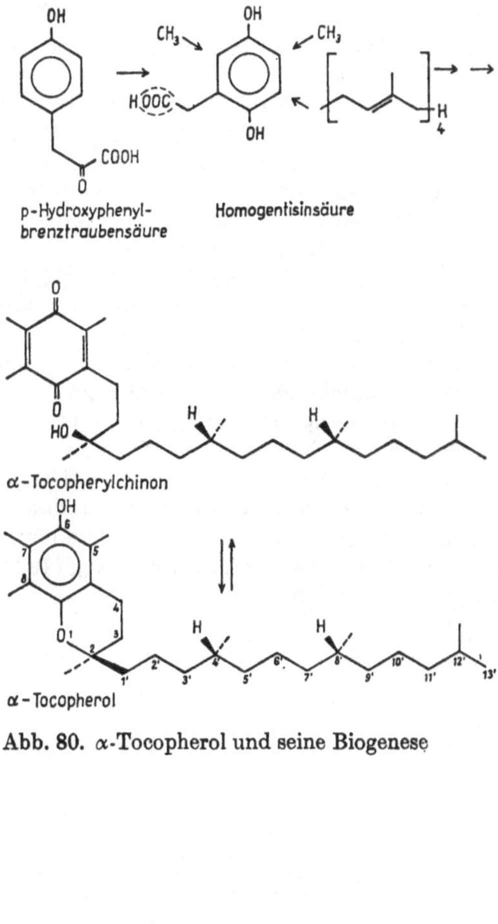

Abb. 80. α-Tocopherol und seine Biogenese

methyl-, β = 5,8-Dimethyl-, γ = 7,8-Dimethyl-, δ = 8-Methyltocol bzw. tocotrienol).

Die Biogenese der Tocopherole (Abb. 80) bzw. Tocotrienole erfolgt in höheren Pflanzen. Präkursor ist die p-Hydroxyphenylbrenztraubensäure, die zunächst unter Verlust eines C-Atoms in Homogentisinsäure umgelagert wird. Letztere wird nach Eliminierung der Carboxylgruppe mit einem Diterpenrest verknüpft und schrittweise methyliert. Die intermediär entstandenen Tocochinone werden anschließend zu den Tocopherolen reduziert.

Reichlich sind Tocopherole in allen grünen Pflanzenteilen (z. B. 0,3–1,5 mg/100 g im Spinat, 0,5 mg/100 g im Salat) und, auf Grund ihres lipophilen Charakters, in fetten Ölen enthalten (besonders im Weizenkeimöl, bis 0,5%, und im Lebertran, bis 0,1%). Ihre Bedeutung für den Menschen beruht vermutlich auf der antioxidativen Wirksamkeit (Oxidation zu Tocochinonen), die einer Bildung von Peroxiden im Organismus entgegenwirkt (insbesondere Schutz der ungesättigten Fettsäuren und Reduktion von Radikalen, z. B. von Superoxidradikalen, wie sie bei Entzündungsprozessen auftreten).

Da vom Menschen mit der Nahrung reichlich Tocopherole aufgenommen werden (geschätzter Tagesbedarf ca. 30 mg), sind Mangelerscheinungen nicht bekannt. Im Tierversuch verursacht experimentelle Mangelernährung Absterben der Föten bei weiblichen Ratten, Unterdrückung der Spermiogenese bei männlichen Ratten und Muskeldystrophie beim Kaninchen.

Am wirksamsten ist das α-Tocopherol (Vitamin E, 1 IE = 1 mg), das wegen seiner leichten Oxidierbarkeit in Form von **α-Tocopherolacetat** (6-O-Acetyl-α-tocopherol) eingesetzt wird. Synthetisch gewonnene racemische Tocopherole haben den gleichen Effekt wie die natürlich vorkommenden (+)-Tocopherole (2R, 4'R, 8'R). Der Nutzen der Anwendung bei Fertilitätsstörungen, klimakterischen Beschwerden, Muskeldystrophie, Bindegewebsschwäche und Kreislauferkrankungen ist umstritten. Die Wirksamkeit bei entzündlichen rheumatischen Erkrankungen (Abfangen der bei Immunreaktionen auftretenden Superoxidradikale) und anderen Entzündungsprozessen in relativ hoher Dosierung (100 mg/d oder mehr), scheint erwiesen zu sein.

19. Polyketide

19.1. Chemie und Terminologie

Polyketide sind eine Gruppe biogenetisch verwandter Stoffe, deren Muttersubstanzen Polyketosäuren sind, die durch Verknüpfung von Säureresten entstehen (Abb. 81). Werden sie aus einheitlichen Acylresten aufgebaut, bezeichnet man sie als einfache Polyketide. Zu ihnen gehören die Polyacetate (Acetogenine) und die Polypropionate. Finden unterschiedliche Acylreste beim Aufbau Verwendung, spricht man von gemischten Polyketiden. Nach der Anzahl der am Aufbau beteiligten Säurereste kann man sie in Tetraketide, Pentaketide, Hexaketide usw. einteilen.

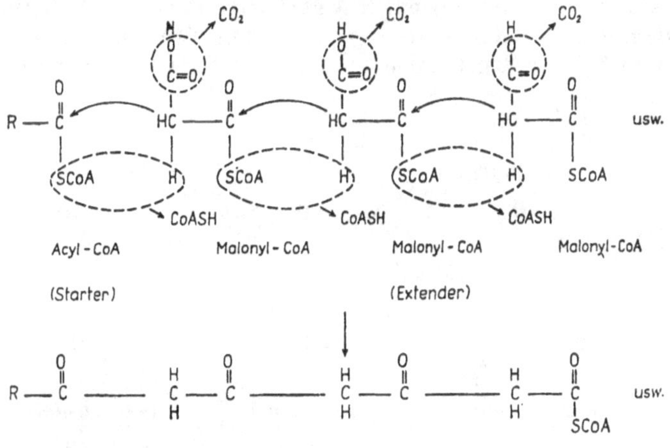

Abb. 81. Bildung von Polyketosäuren

Durch Cyclisierung der zunächst aliphatischen, bei gemischten Polyketiden auch durch einen Arylrest terminierten Polyketosäuren, entstehen cyclische, vielfach polycyclische oder makrocyclische Verbindungen, die durch Alternieren O-freier und O-tragender C-Atome ausgezeichnet sind. Die gebildeten Ringe bzw. Ringsysteme können carbocyclisch (alicyclisch oder aromatisch) oder durch Integration von O-Atomen oder N-Atomen heterocyclisch sein. Reduktionen, Eliminierung von H_2O unter Ausbildung von Doppelbindungen, Hydroxylierungen, C-Methylierungen, C-

Prenylierungen, Ausbildung intra- oder intermolekularer C- bzw. O-Brücken und andere Veränderungen vor oder nach der Cyclisierung verwischen häufig das ursprüngliche Grundmuster.

19.2. Stoffwechsel

Ausgangspunkte der Biogenese der Polyketide sind durch Bindung an Coenzym A aktivierte Carbonsäuren (Starter). An sie werden, katalysiert durch spezifische Multienzymkomplexe weitere, durch Anlagerung von CO_2 an die α-C-Atome der Acyl-CoA-Moleküle aktivierte Säurereste (Extender) schrittweise unter Bildung von Polyketosäuren ankondensiert (Abb. 81). Starter ist sehr häufig Acetyl-CoA. Aber auch andere aliphatische CoA-Verbindungen, z. B. Propionyl-, Butyryl-, Isobutyryl-, 2-Methyl-butyryl-, Valeryl-, Isovaleryl-, Capronyl-, Malonyl- und Malonamido-CoA sowie durch Verknüpfung mit Coenzym A aktivierte Phenylacrylsäuren oder Benzencarbonsäuren können Starterfunktion übernehmen. Extender ist in der Regel Malonyl-CoA, das unter Verlust von CO_2

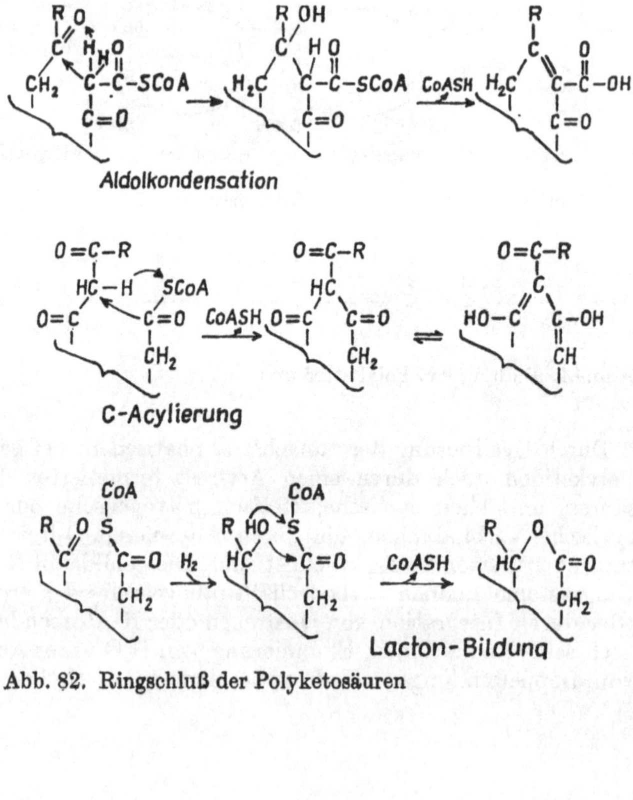

Abb. 82. Ringschluß der Polyketosäuren

als Acetylrest inkorporiert wird. Aber auch Methylmalonyl-CoA (eingebaut als Propionylrest, gebildet aus Succinyl-CoA) oder sehr selten andere aliphatische Säuren dienen als Extender.

Die gebildete Polyketosäure wird bereits am Multienzymkomplex durch Aldolkondensation (Reaktion einer Carbonylgruppe mit einer aziden CH-Gruppe), durch C-Acylierung (CLAISEN-Kondensation, Reaktion einer veresterten Carboxylgruppe, im vorliegenden Falle des CoA-Esters, mit einer aziden CH-Gruppe) oder, insbesondere bei Makroliden, durch Lactonbildung cyclisiert (Abb. 82). Je nach Länge der primär gebildeten Polyketosäure und der Art des Ringschlusses können Benzen-, Naphthalen-, Anthracen-, Naphthacenringe, Makrocyclen (darunter auch Ansaverbindungen) oder andere Ringsysteme entstehen. Durch sekundäre Veränderungen der Polyketosäuren oder der gebildeten Polyketide wird die Vielfalt der Verbindungen weiter erhöht.

19.3. Polyacetate

Bei den aus Essigsäureresten gebildeten Tetraketiden erfolgt die Cyclisierung fast immer unter Ausbildung eines Benzenringes, der je nach Art des Ringschlusses — Aldolkondensation oder C-Acylierung — das Substitutionsmuster der Orsellinsäure (Orsellinsäure-Typ) oder des 2,4,6-Trihydroxyacetophenons (Acylphloroglucinol-Typ) tragen kann (Abb. 83). Durch reduktive Schritte (z. B. bei der Biogenese der 6-Methylsalicylsäure) oder Methylie-

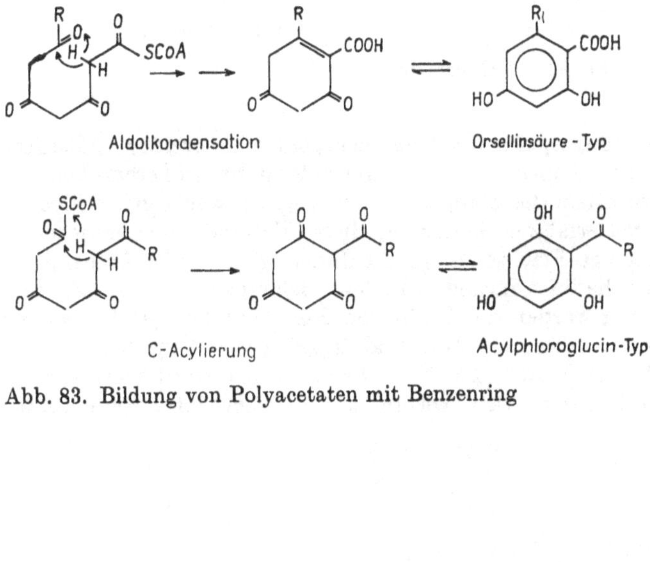

Abb. 83. Bildung von Polyacetaten mit Benzenring

rungen (z. B. bei der Biogenese der Usninsäure) vor der Cyclisierung oder durch sekundäre Veränderungen, z. B. Ringerweiterungen, Verknüpfung durch C—C-Brücken oder Estergruppen, kommt es zur Bildung weiterer Varianten.

Unter den Tetraketiden besitzen die aromatischen Flechtensäuren besonderes pharmakognostisches Interesse. Ihre Biogenese erfolgt durch die Pilzkomponente (Mycobiont) des Flechtenthallus. Bei ihnen handelt es sich vorwiegend um Depside (esterartig verknüpfte Hydroxybenzencarbonsäuren, z. B. Lecanorsäure), Depsidone (ester- und etherartig verknüpfte Hydroxybenzencarbonsäuren, z. B. Cetrarsäure) und Dibenzofurane (durch C—C- und benachbarte Etherbrücken verknüpfte Hydroxybenzencarbonsäuren, z. B. Usninsäure, Abb. 84). Sie sind Antibiotika mit großem Wirkungsspektrum. Ihre therapeutische Breite ist allerdings gering. Einer medizinischen Anwendung in größerem Umfange steht vor allem der Mangel an den langsam wachsenden Flechten als Rohmaterial zur Gewinnung dieser Verbindungen entgegen.

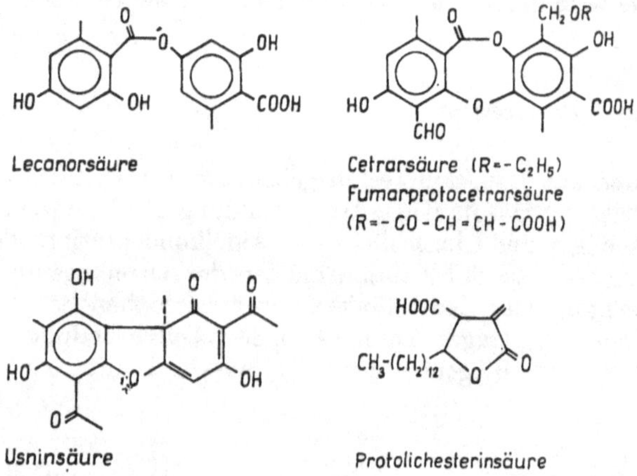

Abb. 84. Flechtensäuren

Die einzige Flechtendroge, die Eingang in unsere Arzneibücher gefunden hat, ist **Lichen islandicus**, Isländisches Moos. Zu ihrer Gewinnung werden die Thalli von den *Parmeliaceae* (*Lecanorales*) *Cetraria islandica* (L.) Ach. und *C. ericetorum* Opiz (*C. tenuifolia* (Retz.) R. H. Howe), Flechten, die in Europa, Nordamerika, Nordasien und in der Arktis verbreitet sind, verwendet. Sie enthalten neben etwa 50% der schleimartigen Glucane Lichenin (bevorzugt 1,4-β- neben 1,3-β-Verknüpfungen) und Isolichenin (bevorzugt 1,3-α- neben 1,4-α-Verknüpfungen) etwa 2–3% Fumarprotocetrarsäure und 0,1–1,5% Protolichesterinsäure (Fettsäurederivat). Die Droge wird bei Husten und Gastroenteritiden (Aufgüsse, 2–3 g/Tasse) und in Form von Lutschtabletten bei Infektionen des Rachenraumes verwendet. An der Wirkung dürften sowohl die Schleimstoffe als auch die antibiotisch wirksamen, bitteren Flechtensäuren beteiligt sein.

Von den Pentaketiden seien lediglich die γ-Chromone erwähnt, zu denen z. B. das Khellin und verwandte Verbindungen (Abb. 71) gehören.

Von den Hexaketiden haben eine Reihe von Naphthalen-Derivaten pharmakognostische Bedeutung, z. B. Plumbagin, Ramenton und Ramentaceon, Wirkstoffe von Herba Droserae (s. 20.1.).

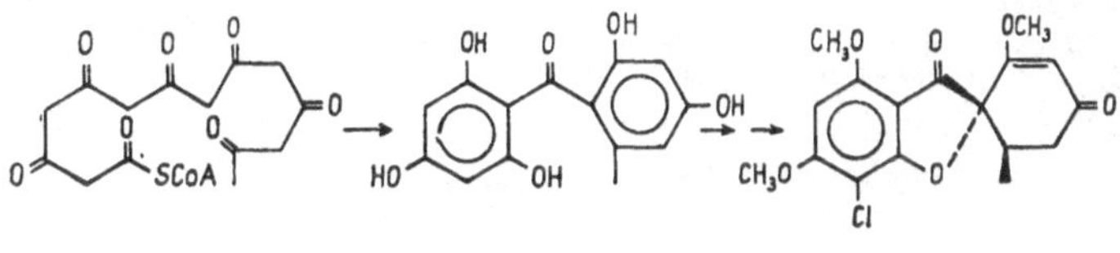

Griseofulvin

Abb. 85. Griseofulvin und seine Biogenese

Unter den Heptaketiden verdient das Antibiotikum **Griseofulvin**, ein Derivat des Grisans (Cumaran-2-spiro-cyclohexan), Erwähnung. Es wird von einer Reihe von *Penicillium*-Arten (u. a. *P. griseofulvum, P. nigricans, P. patulum, Aspergillaceae/Plectascales*) gebildet. Seine Biogenese erfolgt wahrscheinlich über ein Benzophenon-Derivat, das durch Schluß eines Furanringes zum Griseofluvin umgewandelt wird (Abb. 85). Seine antibiotische Wirkung richtet sich gegen Dermatophyten (*Trichophyton-, Microsporum-, Epidermophyton*-Arten). Es verhindert durch Bindung an mit den Mikrotubuli assoziierte Proteine die Ausbildung eines normalen Spindelapparates dieser Pilze. Darüber hinaus kommt es zu Störungen der Zellwandbiosynthese. Bei peroraler, langzeitiger Anwendung (3–10 Wochen bei Dermatomykosen, 3–6 Monate bei Nagelmykosen) wird es in die sich neu bildenden Keratinschichten des menschlichen Körpers eingelagert und wirkt dort fungistatisch. Hauptindikation ist die Onychomykose der Fingernägel. Anwendung mikronisierter Präparate führt zu deutlich verbesserter Resorption. Als Nebenwirkungen können u. a. zentralnervöse Störungen, Verdauungsbeschwerden und Allergien auftreten.

Zu den Octaketiden gehört ein Teil der therapeutisch eingesetzten Anthracenderivate (s. Kap. 21.).

Abkömmlinge von Decaketiden sind die Mykotoxine der Aflatoxingruppe (s. 19.5.5.).

19.4. *Polypropionate*

Zu den Polypropionaten gehören die Erythromycine, die aus 7 Propionsäureresten aufgebaut werden (Abb. 89). Wegen ihrer engen Verwandtschaft mit anderen Makrolidantibiotika werden sie mit diesen zusammen besprochen.

19.5. *Gemischte Polyketide*

19.5.1. *Tetracyclinantibiotika*

Tetracyclinantibiotika sind Nonaketide, bei deren Biosynthese nicht wie bei den Polyacetaten Acetyl-CoA, sondern Malonyl-CoA oder Malonamido-CoA („aktiviertes Malonsäureamid") als Starter fungiert. Als Intermediat tritt 6-Methylpretetramid auf (Abb. 86).

Die Tetracyclinantibiotika werden von *Streptomyces*-Arten (*Streptomycetaceae*/*Actinomycetales*), insbesondere von *S. aureo-*

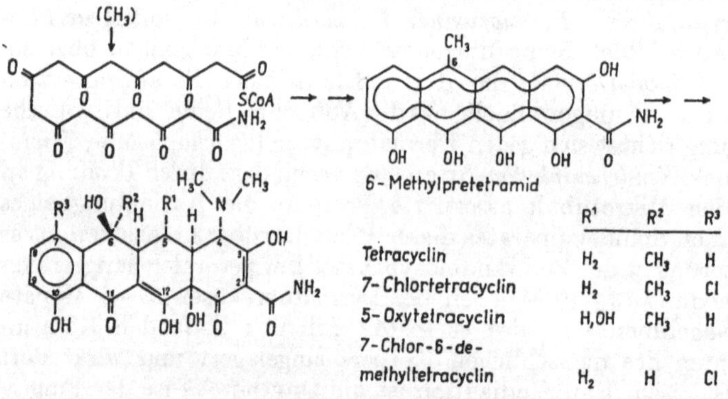

	R1	R2	R3
Tetracyclin	H_2	CH_3	H
7-Chlortetracyclin	H_2	CH_3	Cl
5-Oxytetracyclin	H,OH	CH_3	H
7-Chlor-6-demethyltetracyclin	H_2	H	Cl

Abb. 86: Tetracyclinantibiotika und ihre Biogenese

faciens und *S. rimosus*, gebildet. Fermentativ können sechs Tetracycline erhalten werden: 5-Oxytetracyclin, 7-Chlortetracyclin, 7-Chlor-6-demethyltetracyclin, 6-Demethyltetracyclin, 7-Bromtetracyclin und Tetracyclin. Therapeutischen Einsatz finden **Tetracyclin**, 7-Chlortetracyclin (**Chlortetracyclin**), 5-Hydroxytetracyclin (**Oxytetracyclin**, OTC) und 7-Chlor-6-demethyltetracyclin (**Demeclocyclin**). Daneben sind eine Reihe partialsynthetischer Tetracyclinantibiotika in Anwendung (z. B. **Metacyclin, Doxycyclin, Minocyclin**), die ein erweitertes Wirkungsspektrum besitzen sowie besser resorbiert und langsamer ausgeschieden werden als die fermentativ gewonnenen Verbindungen. Weitere halbsynthetische Derivate (z. B. **Rolitetracyclin, Pipacyclin**) sind durch ihre gute Wasserlöslichkeit für Injektionszwecke geeignet.

Tetracycline sind Breitbandantibiotika. Ihre Wirkung erstreckt sich sowohl auf gram-positive als auch gram-negative Stäbchen und Kokken, auf Rickettsien, große Viren, Mykoplasmen und einige Protozoen. Resistent sind u. a. *Klebsiella-*, *Proteus-*, und *Pseudomonas*-Arten. Mykobakterien werden kaum beeinflußt. Ihr bakteriostatischer Effekt kommt durch Hemmung der Bindung der Aminoacyl-t-RNS-Moleküle an die bakteriellen Ribosomen zustande.

Die Anwendung erfolgt peroral, parenteral oder lokal. Da die Resorption durch mehrwertige Metallionen gehemmt wird (Chelatbildung), muß die gleichzeitige Aufnahme von Milch ($Ca^{\cdot\cdot}$) oder Antacida ($Mg^{\cdot\cdot}$, $Al^{\cdot\cdot\cdot}$) vermieden werden. Haupteinsatzgebiete sind Infektionen der Atemwege, des Magen-Darm-Traktes, des Urogenitaltraktes und der Augen. Als Nebenwirkungen treten u. a. Verdauungsbeschwerden, Leber- und Pankreasschäden sowie Photodermatosen auf.

19.5.2. Anthracyclinantibiotika

Die Anthracyclinantibiotika sind Glykoside der sogenannten Mycinone (Hydrotetracen- oder Secohydrotetracenderivate). Alle bisher bekannten Vertreter weisen im Verhältnis zu anderen Antibiotika eine relativ hohe Cardiotoxizität auf. Sie werden in die große Rinne des DNS-Doppelstranges, auch der Zellen des Menschen, eingelagert (Interkalation) und hemmen die Transkription und Replikation. Aber auch andere Mechanismen sind an ihrer Wirkung beteiligt (Sauerstoffradikalbildung, Alkylierung!). Man setzt sie als Cytostatica ein.

Hauptvertreter dieser Gruppe sind **Daunorubicin** (Daunomycin, Rubidomycin, Rubomycin) und **Doxorubicin** (Adriamycin[R]). Es handelt sich um Glykoside des Daunomycinons bzw. 14-Hydroxydaunomycinons mit dem Desoxyaminozucker Daunosamin (Abb. 87). Daunorubicin wird von verschiedenen *Streptomyces*-

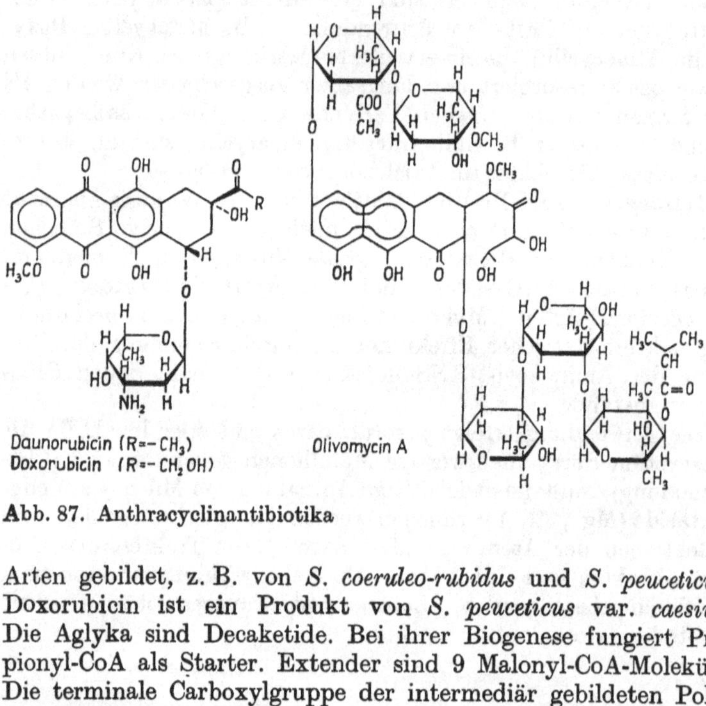

Abb. 87. Anthracyclinantibiotika

Arten gebildet, z. B. von *S. coeruleo-rubidus* und *S. peuceticus*. Doxorubicin ist ein Produkt von *S. peuceticus* var. *caesius*. Die Aglyka sind Decaketide. Bei ihrer Biogenese fungiert Propionyl-CoA als Starter. Extender sind 9 Malonyl-CoA-Moleküle. Die terminale Carboxylgruppe der intermediär gebildeten Polyketosäure geht im Verlaufe der Biogenese verloren. Der Einsatz des Daunorubicins erfolgt vor allem bei akuten Leukosen, Lympho- und Retikulosarkomen und Chorionepitheliomen. Doxorubicin findet insbesondere bei soliden Tumoren von Brustdrüse, Ovar, Harnblase, Lunge und Schilddrüse Anwendung, aber auch bei akuten Lymphoblasten- und Myeloblastenleukämien.

Olivomycine werden von *Streptomyces olivoreticuli* erzeugt. Der aktivste Vertreter dieses Antibiotikakomplexes ist das **Olivomycin A** (Abb. 87) mit Olivin als Aglykon und 2 glykosidisch gebundenen Oligosaccharidresten, bestehend aus insgesamt **5** Monosaccharidbausteinen. Hauptindikationsgebiete sind Hodentumore, Tonsillargeschwülste, Embryonaltumore des Ovars, Melanome und Chorionepitheliome.

Chromomycin A_3 (Toyomycin), Mithramycine und Pillaromycine werden wegen ihrer relativ großen Toxizität nur selten angewendet.

19.5.3. Makrolidantibiotika

Makrolidantibiotika sind durch einen vielgliedrigen Lactonring mit einer geraden Zahl der Ringglieder und die glykosidische Verknüpfung mit einem oder mehreren Monosacchariden bzw. Aminozuckern, die zum Teil verzweigt und relativ sauerstoffarm sind, gekennzeichnet. Als Zuckerkomponenten kommen u. a. vor: L-Oleandrose, L-Mycarose, L-Cladinose, D-Mycosamin, D-Mycaminose, D-Desosamin und D-Forosamin (Abb. 88). Man kann die

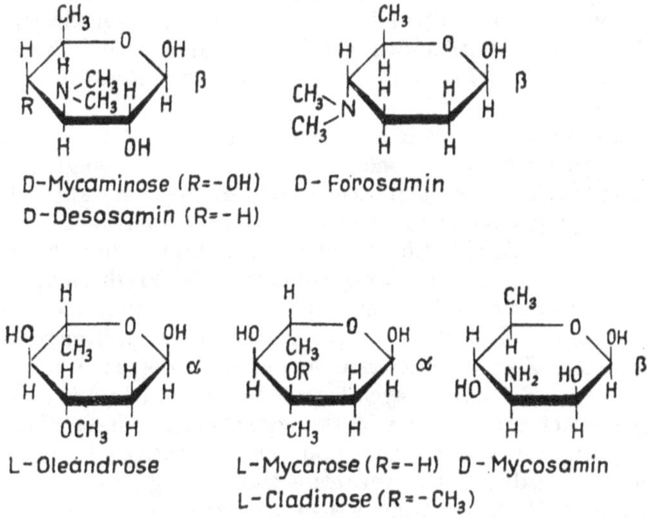

Abb. 88. Zuckerkomponenten der Makrolidantibiotika

therapeutisch eingesetzten Vertreter in die kleinen Makrolidantibiotika mit 12—16 Ringgliedern und basischem Charakter (Aminozucker!) und die großen Makrolidantibiotika mit 26—38 Ringgliedern, einem Molekülteil mit 4—7 konjugierten Doppelbindungen in E-Konfiguration (auch als Polyenantibiotika bezeichnet) und amphoterem Charakter (Aminozucker und Carboxylgruppe!) einteilen. Die Biogenese erfolgt mit Acetyl-CoA, Propionyl-CoA oder p-Aminobenzoyl-CoA als Starter und mit Malonyl-CoA bzw. Methylmalonyl-CoA und eventuell auch Succinyl-CoA (eingebaut als Succinyl-Rest) als Extendern. Die Carboxylgruppen entstehen durch Oxidation der Methylgruppe eines Propionylrestes.

Die kleinen Makrolidantibiotika reagieren mit der 50S-Untereinheit bakterieller Ribosomen und blockieren die Translokation der Peptidyl-t-RNS von der Aminoacyl-t-RNS-Bindungsstelle zur Peptidyl-t-RNS-Bindungsstelle und verhindern damit die Proteinsythese. Sie werden als Bakteriostatica oder Bakteriocide eingesetzt. Die großen Makrolidantibiotika bilden mit den Sterolen der Zellmembranen von Pilzen Komplexe und stören damit deren Membranfunktion (Permabilitätserhöhung). Sie werden als Fungistatica verwendet. Produzenten sind *Streptomyces*-Arten.

Die wichtigsten Vertreter der kleinen Makrolidantibiotika sind die Erythromycine und Oleandomycin (beide mit 14gliedrigem Ring). Weitere Antibiotika dieser Gruppe sind u. a. die Spiramycine, Kitasamycin (Leukomycin), Midekamycin, Rosaramycin und Josamycin.

Erythromycine werden von *S. erythreus* gebildet. Am Aufbau der Aglyka (Erythronolide) sind 7 Propionatreste beteiligt. Im Handelspräparat Erythromycin macht Erythromycin A (Abb. 89) den Hauptanteil (ca. 98%) aus, neben wenig Erythromycin B und C. Für die perorale Applikation werden säureunlösliche und damit magensaftstabile Salze bzw. Ester benutzt, z. B. **Erythromycinstearat, Erythromycinethylsuccinat,** (2'-Ethylbernsteinsäureester) oder **Erythromycin-Estolat** (Monolaurylsulfat des Erythromycin-2'-propylesters). Zur parenteralen Anwendung dienen wasserlösliche Salze, z. B. **Erythromycinlactobionat** (Salz der 2-O-β-D-Glucosyl-D-galactonsäure). Das Wirkungsspektrum umfaßt überwiegend gram-positive Erreger und gram-negative Kokken. Erythromycin wird als Reserveantibiotikum eingesetzt, wenn Penicilline oder Cephalosporine wegen Allergien oder Resistenz der Erreger nicht angewendet werden können. Darüber hinaus ist es sehr gut zur Behandlung von Mykoplasmenpneumonien, Keuchhusten und Diphtherie geeignet.

Das **Oleandomycin** (Abb. 89, gebildet von *Streptomyces antibioticus*) hat das gleiche Wirkungsspektrum wie Erythromycin. Das Aglykon (Oleandolid) ist vermutlich aus einem Acetat- und 6 Propionatresten aufgebaut. Oleandomycin oder sein Triacetat

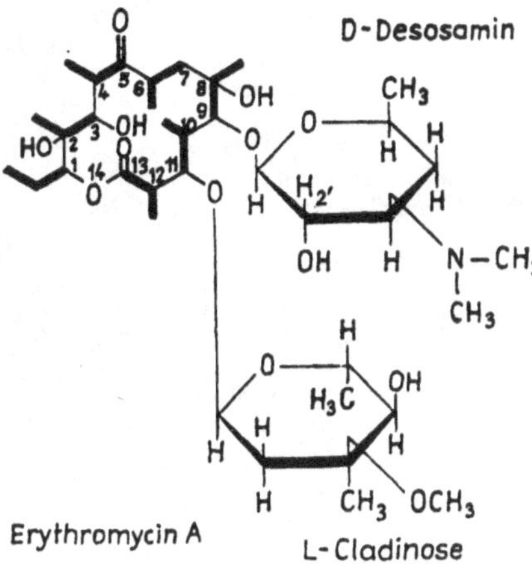

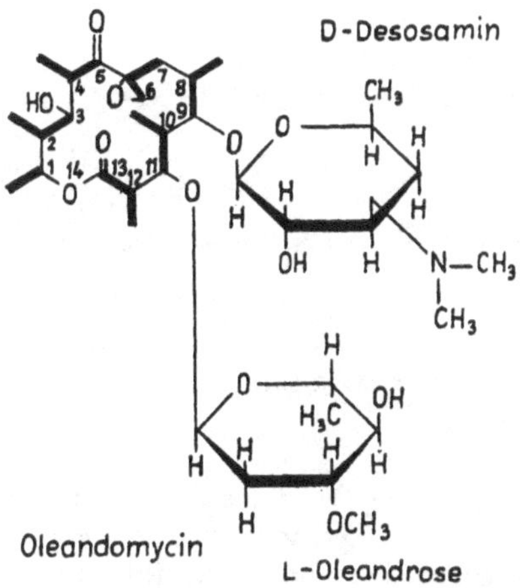

Abb. 89. Makrolidantibiotika (mit Kennzeichnung der Bausteine der Grundkörper)

(Triacetyloleandomycin, **Troleandomycin**) werden peroral appliziert.

Von den großen Makrolidantibiotika sind etwa 100 Vertreter bekannt. Therapeutischen Einsatz finden vor allem Amphotericin B (38gliedriger Ring), Nystatin (38gliedriger Ring) und seltener auch Levorin und Natamycin.

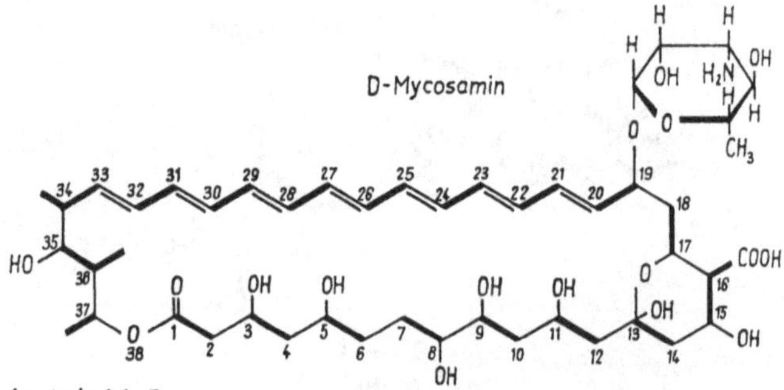

Amphotericin B

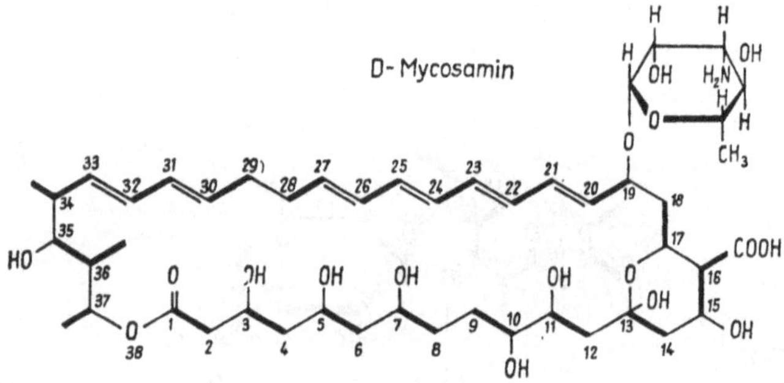

Nystatin A

Abb. 90. Polyenantibiotika (mit Kennzeichnung der Bausteine der Grundkörper)

Amphothericin B (Abb. 90) wird zusammen mit dem weniger aktiven Amphothericin A (Tetraen) von *Streptomyces nodosus* erzeugt. Es ist wahrscheinlich aus 16 Acetat- und 3 Propionatresten hervorgegangen. Sein Wirkungsspektrum erstreckt sich auf fast alle humanpathogenen Pilze. Peroral gegeben, wird es nicht resorbiert. Parenterale Applikation (i. v., oft zusätzlich in den Rückenmarkskanal) oder lokale Applikation ist erforderlich. Wegen seiner erheblichen Nebenwirkungen bei systemischer Anwendung (Fieber, Diarrhoe, Nierenschäden) wird es nur bei schweren generalisierten Pilzinfektionen benutzt.

Nystatin (Abb. 90), aus *Streptomyces noursei* gewonnen, ist ein Hexaen, das sich strukturell und im Wirkungsspektrum wenig von Amphothericin B unterscheidet. Peroral gegeben wird es ebenfalls nicht resorbiert. Parenterale Applikation verbietet sich wegen der hohen Toxizität. Seine Anwendung erfolgt lokal, vor allem bei Vaginalmykosen und Candidamykosen der Haut und der Schleimhäute (Soor).

Levorin wird von *Streptomyces levoris* gebildet. Hinsichtlich seiner Struktur weicht es von den obengenannten Polyenantibiotika ab. Bei ihm hat vermutlich 4-Amino-benzoyl-CoA als Starter fungiert und so trägt es einen der Lactongruppierung benachbarten p-Amino-acetophenon-Rest. Damit fungiert es als genetisches Bindeglied zwischen den Makroliden und den Ansamycinen (s. u.). Der Einsatz erfolgt bevorzugt bei Candidamykosen des Gastrointestinaltraktes (kaum Resorption!).

19.5.4. Ansamycinantibiotika

Ansamycine sind durch einen Makrocyclus charakterisiert, in den ein aromatischer Ring oder ein aromatisches Ringsystem integriert ist. Von therapeutischer Bedeutung sind aus dieser kleinen Gruppe nur die **Rifamycine**. Sie werden von *Streptomyces mediterranei* gebildet. Als Ausgangsprodukt für die Synthese der partialsynthetischen Rifamycinderivate, insbesondere für das **Rifampicin**, kann neben Rifamycin B (Hauptprodukt bei Fermentation in Gegenwart von Barbital-Natrium) das **Rifamycin SV** (Abb. 91)

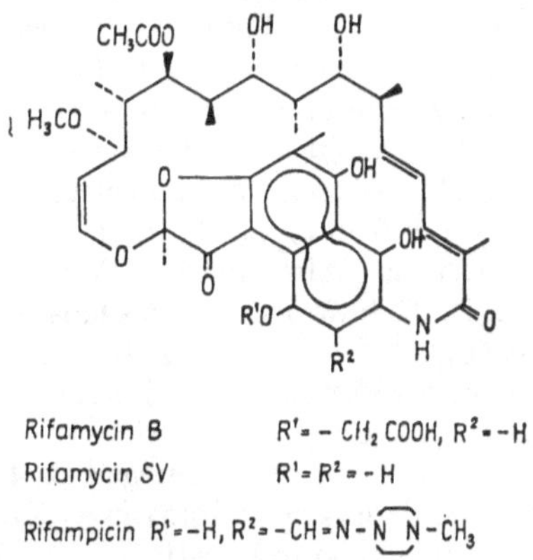

Abb. 91. Ansamycine

dienen, das von einer Mutante von *S. mediterranei* gebildet wird. Die Biogenese erfolgt vermutlich aus einem Aminobenzoesäurederivat und Acetat- und Propionatresten.

Die Wirkung der Rifamycine kommt durch hochspezifische Bindung an die DNS-abhängige RNS-Polymerase von Bakterien zustande, dadurch wird die Transkription und damit auch die Proteinsynthese gehemmt. Die RNS-Polymerase des Eukaryotenzellkernes wird nicht beeinflußt. Das Wirkungsspektrum wird durch die Permeabilität der Stoffe durch die Zellmembran bestimmt. Es werden besonders Mykobakterien, gram-positive Kokken aber auch einige gram-negative Bakterien und RNS-Viren beeinflußt.

Therapeutisch eingesetzt wird das enteral gut wirksame Rifampicin, seltener auch Rifamycin (Rifamycin SV). Sie werden vor allem als Basis-Antituberkulotica verwendet.

19.5.5. Mykotoxine

Mykotoxine sind Stoffwechselprodukte von Schimmelpilzen, die für Mensch und Tier giftig sind. Sie werden von Vertretern unterschiedlicher systematischer Stellung gebildet. Die pharmazeutische Bedeutung besteht vor allem darin, daß Mykotoxinproduzenten auf Arznei- und Industriedrogen vorkommen und zu deren Anreicherung mit Mykotoxinen führen können. Die Gefahren sind allerdings relativ gering, da akute Mykotoxosen nur nach Aufnahme hoher Dosen an diesen Giftstoffen auftreten und eine langzeitige Aufnahme kontaminierter Arzneimittel wenig wahrscheinlich ist. Dennoch sollte streng darauf geachtet werden, daß sichtbar von Schimmel befallene Drogen und Arzneizubereitungen (insbesondere Sirupe, Hydrogele) quantitativ zu verwerfen sind.

Mykotoxine gehören verschiedenen Stoffgruppen an (Abb. 92). Sehr viele von ihnen sind Polyketide (z. B. Anthracenderivate, Zearalenone, Sterigmatocystine, Aflatoxine), Polyketide mit Aminosäurebausteinen (z. B. Ochratoxine, Cytochalasane), Terpene (z. B. Trichothecene), Polypeptide (z. B. Islanditoxin) oder Alkaloide (z. B. Cyclopiazonsäure, Ergolinderivate).

Auch in ihrer Wirkung unterscheiden sie sich erheblich. So wirken einige hepatotoxisch und hepatocarcinogen (z. B. Sterigmatocystine, Aflatoxine), andere nephrotoxisch (z. B. Ochratoxine), neurotoxisch (Cyclopiazonsäure), östrogen (z. B. Zearalenone), teratogen (Ochratoxine, Aflatoxine) oder immunsuppressiv (z. B. Trichothecene). Sehr viele haben bei chronischer Aufnahme carcinogene Effekte.

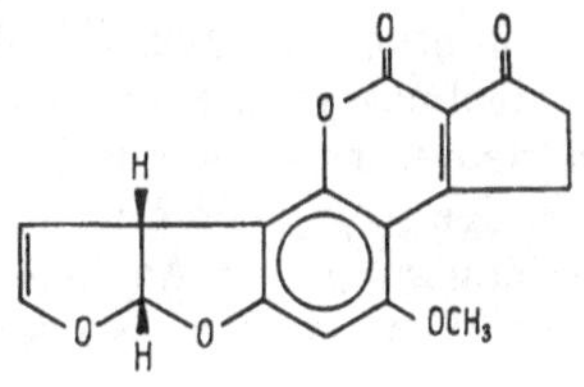

Aflatoxin B_1

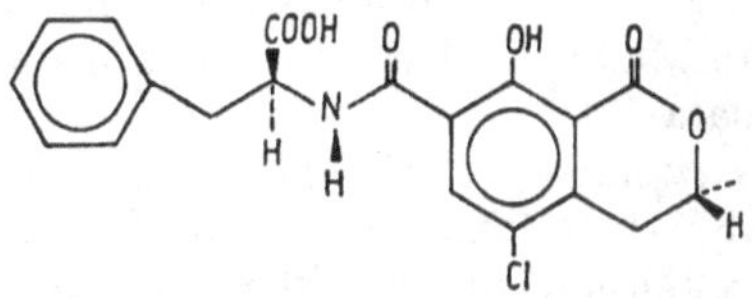

Ochratoxin A

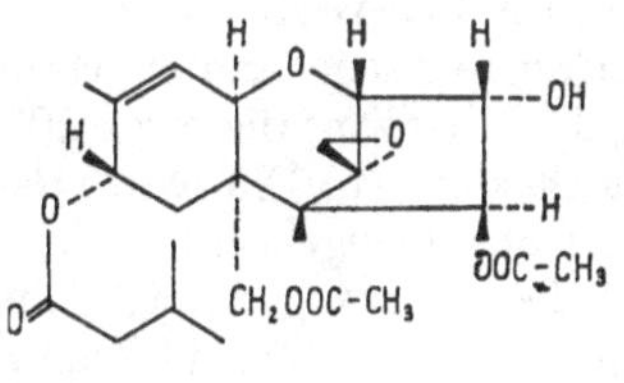

T-2-Toxin (Trichothecen)

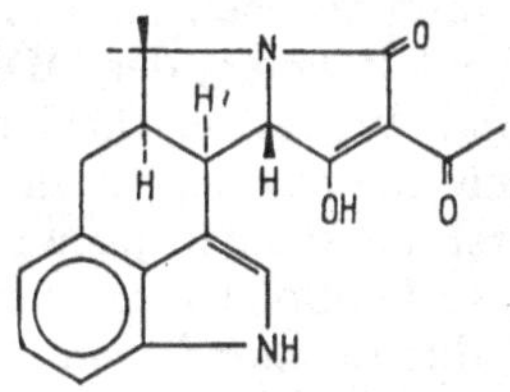

Cyclopiazonsäure

Abb. 92. Mykotoxine

19.5.6. *Acylphloroglucinole*

Acylphloroglucinole sind Phloroglucinderivate, die direkt am Ring einen Acylrest (meistens einen Acetyl-, Propionyl-, Butyryl-, Isobutyryl-, Isovaleryl- oder 2-Methyl-butyrylrest) tragen. Durch C-Alkylierung (Methylierung oder Prenylierung) und nachträgliche Verknüpfung über Methylenbrücken können sie weiter abgewandelt sein.

Ihre Biogenese erfolgt mit Acetyl-, Propionyl-, Butyryl-, Isobutyryl-, Isovaleryl- oder 2-Methyl-butyryl-CoA als Startern und

3 Malonyl-CoA-Molekülen als Extendern, der Ringschluß geschieht durch C-Acylierung (Abb. 83). Die verzweigten Acylreste gehen aus Aminosäuren über die Ketosäuren, die decarboxyliert und anschließend zu den entsprechenden Acyl-CoA-Verbindungen dehydriert werden, hervor (Isobutyryl-CoA aus Valin, 2-Methylbutyryl-CoA aus Isoleucin, Isovaleryl-CoA aus Leucin). Es gibt auch Hinweise dafür, daß einige Acylphloroglucinole aus Acetylphloroglucinolen unter Verlängerung der Acylseitenkette durch schrittweise Methylierung gebildet worden sein könnten (Farn-Phloroglucinole).

Acylphloroglucinole kommen sporadisch bei niederen Pilzen und im Pflanzenreich vor. Von pharmakognostischem Interesse sind die Inhaltsstoffe der Hopfendrüsen und des Johanniskrauts, in geringerem Maße die des Wurmfarnrhizoms, der Kosoblüten und von Kamala.

Hopfen, *Humulus lupulus* L. (*Cannabaceae/Urticales*) ist eine diözische, windende Kletterpflanze, die in Mitteleuropa und Mittelasien an Zäunen, Hecken und in Auwäldern vorkommt. Die weibliche Pflanze wird, vegetativ vermehrt, in gemäßigten Breiten häufig angebaut, z. B. in der ČSSR, Jugoslawien, Großbritannien, der VR Polen, der DDR (Lausitz), der BRD (Bayern), den USA und Australien. Die Kultur erfolgt in sogenannten Hopfengärten mit Gerüstanlagen, an denen die Pflanzen, die etwa 20 Jahre alt werden können, bis zu 5 m hoch klettern. Die Ernte der Blütenstände erfolgt maschinell. Die Hauptmenge wird in der Brauereiindustrie zum Aromatisieren des Bieres genutzt. Eine geringe Menge der Blütenstände wird als Droge, **Strobili Lupuli** (*Lupuli strobilus*), Hopfenzapfen, eingesetzt. Auch die abgesiebten Hopfendrüsen, die sich am Grunde der Deckblätter des weiblichen Blütenstandes befinden (**Glandulae Lupuli**, Lupuli glandula), können als Droge verwendet werden.

Die Hopfendrüsen enthalten 1–3% ätherisches Öl (0,3–1% in den Hopfenzapfen), das in seiner Zusammensetzung je nach Hopfenqualität sehr stark schwankt. Es enthält u. a. Myrcen, Farnesen, α- und β-Caryophyllen, 2-Methylbutylisobutyrat, 2-Methylpropylisobutyrat, 2-Methyl-but-3-en-2-ol, Methylnonylketon, Tridecan-2-on, Decen- und Decadiensäuremethylester, sauerstoffhaltige Monoterpene ungewöhnlicher Struktur (cyclische Ether, Ketone, Spiroketale) und Organoschwefelverbindungen. Etwa 80% der Hopfendrüsen (15–30% der Hopfenzapfen) macht die Harzfraktion aus. Sie enthält über 50% Hopfenbitterstoffe. Diese Verbindungen lassen sich in α-Bittersäuren (Acyl-

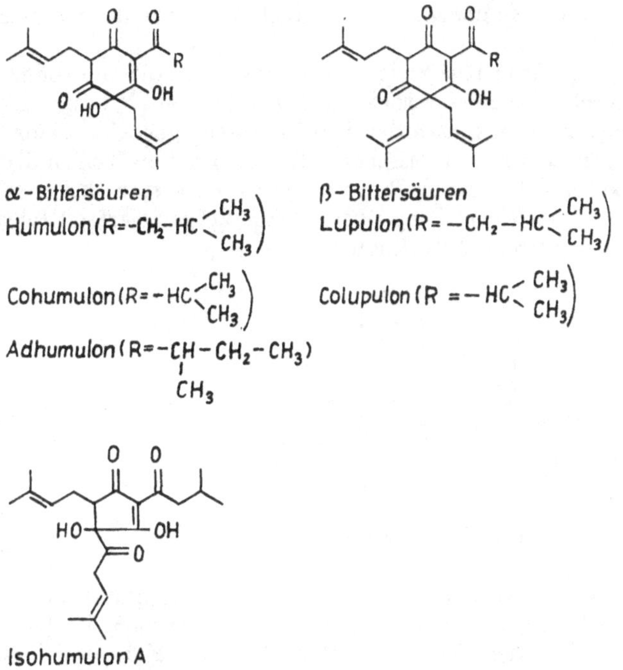

Abb. 93. Hopfenbitterstoffe

phloroglucinole mit 2 Dimethylallylseitenketten) und die β-Bittersäuren (Acylphloroglucinole mit 3 Dimethylallylseitenketten, Abb. 93) einteilen. Die quantitativen Verhältnisse der einzelnen Hopfenbitterstoffe werden ebenfalls durch genetische und ökologische Faktoren bestimmt. Hauptbestandteile sind Humulon und Lupulon. Ein weiterer bemerkenswerter Inhaltsstoff (etwa 10% des Harzes) ist Xanthohumol, das Chalkon des 5-O-Methyl-8-dimethylallyl-naringenins.

Hopfenbitterstoffe haben antibiotische und möglicherweise auch östrogene Wirkung. Für die sedativen Eigenschaften wird u. a. das bei der Lagerung bzw. Verarbeitung der Droge autoxidativ und eventuell auch metabolisch im Organismus aus den Hopfenbitterstoffen gebildete 2-Methyl-but-3-en-2-ol verantwortlich gemacht (in gelagertem Hopfen bis 0,15%). Extrakte aus Hopfenzapfen werden als Bestandteile von Sedativa, milden Hypnotica und seltener wegen des bitteren Geschmacks von Stomachica verwendet. Hopfenzapfen sind auch Bestandteile von Beruhigungstees.

Zur Aromatisierung des Bieres wird die aus dem Darrmalz durch Warmwasserbehandlung erhaltene Würze mit Hopfenzapfen in sogenannten Hopfenkesseln gekocht. Dabei verflüchtigen sich die ätherischen Öle zum größten Teil und die Bittersäuren gehen durch Ringverengung in die stark bitteren Isosäuren mit 5gliedrigem Ring über. Dieser Vorgang erfolgt teilweise auch bei der Drogenextraktion.

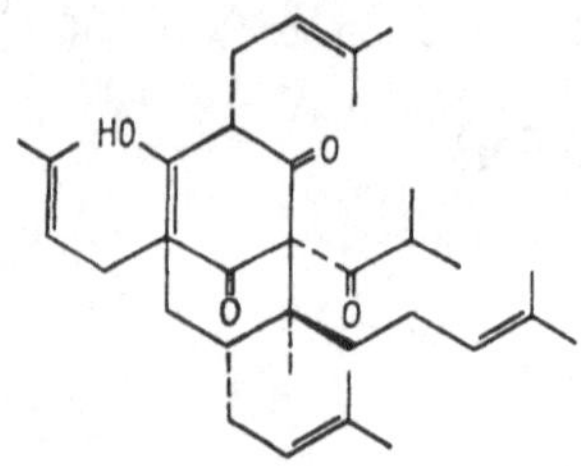

Abb. 94. Hyperforin

Herba Hyperici (Hyperici herba), Johanniskraut, ist das getrocknete Kraut von *Hypericum perforatum* L. (*Hypericaceae/Theales*), dem Tüpfel-Hartheu. Diese in Europa, Westasien und Nordamerika beheimatete Staude ist in Mitteleuropa in Trockenrasengesellschaften weit verbreitet.

Sie enthält das antibiotisch wirksame Acylphloroglucid Hyperforin (Abb. 94), an dessen Biogenese neben einem Isopropionyl- und 3 Acetylresten 3 Dimethylallyl- und 1 Geranylrest beteiligt sind. In den schwarz erscheinenden, bereits mit bloßem Auge sichtbaren Exkretlücken der Blüten- und Laubblätter sind bis zu 0,1% Hypericine (Hypericin und verwandte Naphthodianthrone, Abb. 117) nachweisbar. Darüber hinaus kommen Hypericinvorstufen unbekannter Struktur vor. Die Hypericine sind Hemmstoffe der Monoaminoxidase und besitzen photodynamische Aktivität (Hypericismus nach Aufnahme von Hartheu bei weißen Weidetieren nach Belichtung). Die in den Blättern vorhandenen Exkretbehälter, die als durchscheinende Punkte sichtbar sind (Tüpfel-Hartheu, *H. perforatum*!), enthalten bis zu 0,1% ätherisches Öl (mit aliphatischen Kohlenwasserstoffen, -alkoholen, -aldehyden, Mono- und Sesquiterpenkohlenwasserstoffen und -alkoholen). Weitere Inhaltsstoffe sind 0,5—2,0% Flavonoide (z. B. Hyperosid) und etwa 10% Catechingerbstoffe.

Die Droge wird innerlich in Form des Tees oder von Phytopharmaka als Antidepressivum (Hypericin!) und in Form öliger Extrakte (Oleum Hyperici) oder von Extrakten mit organischen Lösungsmitteln zur Wundbehandlung eingesetzt (Hyperforin!).

Eine Reihe von Acylphloroglucinolen ist anthelminthisch wirksam. Dazu gehören die Inhaltsstoffe einer Vielzahl von Farnen, insbesondere der Gattungen *Dryopteris* und *Polystichum*, von *Hagenia abyssinica* (Bruce) Gmelin (einer in Ostafrika heimischen baumartigen Rosacee, deren weibliche Blüten die heute in Europa nicht mehr genutzte Droge Flores Koso, Kosoblüten, liefert) und *Mallotus philippinensis* Müller-Arg. (einer im tropischen Asien und Australien vorkommenden baumartigen Euphorbiacee, deren Drüsen- und Büschelhaare der Früchte die heute obsolete Droge Kamala bilden).

Die anthelminthische Wirksamkeit der Farn-Acylphloroglucinole wird in Form der Droge **Rhizoma Filicis** (Filicis rhizoma, Radix Filicis maris), Wurmfarnrhizom, genutzt. Dabei handelt es sich um das von abgestorbenen Teilen, Wurzeln und Spreuschuppen befreite, im Herbst gesammelte Rhizom mit den Wedelbasen von *Dryopteris filix-mas* (L.) Schott, Gemeiner Wurmfarn (*Aspidia-*

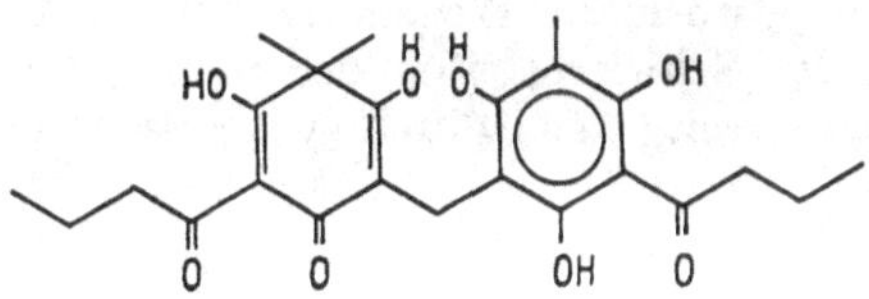

Flavaspidsäure BB

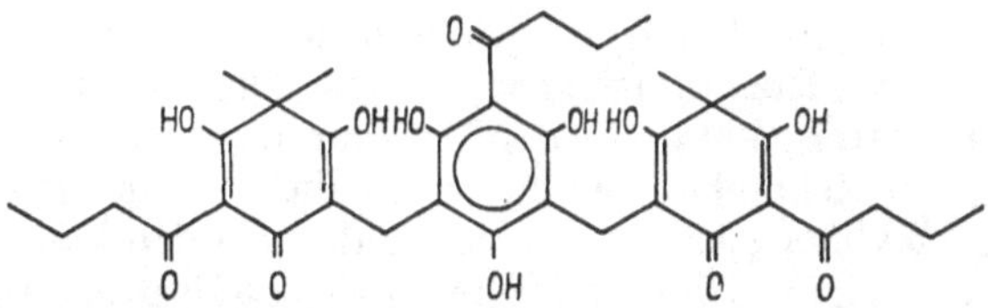

Filixsäure BBB

Abb. 95. Farn-Phloroglucinole

ceae/Polypodiales), einer auf der nördlichen Erdhalbkugel in Wäldern und feuchten Schluchten verbreiteten Staude.

Die Droge enthält in den in Interzellularräumen lokalisierten Drüsenhaaren etwa 8% etherlösliche Stoffe (**Extractum Filicis**), in denen mindestens 25% eines Gemisches von Acylphloroglucinolen (Rohfilicin) enthalten ist. Hauptbestandteile dieses Gemisches sind etwa 60% Flavaspidsäuren und etwa 20% Filixsäuren. Flavaspidsäuren (Abb. 95) sind Dimere von an den Ringen methylierten Butyrylphloroglucinolen (Flavaspidsäure BB) neben geringen Mengen an Acetyl-, Propionyl-, Isobutyryl- und Isovaleryl-Homologen (Flavaspidsäuren AA, PP, iBiB, iViV und Heterodimere). Filixsäuren sind Trimere aus den gleichen Monomeren. Eine Vielzahl weiterer Dimere, Trimere, Tetramere, aber auch Monomere (Artefakte?), die sich durch die Lage der verknüpfenden Methylenbrücken und das Methylierungsmuster an den Ringen und OH-Gruppen unterscheiden, kommen vor. Die Phloroglucinole sind sehr labil, die Droge ist deshalb auch bei trockener Lagerung nur kurze Zeit haltbar.

Für therapeutische Zwecke verwendet man etherische Extrakte oder Lösungen der Wirkstoffe in fettem Öl. Die Präparate dienen, zusammen mit einem anschließend gegebenen Abführmittel, zur Bekämpfung von Bandwürmern. Wegen der geringen therapeutischen Breite und der Schwierigkeiten der Standardisierung ist Rhizoma Filicis heute weitgehend durch synthetische Mittel verdrängt worden.

19.5.7. Cannabinoide

Cannabinoide sind Abkömmlinge von 2,4-Dihydroxy-3(3′,7′-dimethyl-octa-2′,6′-dienyl-)-6-alkyl-benzoesäuren (sog. Terpenophenole, Abb. 96) und deren Decarboxylierungsprodukte. Der Alkylrest ist ein Methyl-, Propyl- oder Amylrest. Amylcannabinoide bilden jedoch die Hauptkomponenten in Cannabinoidgemischen. Die Dimethyloctanseitenkette kann offen bleiben (z. B. Cannabigerol), kann einen p-Menthanring bilden (z. B. Cannabidiol), der sekundär auf unterschiedliche Weise mit dem Dihydroxyalkyl-benzoesäurerest verbunden werden kann (z. B. unter Bildung eines Dibenzo[b,d]pyran-Grundkörpers wie beim Δ^9-Tetrahydrocannabinol), oder auf andere Art durch zusätzliche Bindungsstellen mit dem Benzenring verknüpft sein kann (z. B. Cannabichromen). Es sind über 60 Cannabinoide bekannt.

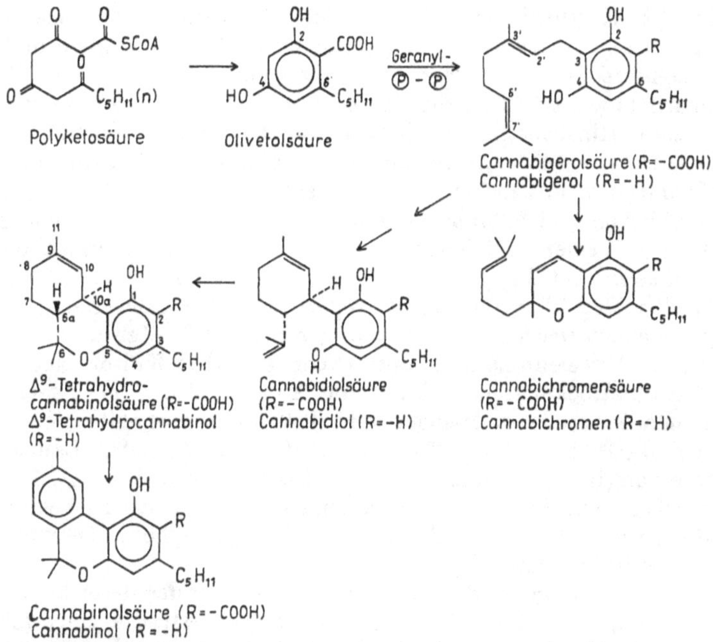

Abb. 96. n-Amylcannabinoide und ihre Biogenese

Die Biogenese erfolgt vermutlich aus einem Acetyl-, Butyryl- oder Capronyl-CoA-Molekül als Starter und 3 Malonyl-CoA-Molekülen als Extendern. Auf diese Weise entstehen Dihydroxyalkylbenzoesäuren vom Orsellinsäure-Typ (Abb. 83), z. B. die Olivetolsäure, die mit einem aktivierten Geranylrest zur Stammverbindung der Gruppe verknüpft werden, aus der durch sekundäre Veränderungen die verschiedenen Cannabinoide hervorgehen. Eine Biogenese des Polyketidanteils der Terpenophenole nur mit Acetyl-CoA als Starter und 3, 4 oder 5 Molekülen Malonyl-CoA als Extendern ist ebenfalls denkbar. Die Decarboxylierung der Cannabinoidsäuren erfolgt vermutlich teilweise (oder ganz?) beim Trocknen der Pflanzen.

Cannabinoide sind bisher nur beim **Hanf**, *Cannabis sativa* L. (*Cannabaceae/Urticales*), nachgewiesen worden. Sie kommen in den harzartigen Exkreten der Drüsenschuppen vor, die insbesondere im Blütenbereich der weiblichen Pflanzen in großer Menge vorhanden sind.

Hanf ist eine sehr alte, bis 3,5 m hoch werdende, einjährige, diözische Kulturpflanze, die in den Steppengebieten Asiens heimisch ist und als Faser- und Ölpflanze in den gemäßigten und tropischen Zonen beider Hemisphären angebaut wird.

Pharmakognostisch ist die Pflanze nur als Rauschgiftdroge von Interesse. Hinsichtlich des Gehaltes an dem psychotomimetisch wirksamen (—)-Δ^9-trans-Tetrahydrocannabinol (THC) kann man 3 Chemotypen unterscheiden: Typ I enthält über 0,3% (bis 3%) in weiblichen und männlichen Pflanzen, Typ II führt über 0,3% (bis 1,6%) in den weiblichen und unter 0,3% in den männlichen Exemplaren, bei Typ III werden in allen Pflanzen unter 0,3% gefunden. Typ I kann nur in subtropischen und tropischen Gegenden angebaut werden, er kommt in gemäßigten Breiten nicht zur Blüte. In Mitteleuropa ist hauptsächlich Typ II in Kultur. Neben Δ^9-Tetrahydrocannabinol (Gehalt bis 10% in den Triebspitzen) kommen in größeren Mengen vor: Tetrahydrocannabinolsäuren A und B (Δ^9 bzw. Δ^8, bis 8%), Cannabidiolsäure (bis 3%), Cannabichromen (bis 1,5%) und Δ^8-Tetrahydrocannabinol (bis 1%). Begleitsubstanzen der Cannabinoide sind 0,1—0,3% ätherisches Öl und geringe Mengen Alkaloide (β-Phenylethylamin-Derivate und Spermidin-Alkaloide).

Als Rauschdroge werden die Triebspitzen unter der Bezeichnung Marihuana, Gras, Pot, Heu oder Kif, das abgestreifte Harz als Haschisch, Hasch, Shit oder Stoff und Extrakte aus dem Kraut von öliger Konsistenz als Oil, Red Oil oder Indian Oil bezeichnet. Hauptsächlich wird Marihuana mit Tabak vermischt in Form von Zigaretten (Joints) geraucht.

Die psychotomimetische Wirkung, die vor allem durch die Tetrahydrocannabinole ausgelöst und über eine noch nicht völlig geklärte Beeinflussung des Transmitterstoffwechsels (insbesondere von Serotonin und Noradrenalin) im Gehirn zustande kommt, äußert sich in Zuständen mit akustischen, visuellen und sensorischen Halluzinationen, übersteigerter Wiedergabe der Sinneseindrücke und ausgesprochener Euphorie, gefolgt von langanhaltendem Tiefschlaf mit nachfolgendem „Kater“. Anhaltender Mißbrauch führt zu chronischer Laryngitis und Bronchitis, zur Abnahme der körperlichen und geistigen Leistungsfähigkeit und schließlich zu psychischem Verfall. Cannabis dient häufig als „Einstiegsdroge“. Die Gefahr des Umstiegs auf härtere Drogen (LSD, Heroin) ist sehr groß.

Die Nutzung von Cannabinoiden als Antemetica, Antikonvulsiva und Antiglaukomatosa wird erwogen. Die Verwendung als Sedativum wird kaum noch praktiziert.

19.5.8. Gingerole

Gingerole sind Derivate von Phenylethyl-n-alkyl-ketonen (Abb. 97). Sie sind die Scharfstoffe des Ingwers. Ihre Biogenese erfolgt aus einem Phenylacryloyl-CoA-Molekül (Feruloyl-CoA) als Starter, einem Molekül Malonyl-CoA und einer Fettsäure, unter Elimination von 2 Molekülen CO_2.

Rhizoma Zingiberis (Zingiberis rhizoma), Ingwerrhizom, ist der von der Korkschicht befreite oder ungeschälte Wurzelstock von *Zingiber officinale* Rosc. (*Zingiberaceae*/*Zingiberales*), dem Ingwer,

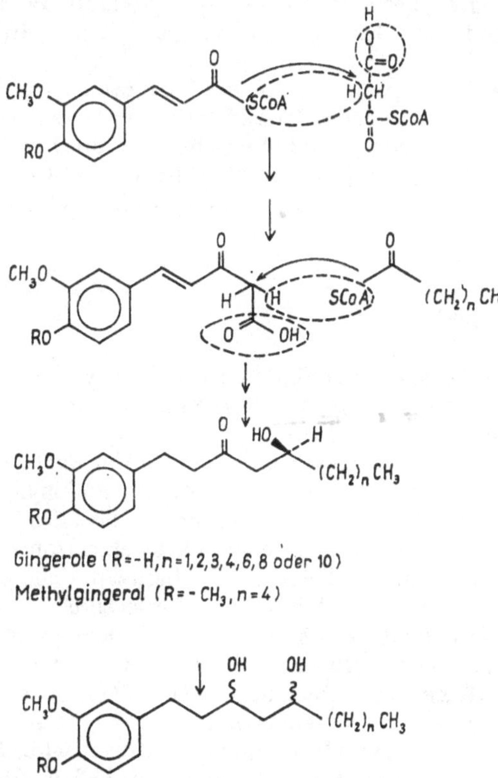

Gingerole (R=-H, n=1,2,3,4,6,8 oder 10)
Methylgingerol (R=-CH₃, n=4)

Gingerdiole (n = 4,6 oder 8)

Abb. 97. Gingerole und ihre Biogenese

Ingwer, eine bis 2 m hoch werdende Staude, ist eine Kulturpflanze, deren Wildform im tropischen Asien beheimatet war. Er wird heute in vielen tropischen und subtropischen Ländern (China, Jamaica, Indien, Japan, Australien) angebaut. Die einzelnen Provenienzen unterscheiden sich stark im Aroma. Am geschätztesten ist der Jamaica-Ingwer.

Die Droge enthält 1,5—4% ätherisches Öl mit je nach Herkunft stark wechselnden Hauptbestandteilen (z. B. (—)-Zingiberen und ar-Curcumen, β-Bisabolen und ar-Curcumen, Neral und Geranial, Hauptgeruchskomponente Zingiberol, ein Gemisch aus cis- und trans-β-Eudesmol) und die nichtflüchtigen Gingerole (Hauptkomponente [6]-Gingerol, 6 = Zahl der C-Atome der an der Biogenese beteiligten Fettsäure), deren Spaltprodukte die homologen Shoagole und das Zingeron sowie das Hexahydrocurcumin (Abb. 98).

Das Ingwerrhizom wird in Form des Pulvers oder von Extrakten als Stomachicum verwendet (Scharfstoffe und ätherisches Öl). Es besitzt auch cholagoge, cardiotonische und antihepatotoxische Wirksamkeit (Gingerole). Ingwerpulver ist in einer Dosierung von 2 g ein gutes Antemeticum. Auch als Gewürz spielt Ingwer eine Rolle.

19.5.9. Curcuminoide

Curcuminoide (Diarylheptanoide) sind 1,7-Diarylheptan-Derivate (Abb. 98). Sie kommen in *Curcuma*- und *Zingiber*-Arten (*Zingiberaceae/Zingiberales*) vor. Ihre Biogenese ähnelt der der Gingerole (Abb. 97) und erfolgt wahrscheinlich aus 2 Molekülen eines Phenylacryloyl-CoA-Derivates und einem Molekül Malonyl-CoA unter Elimination von 2 Molekülen CO_2. Sie sind maßgeblich an der cholagogen Wirkung des Javanischen Gelbwurzrhizoms und des Langen Gelbwurzrhizoms beteiligt. Sie besitzen einen antioxidativen Effekt, der dem der Tocopherole überlegen ist.

Rhizoma Curcumae xanthorrhizae (Curcumae xanthorrhizae rhizoma), Javanischer Gelbwurzwurzelstock, stammt von *Curcuma xanthorrhiza* Roxb., einer in Südostasien in tropischen Wäldern heimischen Staude, die in Indonesien, den Inseln des Malaiischen Archipels, in Südchina und Vorderindien kultiviert wird. Die Droge besteht vorwiegend aus dem geschälten, in Scheiben oder Stücke geschnittenen knollenförmig verdickten Hauptrhizom der Pflanze. Sie enthält 1—2% Curcuminoide (Curcumin neben Desmethoxy-

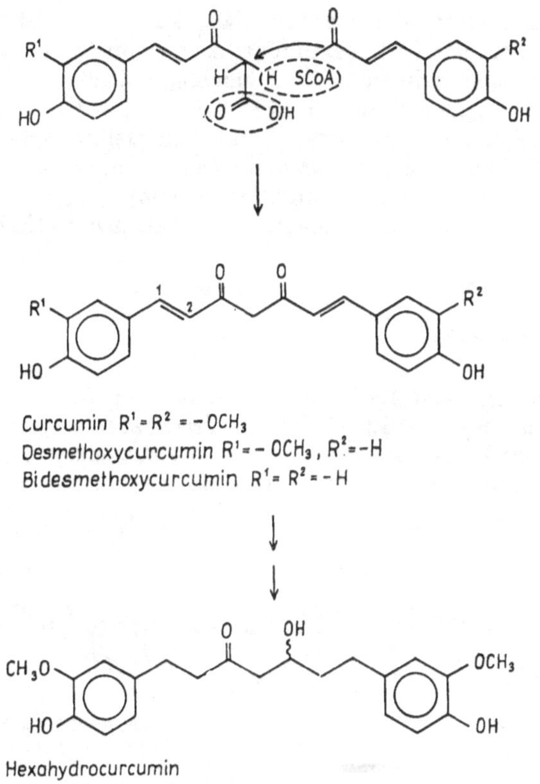

Abb. 98. Curcuminoide und ihre Biogenese

curcumin) und 3—12% ätherisches Öl (hauptsächlich aus Sesquiterpenen vom Bisabolan-Typ bestehend: ar-Curcumen, Xanthorrhizol, α-Tumeron, β-Tumeron, β-Atlanton). Sowohl die Curcuminoide als auch das ätherische Öl sind für die cholagoge Wirkung der Droge verantwortlich. Die Curcuminoide und die Bisabolan-Derivate besitzen darüber hinaus gute cytostatische Wirksamkeit. Damit scheint der in China erfolgende Einsatz der Droge zur Tumortherapie gerechtfertigt. Bei uns sind Extrakte aus dem Javanischen Gelbwurzwurzelstock Bestandteile von Cholagoga. Auch als Komponenten von gallentreibenden Teemischungen wird die Droge verwendet.

Als Bestandteil von Gewürzen (Curry), jedoch auch als Cholagogum, wird **Rhizoma Curcumae longae** (Curcumae longae rhizoma), Langer Gelbwurzwurzelstock, das gekochte oder gebrühte Rhizom (Nebenrhizom, seltener Hauptrhizom) von *Curcuma longa* L., einer insbesondere in Indien und Südchina kultivierten Staude, genutzt. Die Droge enthält 1,5—5,5% ätherisches Öl ähnlicher Zusammensetzung wie das des Javanischen Gelbwurzrhizoms und 2,5—4,5% Curcuminoide (Curcumin, Desmethoxycurcumin, Bidesmethoxycurcumin und 1,2-Dihydrocurcumin).

Curcumin ist in einigen Ländern als Lebensmittelfarbstoff zugelassen.

19.5.10. Kawa-Lactone

Kawa-Lactone sind Derivate des Lactons der 7-Phenyl-5-hydroxyheptansäure-(1). Bisher sind 15 Vertreter dieser Gruppe bekannt. Ihre Biogenese erfolgt vermutlich aus einem Phenylacrylsäure- und 2 Essigsäureresten (Abb. 99). Sie kommen in **Rhizoma**

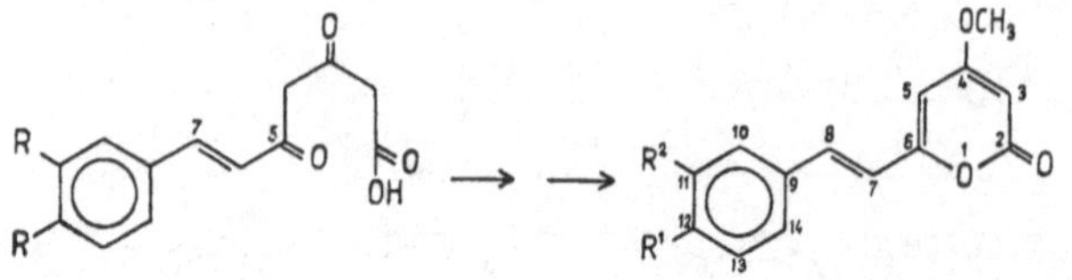

Dehydrokawain ($R^1 = R^2 = -H$)
Yangonin ($R^1 = -OCH_3$, $R^2 = -H$)
Kawain ($R^1 = R^2 = -H$, 5,6-dihydro)
Methysticin ($R^1 + R^2 = -O-CH_2-O-$ 5,6-dihydro)

Abb. 99. Kawa-Lactone und ihre Biogenese

Kawa-Kawa (Kava-Kava rhizoma), Rauschpfefferrhizom, vor. Stammpflanze dieser Droge ist *Piper methysticum* G. FORST. (*Piperaceae*/*Piperales*), ein 2—5 m hoher Strauch, der auf den Inseln Melanesiens und Polynesiens (insbesondere Hawaii) kultiviert wird. In den Anbaugebieten verwendet man die Droge zur Herstellung eines in geringen Mengen anregenden, in größeren Dosen berauschenden Getränkes. Sie enthält 5—12% Kawa-Lactone (etwa je 1% Kawain, Yangonin, Methysticin und 7,8-Dihydrokawain sowie eine Reihe weiterer Kawain-, 7,8-Dihydrokawain- und 5,6-Dehydrokawain-Derivate), Flavokawaine (Chalkone) und Zimtsäurepyrrolidide. Die 5,6-Dihydroderivate besitzen spasmolytische, zentral angreifende muskelrelaxierende, antikonvulsive und psychotonische Wirkung. Insbesondere 7,8-Dihydrokawain wirkt antimykotisch. Die Anwendung von Kawa-Präparaten wird bei momentaner und chronischer psychischer bzw. physischer Belastung, bei Neurosen und bei Altersbeschwerden empfohlen.

19.5.11. Phenylchromanderivate

19.5.11.1. Chemie, Terminologie und Verbreitung

Phenylchromanderivate (Abb. 101) besitzen als Grundkörper ein Chroman-Ringsystem, das in Stellung 2 (Flavanderivate), 3 (Isoflavanderivate) oder 4 (Neoflavanderivate) einen Phenylrest bzw. in Stellung 3 einen Benzylrest trägt (Homoisoflavanderivate). Biogenetisch eng verwandt mit den Phenylchromanen sind die Aurone (2-Benzyliden-2,3-dihydrobenzo [b] furan-Derivate).

Flavanderivate sind bei Moospflanzen und Farnpflanzen häufig, bei Samenpflanzen vermutlich ubiquitär, bei Mikroorganismen und Algen treten sie sporadisch auf, bei Pilzen wurden sie bisher nicht gefunden und von Tier und Mensch werden sie nicht gebildet. Es sind zur Zeit über 2000 Vertreter dieser Gruppe bekannt, davon etwa 500 Aglyka. Isoflavanderivate haben eine geringere Verbreitung. Ihr Hauptvorkommen liegt bei den *Fabaceae*. Von ihnen wurden etwa 150 Vertreter nachgewiesen. Neoflavane werden nur bei einigen *Fabaceae* und Homoisoflavane bei einigen *Liliaceae* gefunden. Die beiden letztgenannten Gruppen von Phenylchromanderivaten haben keine therapeutische Bedeutung. Das gleiche gilt auch für die Aurone (ca. 20 Vertreter), die als goldgelbe Farbstoffe in den Blütenblättern, insbesondere von *Asteraceae*, *Fabaceae* und *Scrophulariaceae*, vorkommen.

19.5.11.2. Stoffwechsel

Die Biogenese der Phenylchromanderivate (Abb. 100) erfolgt ausgehend von einem Molekül eines Phenylacryloyl-CoA-Derivates und 3 Molekülen Malonyl-CoA, katalysiert durch den Multienzymkomplex Chalcon-Synthetase. Die primär gebildeten Chalcone werden entweder enzymatisch zu (2S)-Flavanonen cyclisiert (Chalcon-Isomerase) oder gehen spontan, besonders wenn neben

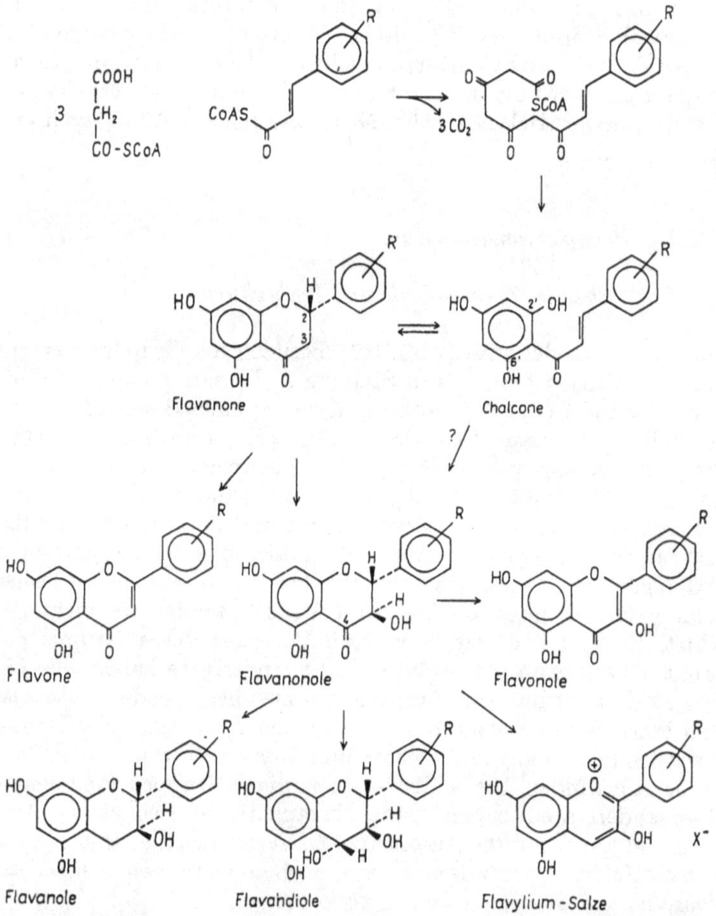

Abb. 100. **Flavanderivate und ihre Biogenese**

der OH-Gruppe in Position 2′ eine in 6′ vorhanden ist, in Flavanone über. Aus ihnen entstehen unter dem Einfluß der Flavanonoxidase die Flavone. Flavanonole (Dihydroflavonole) werden durch Hydroxylierung der Flavanone in Position 3 oder möglicherweise auch durch Cyclisierung von Chalconepoxiden gebildet. Flavonole sind Dehydrierungsprodukte, Flavandiole (Leukoanthocyanidine) und Flavanole (Catechine) Reduktionsprodukte der Flavanonole. Die Bildung der Flavyliumsalze (Anthocyanidine) erfolgt aus der

Enol-Form der Flavanonole durch Elektronenwanderung vom Ringsauerstoff zur Hydroxylgruppe in Position 4 mit deren nachfolgender Elimination als Hydroxylion.

Aurone entstehen aus den Chalkonen durch Bildung eines 5gliedrigen O-Heterocyclus (Abb. 101). Isoflavanderivate und vermutlich Neoflavanderivate gehen aus Flavanonen durch Arylwanderung hervor. Bei der Biogenese der Homoisoflavone wird vermutlich das Methyl-C-Atom eines 2'-Methoxychalcons in den sich bildenden Pyran-Ring integriert.

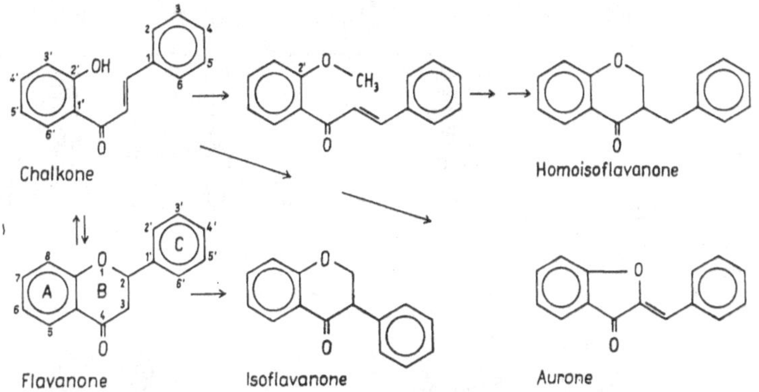

Abb. 101. Biogenetische Beziehungen der Phenylchromane

Die gebildeten Grundkörper können in vielfältiger Weise sekundär verändert werden (Hydroxylierung, O-Methylierung, Acylierung, C-Alkylierung, Dimerisierung oder Polymerisation, Glykosidbildung, Verknüpfung mit Sulfatresten).

19.5.11.3. Flavanderivate

19.5.11.3.1. Flavonoide

Unter der Bezeichnung Flavonoide faßt man gewöhnlich die Flavon-, Flavanon- und Flavonolderivate zusammen (verschiedentlich wird der Begriff jedoch auch im gleichen Sinne wie Flavanderivate oder gar Phenylchromanderivate gebraucht).

Die einzelnen Vertreter der Gruppen unterscheiden sich durch das Substitutionsmuster der beiden aromatischen Ringe. Dabei weist der Ring A entsprechend seiner biogenetischen Herkunft sehr häufig Sauerstoffunktionen in Stellung 5 und 7 und der

Grundkörper	Name	Substituent in Stellung (H weggelassen) 5	6	7	3′	4′	5′
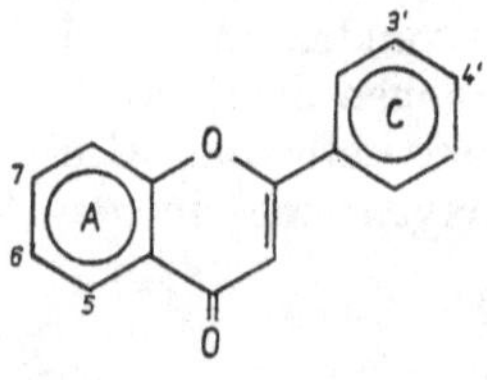 Flavon	Apigenin	OH		OH		OH	
	Acecatin	OH		OH		OCH_3	
	Luteolin	OH		OH	OH	OH	
	Chrysin	OH		OH			
	Chrysoeriol	OH		OH	OCH_3	OH	
	Tectochrysin	OH		OCH_3			
	Scutellarein	OH	OH	OH		OH	
	Genkwanin	OH		OCH_3		OH	
	Sinensetin	OCH_3	OCH_3	OCH_3	OH	OH	
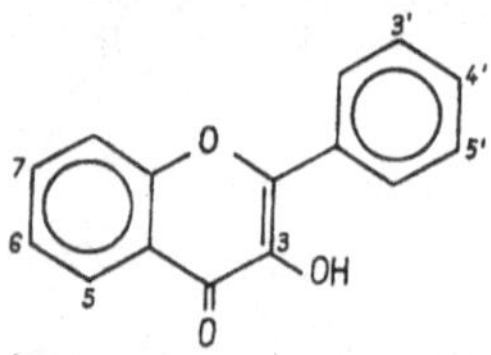 Flavonol	Quercetin	OH		OH	OH	OH	
	Isorhamnetin	OH		OH	OCH_3	OH	
	Kämpferol	OH		OH		OH	
	Galangin	OH		OH			
	Rhamnetin	OH		OCH_3	OH	OH	
	Myricetin	OH		OH	OH	OH	OH
	Patuletin	OH	OCH_3	OH	OH	OH	
	Jaceidin	OH	OCH_3	OH	OCH_3	OH	(3 OCH_3)
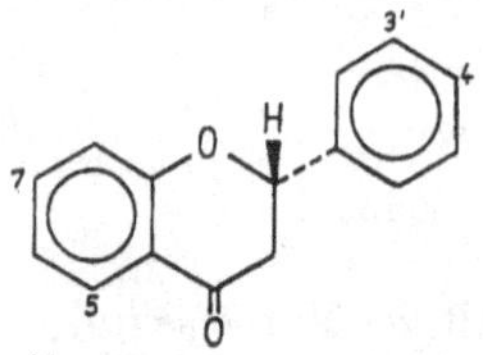 Flavanon	Pinocembrin	OH		OH			
	Liquiritigenin			OH		OH	
	Naringenin	OH		OH	H	OH	
	Hesperitin	OH		OH	OH′	OCH_3	
	Eriodyctiol	OH		OH	OH	OH	
		4′		6′	4		
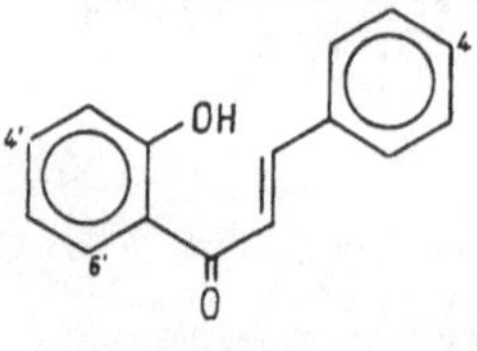 Chalkon	Isoliquiritigenin	OH			OH		
	Isosalipurpol	OH		OH	OH		

Abb. 102. **Flavonoid-Aglyka**

Ring C in der Position 4′, den Positionen 3′ und 4′ oder 3′, 4′ und 5′ auf (Abb. 102). Die Hydroxylgruppen können alkyliert (meistens methyliert), acyliert, mit Mono-, Di- seltener Trisacchariden glykosidisch verknüpft oder mit Schwefelsäure verestert sein. Auch C-Alkyl-Derivate (z. B. C-Methyl- oder C-Prenyl-Derivate) wurden nachgewiesen. Als Zuckerkomponenten der Glykoside fungieren meistens D-Glucose, D-Galaktose, L-Rhamnose, L-Arabinose, D-Xylose, D-Apiose, D-Glucuronsäure und D-Galakturonsäure. C-Glykosylverbindungen, insbesondere 6- oder 8-C-Glykosylverbindungen des Apigenins (z. B. Vitexin) und des Luteolins (z. B. Orientin) kommen vor (Tab. 5).

Tabelle 5
Flavonoidglykoside

Grundkörper	Name	Struktur
Flavon	Vitexin	Apigenin-8-C-glucosid
	Orientin	Luteolin-8-C-glucosid
	Saponaretin	Apigenin-6-C-glucosid
	Vicenin 1	Apigenin-6-C-xylosid-8-C-glucosid
Flavonol	Isoquercitrin	Quercetin-3-O-glucosid
	Hyperosid	Quercetin-3-O-galaktosid
	Quercitrin	Quercetin-3-O-rhamnosid
	Avicularin	Quercetin-3-O-arabinosid
	Rutin	Quercetin-3-O-(6-O-rhamnosyl) glucosid
	Astragalin	Kämpferol-3-O-glucosid
Flavanon	Hesperidin	Hesperitin-7-O-(6-O-rhamnosyl) glucosid
	Neohesperidin	Hesperitin-7-O-(2-O-rhamnosyl) glucosid
	Naringin	Naringenin-7-O-(2-O-rhamnosyl) glucosid
	Salipurposid	Naringenin-5-O-glucosid
	Eriocitrin	Eriodyctiol-7-O-(6-O-rhamnosyl) glucosid
Chalkon	Isosalipurposid	Isosalipurpol-6′-O-glucosid

Die Vertreter mit einer Doppelbindung im Ring B sind cremefarben, durch Hydroxylierung in Stellung 6 oder/und 8 kommt es zu einer erheblichen Farbvertiefung. Intensiv gelb sind auch die Chalkone. Flavanone, Flavanonole, Hydroxy- und Dihydroxyflavane sind farblos. Flavanone werden in stark alkalischem oder saurem Milieu in die gelben Chalkone umgewandelt. Flavonoide mit einer Hydroxylgruppe in Nachbarschaft zur Oxo-Gruppe bilden mit Borsäure und Oxalsäure gelbgrün fluoreszierende Komplexe. Flavanone, Flavanonole und Flavonole werden durch naszierenden Wasserstoff zu den rot gefärbten Anthocyanidinen reduziert.

Vorkommen

Flavonoide können in allen Teilen einer Pflanze enthalten sein. In Laubblättern und Kelchblättern scheinen sie immer vorzukommen. Zahlreiche Pflanzenarten nutzen sie als gelbe Blütenfarbstoffe. In einigen Fällen werden sie in Konzentrationen bis zu 30% im Pflanzengewebe angereichert.

Die Glykoside, Sulfate und die freien hydrophilen Flavonoide sind im Zellsaft der Vakuole gelöst. Freie Flavonoidaglyka kommen auch im Kernholz von Holzpflanzen vor. Lipophile (sauerstoffarme und methoxylierte Vertreter) werden insbesondere in ätherischen Ölen (z. B. bei Citrusfrüchten), Knospenexkreten (z. B. der Kastanie) und als mehlartige Überzüge auf Laubblättern (z. B. bei Primeln) gefunden.

Bedeutung für die Pflanze

Die Bedeutung der Flavonoide für die Pflanzen ist noch weitgehend unklar. Als Komponenten der Thylakoidmembran der Chloroplasten partizipieren sie möglicherweise am Elektronentransport während der Photosynthese. Auf die Rolle der intensiv gelben Vertreter als Blütenfarbstoffe wurde bereits hingewiesen. Aber auch im UV-Bereich (330—350 nm) absorbierende Flavon- und Flavonolderivate sind für die Insekten, die Strahlung mit einer Wellenlänge von 300—650 nm wahrnehmen können, „Blütenfarbstoffe". Als UV-Protektoren sind diese Stoffe für Pflanzen ebenfalls geeignet. Einige Flavonoide beeinflussen den oxidativen Abbau des Wachstumshormons Indolylessigsäure positiv oder negativ, andere können als Gibberellinantagonisten fungieren. Die virostatische, antibakterielle und fungistatische Wirkung, die Toxizität für Insekten sowie der bittere Geschmack einiger Vertreter, läßt sie als Schutzstoffe geeignet erscheinen.

Pharmakologie

Auch hinsichtlich der Wirkung auf den tierischen und menschlichen Organismus gibt es noch zahlreiche Unklarheiten. Festgestellt sei, daß bei der großen strukturellen Mannigfaltigkeit bei den einzelnen Flavonoiden unterschiedliche Effekte auftreten.

Recht klare Aussagen gibt es über zahlreiche in-vitro-Beobachtungen an isolierten Enzymen, tierischen Zellen, Viren und Mikroorganismen. Durch verschiedene Flavonoide werden u. a. folgende Enzyme gehemmt: ATPase, cAMP-Phosphodiesterase, alkalische Phosphatase, Arylsulfatase, Lipase, Phospholipase A_2, Lipoxygenase, Cyclooxygenase, DOPA-Decarboxylase, Catechol-O-Methyltransferase, Aldolreduktase und Hyaluronidase. An tierischen Zellen wurde eine Beeinträchtigung der Histaminfreisetzung aus Mastzellen und verschiedener Reaktionen von Lymphocyten beobachtet. Auf Viren, Bakterien und niedere Pilze wirken eine Vielzahl von Flavonoiden entwicklungshemmend. Bei Bakterien und tierischen Zellen konnten Mutationen ausgelöst werden. Die in-vitro beobachteten Effekte können zur Klärung der in-vitro-Wirkungen herangezogen werden.

Die Wirkungen am Versuchstier und am Menschen sind keineswegs so stark, wie sie obengenannte Befunde erwarten lassen. Ursachen dafür sind sicherlich die teilweise geringe Resorbierbarkeit, der partielle Abbau durch die Darmflora und die im Verlaufe des bereits Milliarden Jahre dauernden, täglichen Kontaktes mit diesen Stoffen erworbenen und optimierten Entgiftungsmechanismen des tierischen Organismus. Das führt dazu, daß die nach peroraler Applikation erreichbaren Gewebsspiegel nur relativ milde Effekte, bei Fehlen bedenklicher Nebenwirkungen, auslösen.

Am häufigsten beobachtet wurden positive Wirkungen auf die Wand der Venen und Blutkapillaren sowie ein antithrombotischer Effekt. Chronische Veneninsuffizienz soll gemildert und die pathologisch erhöhte Kapillarpermeabilität und -fragilität herabgesetzt werden. Auf dem günstigen Einfluß auf die Kapillaren beruhen wahrscheinlich auch die antiphlogistische und radioprotektive Wirkung sowie die unterstützende Wirkung bei der Chemotherapie von Infektionen. Dieser sogenannte Vitamin-P-Effekt (P = Permeabilität) kann durch die beobachtete Hemmung der Hyaluronidase, die Wirkung auf die Collagenbiosynthese (Förderung der Vernetzung durch Aktivierung der Prolinhydroxylase) und die Beeinträchtigung der Stärke von Entzündungsreaktionen (Hemmung der Prostanoidsynthese, der Lymphocytenfunktion und der Histaminausschüttung) erklärt werden. Therapeutisch wird dieser Effekt bei der Behandlung von Hämorrhagien, Allergien, Nebenwirkungen der Strahlentherapie und Infektionskrankheiten (als Adjuvans) ausgenutzt. Verwendet werden insbesondere Rutin, Hesperidin und Quercetin.

Ein zweiter Komplex von Wirkungen wird durch eine milde Relaxation der glatten Muskulatur bedingt, der vermutlich durch Hemmung der cAMP-Phosphodiesterase und die Komplexbildung mit $Ca^{\cdot\cdot}$-Ionen zustande kommt (Erniedrigung der intrazellulären $Ca^{\cdot\cdot}$-Konzentration). Folgen sind eine geringe Blutdrucksenkung,

Koronarerweiterung, gesteigerte Diurese, erhöhte Gallensaftausscheidung und Spasmolyse im Verdauungstrakt. Darauf beruht der Einsatz von Flavonoiddrogen als milde Herz-Kreislaufmittel, bei peripheren Durchblutungsstörungen, als Diuretica, Cholagoga und Carminativa. Die Wirkung auf das Herz wird durch den cardiotonen Effekt (ATPasehemmung?) einiger Vertreter potenziert.

Insbesondere die Komponenten des Silymarinkomplexes wirken, vermutlich durch Membranstabilisierung, auch antihepatotoxisch (s. S. 271).

Die Hemmung der Aldosereduktase-Aktivität durch Flavonoide (Reduktion der Sorbitolbiosynthese) wird als Ursache für die Verzögerung der Kataraktbildung bei diabetischen Versuchstieren angesehen.

In Nahrungsmitteln fungieren insbesondere Flavonole durch Schwermetallkomplexbildung und Radikalfang als gute Antioxidantia. Sie stabilisieren Fette und verzögern die Oxidation von Ascorbinsäure in Pflanzenprodukten.

Isolierte Flavonoide als biogene Arzneistoffe

In reiner Form werden vor allem Rutin, Hesperidin und Quercetin eingesetzt.

Rutin (Rutosid, Rutosidum, Quercetin-3-β-(6-D-α-L-rhamnosyl)-D-glucosid (Abb. 103) ist im Pflanzenreich weit verbreitet. Es wurde erstmalig aus *Ruta graveolens* L. (*Rutaceae/Rutales*), Wein-Raute, isoliert. Heute gewinnt man es hauptsächlich aus dem Kraut von Buchweizen-Arten (*Fagopyrum esculentum* MOENCH, Gehalt bei 8%, oder *F. tataricum* (L.) GAERTN., Gehalt etwa 2%, *Polygonaceae/Polygonales*). Der Echte Buchweizen wird in gemäßigten Breiten bisweilen als Mehlfrucht angebaut, Tataren-Buchweizen wurde bei uns als Unkrautpflanze eingeschleppt. Einen sehr hohen Gehalt an Rutin (bis 23%) haben die Blütenknospen von *Sophora japonica* L., dem in Ostasien heimischen Schnurbaum, der mitunter in Europa als Zierbaum kultiviert wird. Rutin wird vor allem zur Behandlung von Hämorrhagien eingesetzt, die im Gefolge schwerer Infektionskrankheiten, von Diabetes mellitus und Hypertonie auftreten.

Hesperidin (Hesperitin-7-β-(6-O-α-L-rhamnosyl)-D-glucosid) ist bis zu 8% im Pericarp der Orangen enthalten, kommt in geringeren Mengen auch im Fruchtfleisch dieser und anderer Citrusfrüchte vor. Es kann zusammen mit Ascorbinsäure als Prophylakticum

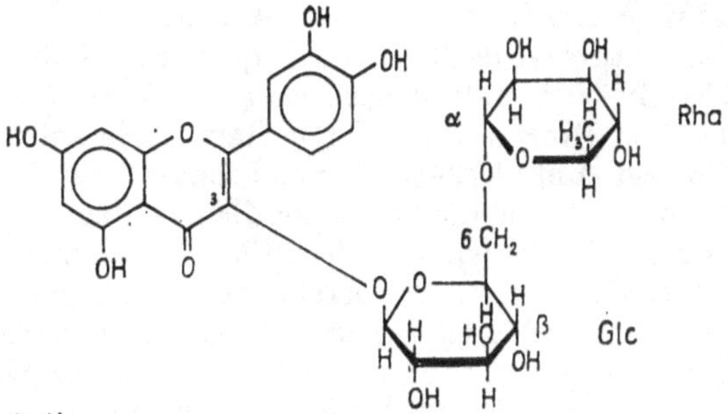

Rutin

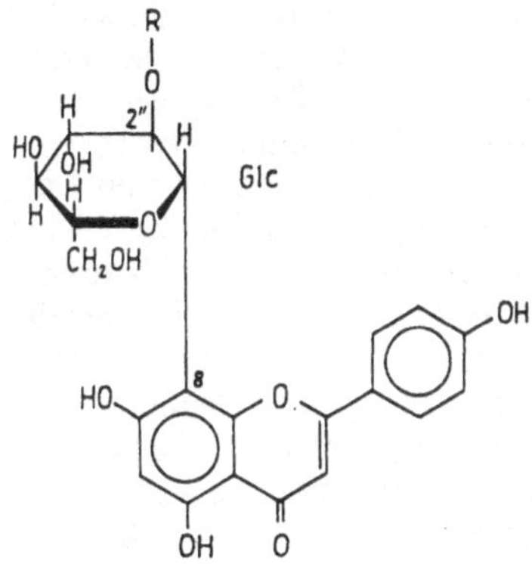

Vitexin R = - H
2″ - Rhamnosyl - vitexin R = α - Rhamnosyl

Abb. 103. Flavonoidglykoside

zur Verhinderung von Infektionskrankheiten und mit der gleichen Indikation wie Rutin angewendet werden.

Quercetin, ein freies Flavonol, wird wie Rutin und Hesperidin benutzt. Darüber hinaus kann es zur Minderung der Nebenwirkungen bei der Strahlentherapie von Carcinomen eingesetzt werden.

Flavonoiddrogen

Neben diesen isolierten Vertretern wird eine Reihe von Drogen mit hohem Flavonoidgehalt als Herz-Kreislauf-Pharmaka, Diuretica, Diaphoretica, Cholagoga und Hepatica verwendet. Darüber hinaus sind Flavonoide möglicherweise auch an der diuretischen (z. B. Herba Virgaureae, Radix Primulae, Fructus Juniperi), spasmolytischen (z. B. Radix Liquiritiae, Herba Millefolii, Herba Thymi) oder antiphlogistischen Wirkung (z. B. Flores Calendulae) von Drogen mit anderen Hauptwirkstoffen beteiligt.

Folia Crataegi cum Floribus (Crataegi folium cum flore), Weißdornblätter und -blüten, die blühenden Zweigspitzen, und **Fructus Crataegi** (Crataegi fructus), Weißdornfrüchte, stammen von europäischen Weißdorn-Arten, bevorzugt von *Crataegus monogyna* Jaqu., Eingriffliger Weißdorn, und *C. laevigata* (Poiret) Dc., Zweigriffliger Weißdorn, aber auch von *C. pentagyna* Waldst. et Kit. ex. Willd., *C. nigra* Waldst. et Kit. und *C. azarolus* L. (*Rosaceae/Rosales*). Hauptlieferländer der Droge sind Polen, Jugoslawien, Bulgarien und die UdSSR. Hauptwirkstoffe sind Flavonoide (1—4%, Zusammensetzung sehr art- und organspezifisch, Hauptkomponenten Hyperosid und eine Vielzahl von 6-C-, 8-C- bzw. 6-C- und 8-C-Glykosiden des Apigenins und Luteolins, z. B. Vitexin, Vicenin 1 und Orientin, sowie deren 2″-O-Glykoside, z. B. das 2″-D-Rhamnosyl-vitexin und dessen 4‴-Acetat, Abb. 103) und 1—3% oligomere Proanthocyanidine (Früchte bis 1%, Blätter bis 3%). Die ebenfalls nachgewiesenen cardiotonen Amine (z. B. Phenylethylamin, Tyramin) haben sicherlich keinen Anteil an der Wirkung. Die Krautdroge wird in Form von Teezubereitungen (1—2 g/Tasse) und, ebenso wie die Fruchtdroge, in Form von Extrakten, die Bestandteile von Phytopharmaka sind, bei leichter Herzinsuffiziens (insbesondere beim noch nicht herzglykosidbedürftigem Altersherz), Durchblutungsstörungen der Koronarien und bradykarden Herzrhythmusstörungen empfohlen. Die Wirksamkeit wurde im klinischen Versuch nachgewiesen.

Ginkgoblätter (von *Ginkgo biloba* L., *Ginkgoaceae/Ginkgoales*) dem einzigen heute noch lebenden Vertreter der Klasse der *Ginkgoatae*) enthalten als Wirkstoffe Biflavonoide (z. B. Ginkgetin, Isoginkgetin, Bilobetin und Sciadopitysin, Abb. 104) und Flavonsowie Flavonolglykoside (insbesondere Rhamnoglucoside des Quercetins, Isorhamnetins und 3′-O-Methylmyricetins sowie 6‴-p-Cumaroyl-kämpferol-glucorhamnosid). In ihrer Struktur einzigartig sind die tetracyclischen, trilactonischen Diterpene, die Ginkgolide. Ginkgoblätter werden insbesondere bei peripheren und cerebralen Durchblutungsstörungen eingesetzt.

Als Diuretica werden verwendet Folia Betulae, Folia Orthosiphonis und Herba Equiseti. **Folia Betulae** (Betulae folium), Birkenblätter, stammen von *Betula pendula* Roth., Hänge-Birke, oder von *B. pubescens* Ehrh, Moorbirke (*Betulaceae/Fagales*). Die Droge

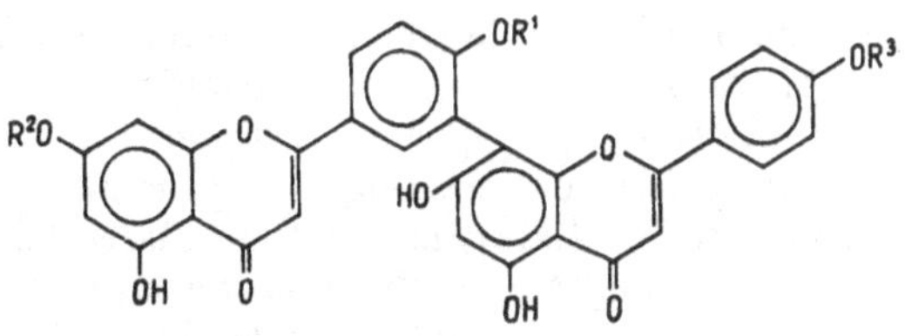

	R¹	R²	R³
Ginkgetin	$-CH_3$	$-CH_3$	$-H$
Isoginkgetin	$-CH_3$	$-H$	$-CH_3$
Bilobetin	$-CH_3$	$-H$	$-H$
Sciadopitysin	$-CH_3$	$-CH_3$	$-CH_3$

Abb. 104. Biflavonide

enthält etwa 3% Flavonoidglykoside (insbesondere Hyperosid, Quercitrin und Myricetin-3-galaktosyl-galaktosid) und eventuell als Nebenwirkstoffe Saponine. **Folia Orthosiphonis** (Orthosiphonis folium), Orthosiphonblätter, Indischer Nierentee, sind die Blätter und Sproßspitzen von *Orthosiphon aristatus* (Bl.) Miqu. (*O. stamineus* Benth. *Lamiaceae/Lamiales*), einem im tropischen Asien beheimateten, in Indonesien kultivierten Halbstrauch. Die Droge enthält 0,2% lipophile, hochmethoxylierte Flavonoide (z. B. Sinensetin, Scutellareintetramethylether und 3-Hydroxy-5,6,7, 4'-tetramethoxy-flavon), etwa 0,5% ätherisches Öl, Saponine und das hypoglykämisch wirksame Triterpen Ursolsäure. **Herba Equiseti** (Equiseti herba), Schachtelhalmkraut, besteht aus den getrockneten, sterilen Sprossen des auf Äckern und Ödland häufigen Acker-Schachtelhalmes, *Equisetum arvense* L. (*Equisetaceae/Equisetales*). In Schachtelhalmkraut wurden 0,6—0,9% Flavonoide (insbesondere 3-O- und 5-O-Glucoside des Quercetins, Kämpferols, Luteolins, Genkwanins, freie Flavonoide, darunter auch 6-Chlor-apigenin), ca. 5% Saponine (?, „Equisetonin“) und etwa 10% Kieselsäure (davon ein Teil in Form wasserlöslicher Silikate) nachgewiesen. Die Drogen werden als Einzeltees (2 g/Tasse), in Teegemischen oder in Phytopharmaka als Diuretica, z. B. bei Bakteriurie und Nierenbeckenentzündung, eingesetzt.

Auch die als Diaphoretica angewendeten Drogen Flores Sambuci und Flores Tiliae (s. S. 98) enthalten relativ große Mengen an Flavonoidglykosiden. Bei **Flores Sambuci** (Sambuci flos), Holunderblüten, abgerebbelte Einzelblüten der getrockneten Blütenstände von *Sambucus nigra* L. (*Caprifoliaceae/Dipsacales*) werden gefunden etwa 1,8% (Rutin als Hauptkomponente, Hyperosid, Quercitrin, Isoquercitrin, Astragalin) und bei **Flores Tiliae** (Tiliae flos), Lindenblüten, Blüten und Hochblätter von *Tilia platyphyllos* Scop., Sommer-Linde, und *T. cordata* Mill., Winter-Linde (Tiliaceae/Malvales) etwa 1% (Rutin, Hyperosid, Quercitrin, Isoquercitrin, Astragalin und dessen 6''-p-Cumarsäureester u. a.). Wahrscheinlich sind die Flavonoide nicht für die diaphoretische Wirkung verantwortlich (Effekt des in großer Menge zugeführten heißen Wassers?), haben jedoch eine unterstützende Funktion bei der Therapie der zu behandelnden Infektionskrankheiten.

Wegen ihrer vermutlich cholagogen Wirkung werden **Flores Helichrysi** (Stoechados flos, Flos Helichrysi), Katzenpfötchenblüten, benutzt. Sie stammen von der einheimischen Asteracee *Helichrysum arenarium* (L.) Moench, Sand-Strohblume, einer Trockenrasenpflanze. Sie enthalten Flavonoide (besonders das Chalkonglykosid Isosalipurposid, daneben dessen Flavanon-Form Salipurposid, Naringenin-5-glucosylglucosid, Kämpferol,- Luteolin- und Apigenin-glucoside), Phthalide (z. B. 5-Methoxy-7-hydroxyphthalid und dessen Monoglucosid), α-Pyronderivate (Arenol, Homoarenol) und Sesquiterpenbitterstoffe. Die Droge wird als Einzeltee (1 g/Tasse), in Teemischungen (hier auch als Schmuckdroge) und in Form von Extrakten als Adjuvans bei der Behandlung chronischer Gallenblasenentzündungen und leichter Gallenbeschwerden eingesetzt.

Fructus Cardui Mariae (Cardui mariae fructus), Mariendistelfrüchte, werden wegen ihrer antihepatotoxischen Wirkung zur Therapie von Leberschäden, z. B. bei Funktionsstörung während und nach Hepatitiden, bei Leberzirrhose, Fettleber sowie zur Prophylaxe und Behandlung von Leberschäden, die durch hepatotoxische Stoffe (z. B. Ethanol, Peptidtoxine von Pilzen, Gewerbegifte) zustande kommen, benutzt. Stammpflanze der Droge ist *Silybum marianum* (L.) Gaertn. (*Asteraceae/Asterales*), eine ein- oder zweijährige, im Mittelmeergebiet verbreitete, in Nord- und Südamerika sowie Australien eingeschleppte Pflanze. Anbauländer sind insbesondere Argentinien, China, Rumänien und Ungarn (dort auch weiße Varietät). Standardisierte Extrakte aus der Droge oder ein als Silymarin bezeichnetes Wirkstoffgemisch, das zu 1,5–3% (mindestens 1,0%, DAB 9/BRD) in der Droge enthalten ist, sind Bestandteile von Leber- und Gallentherapeutica. Silymarin ist ein Gemisch von Flavanon- und Flavanonol-Monomeren, besonders aber Dimeren (sog. Flavonolignane, mit einem Phenylpropankörper ether-, hemiacetal- oder/ und durch C—C-Bindung verknüpfte Flavonoide, Abb. 105), sowie Tri- bis Pentameren. Hauptbestandteile und -wirkstoffe sind die Dimeren Silybin und dessen Isomere Silydianin sowie Silchrystin. In der weißen Varietät wurden darüber hinaus als Wirkstoffe die 3-Desoxy-Derivate Silandrin (3-Desoxy-isosilybin), Silymonin (3-Desoxy-silydianin) und 3-Desoxy-silchrystin nachgewiesen. Die antihepatotoxische Wirkung kommt möglicherweise

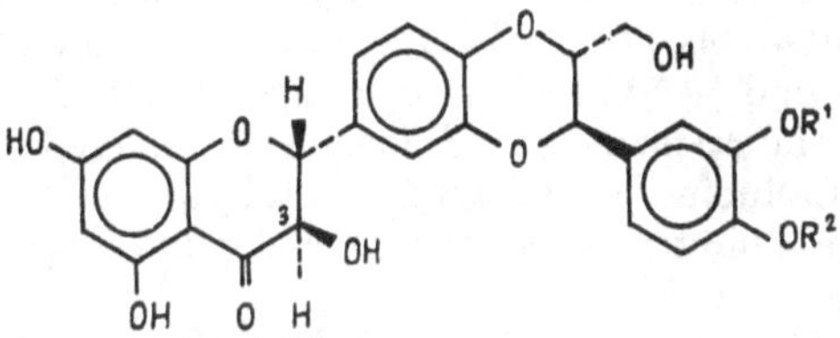

Silybin $R^1 = -CH_3$ $R^2 = -H$
Silandrin $R^1 = -H$ $R^2 = -CH_3$ 3-Desoxy

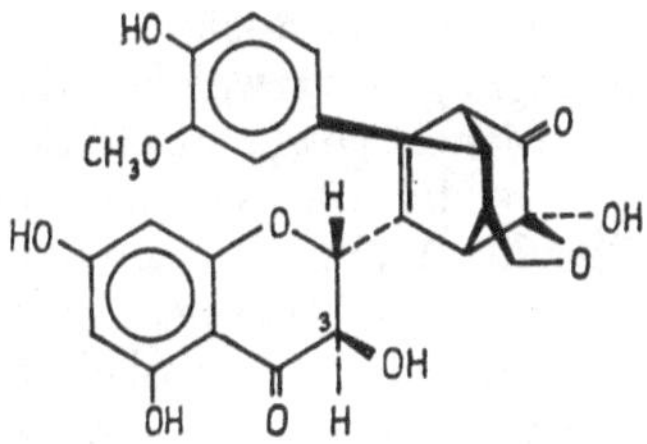

Silydianin

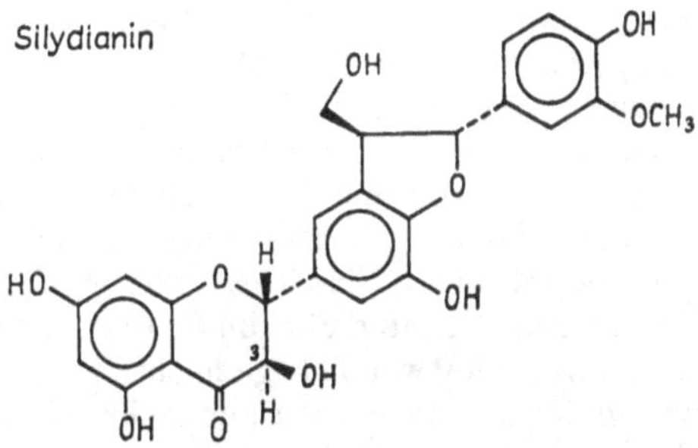

Silchrystin

Abb. 105. Flavolignane

durch eine an isolierten Leberzellen festgestellte Förderung der Aktivität der DNS-abhängigen RNS-Polymerase I (und damit der Biosynthese ribosomaler RNS und somit der Proteinbiosynthese) und der Hemmung der Lipoxygenase (Schutz der Membranphospholipide) sowie der Prostaglandinsynthetase (antiphlogistischer Effekt) zustande.

Eine Flavonoiddroge, die als Bestandteil von Teemischungen unterschiedlicher Indikation zu finden ist, ist **Herba Callunae** (Herba Ericae), Heidekraut, das von *Calluna vulgaris* (L.) HULL, Heidekraut (*Ericaceae*/*Ericales*) stammt. Sie dient offenbar hauptsächlich als Fülldroge, dürfte aber auf Grund des relativ hohen Flavonoidgehaltes (bis 1,5%) und des Gehaltes an Chlorogensäure, Procyanidinen und (+)-Catechin auch Eigenwirkungen entfalten. Hauptflavonoidkomponenten sind Isoquercitrin, Hyperosid, Avicularin und Callunin = 3,5,7,8,4'-Pentahydroxyflavanon-8-D-glucosid). Eine diuretische, adstringierende und kapillarabdichtende Wirkung ist denkbar.

Eine ungewöhnliche Droge mit hohem Flavonoidgehalt ist **Propolis**, Bienenkittharz, eine grüne bis rotbraune, klebrige Substanz. Sie wird von der Honigbiene, *Apis mellifera* L. (*Apidae*/*Hymenoptera*) produziert und zum Befestigen der Waben, zum Auskleiden sowie Abdichten des Bienenstocks und zum Mumifizieren von getöteten Eindringlingen verwendet, die für einen Transport zu groß sind. Die Bienen gewinnen es aus Pflanzenexkreten, insbesondere wohl aus den die Knospen bedeckenden klebrigen Überzügen von *Populus*-Arten, aber auch von *Betula*-, *Alnus*-, *Picea*-, *Pinus*-, *Salix*-, *Ulmus*-, *Quercus*-, *Fraxinus*- und *Aesculus*-Arten. Die Zusammensetzung ist natürlich von der von den Bienen benutzten Bezugsquelle abhängig und daher relativ variabel. Hauptbestandteile sind neben Benzencarbon- sowie Phenylacrylsäuren, Benzyl- sowie Phenylalkylalkohole und deren Estern freie Flavone, Flavonole und Flavanone (insbesondere Pinocembrin, Galangin, Chrysin, Tectochrysin, Quercetin und Isorhamnetin). Für die antibakterielle Aktivität werden u. a. Pinocembrin und Galangin, für die fungistatische und lokalanaesthetische Wirkung Pinocembrin und Kaffeesäureester, für den antiphlogistischen Effekt Acacetin und für die Granulationsförderung Luteolin und Apigenin verantwortlich gemacht. Propolis wird in der Dermatologie in Form von Salben zur Behandlung von Geschwüren und Ekzemen, in der Stomatologie und Otorhinolaryngologie in Form von Pinselungen oder Lutschtabletten bei Schleimhautentzündungen und auch innerlich bei Magengeschwüren und

Gastroenteritiden benutzt. Antibiotisch wirksame Serumspiegel sind wegen der langsamen Resorption und raschen Elimination nicht zu erreichen.

19.5.11.3.2. Catechine

Catechine sind Flavan-3-ol-Derivate. Hauptvertreter dieser Gruppe sind die Diastereomerenpaare (+)-Catechin und (—)-Epicatechin sowie (+)-Gallocatechin und (—)-Epigallocatechin (2R, 3S bzw. 2R, 3R, Abb. 106). Die übrigen bisweilen gefundenen Stereoisomeren dieser Verbindungen sind vermutlich Artefakte.

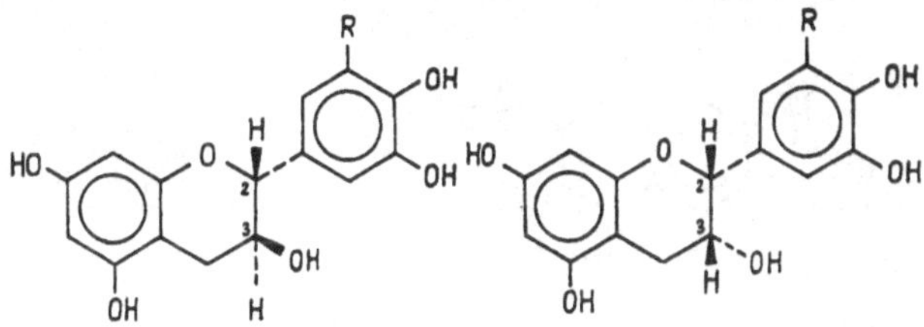

(+)-Catechin (R = -H) (-)-Epicatechin (R = -H)

(+)-Gallocatechin (R = -OH) (-)-Epigallocatechin (R = -OH)

Abb. 106. Catechine

Catechine kommen meistens frei, nur selten glykosidisch gebunden, in Gefäßpflanzen vor. Relativ häufig treten Catechin- und Gallocatechin-3-gallate auf. Catechine sind Muttersubstanzen der kondensierten Gerbstoffe (s. 22.1.).

(+)-Catechin((+)-Cyanidanol-3) oder das halbsynthetische **(+)-3-O-Methyl-catechin** (O-Methyl-F) fördern die Lymphocytentransformation und die Immunglobulinbiosynthese, wirken also immunstimulierend. Sie werden als Adjuvantia bei der Chemotherapie von Infektionen verwendet. Auch als Lebertherapeuticum, insbesondere bei akuten Virushepatitiden und Leberschäden nach Vergiftungen oder Alkoholmißbrauch, wird (+)-Catechin eingesetzt. Die Gewinnung kann u. a. aus Gambir (s. 22.3.) erfolgen, der etwa zu 50% aus (+)-Catechin besteht.

19.5.11.3.3. Leukoanthocyanidine

Leukoanthocyanidine sind Flavan-3,4-diole. Bei Säurebehandlung gehen sie in die Proanthocyanidine (s. 19.5.11.3.4.) und weiter in Anthocyanidine über. Sie sind insbesondere im Holz, in Rinden und Fruchtschalen, aber auch in anderen Teilen von Gefäßpflanzen verbreitet. Häufig vorkommende Vertreter sind Leukocyanidin und Leukodelphinidin (Abb. 107). Ebenso wie die Catechine stellen sie Vorstufen der kondensierten Gerbstoffe dar. In der pharmakologischen Wirksamkeit ähneln sie den Proanthocyanidinen.

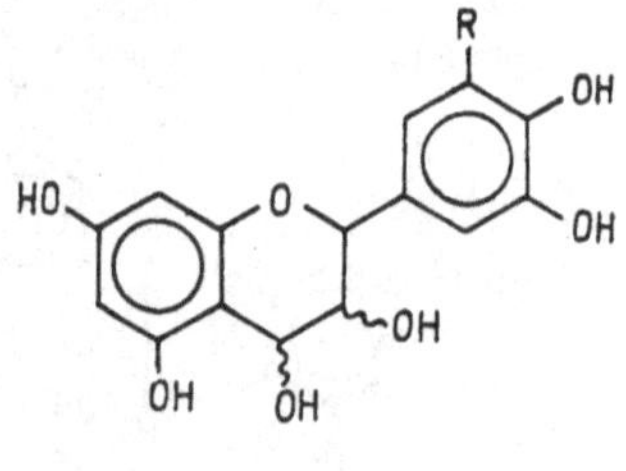

Leukocyanidin (R = -H)
Leukodelphinidin (R = -OH)

Abb. 107. Leukoanthocyanidine

19.5.11.3.4. Proanthocyanidine

Proanthocyanidine sind durch C—C-Bindungen (meistens von C-4 zu C-8, seltener von C-4 zu C-6) verknüpfte Oligomere oder Polymere von Flavan-3-ol-Derivaten. Der Ring A ist in Position 5 und 7 hydroxyliert. Nach dem Hydroxylierungsmuster des Ringes C unterscheidet man PC-Einheiten (PC = Procyanidin, 3′ und 4′ hydroxyliert) und PD-Einheiten (PD = Prodelphinidin, 3′, 4′ und 5′ hydroxyliert) als Bausteine der Proanthocyanidine. Die Substituenten am C-2 und C-3 können cis- oder trans-ständig sein.

Zur Charakterisierung von Proanthocyanidin-Gemischen werden das Verhältnis von PC- zu PD-Einheiten, von trans- zu cis-substituierten Einheiten und die durchschnittliche Molmasse angegeben (z. B. PD : PC 15 : 85, cis : trans 92 : 8, M_r 3200). Die Dimeren,

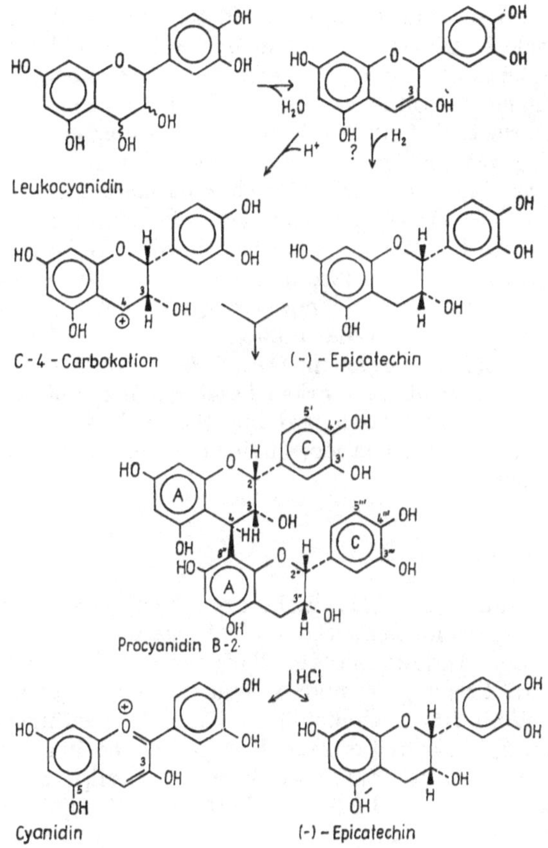

Abb. 108. Biogenese und Spaltung der Proanthocyanidine (am Beispiel des Procyanidins B-2)

die besonders gut untersucht sind, bezeichnet man mit einem Buchstaben und einer Zahl, z. B. Procyanidin B-2 (Abb. 108). Die Buchstaben kennzeichnen die Gruppenzugehörigkeit, die nach den Summenformeln festgelegt wurde. Die Zahlen geben Auskunft über die strukturellen und sterischen Verhältnisse. Am verbreitetsten sind die Vertreter der B-Gruppe ($C_{30}H_{24}O_{12}$) mit den Typen B-1 (3R, 3″S, 4R), B-2 (3R, 3″ R, 4R), B-3 (3S, 3″S, 4S) und B-4 (3S, 3″R, 4S). Auch Gallussäureester der Proanthocyanidine kommen vor.

Beim Erhitzen mit verdünnten Säuren werden die C—C-Bindungen gelöst. Dimere werden in ein Anthocyanidin (Cyanidin oder Delphinidin) und ein Catechin bzw. Gallocatechin, Oligomere in mehrere Anthocyanidine und ein Catechin bzw. Gallocatechin zerlegt. Es tritt Blaufärbung der Lösung ein (Name!).

Die Biogenese erfolgt vermutlich aus Flavan-3,4-diolen über Flaven-3-ole. Letztere werden durch Protonierung zu 4-C-Carbokationen (3R oder 3S) umgewandelt, die mit einem Catechin- oder Gallocatechin-Molekül zunächst zu dimeren Proanthocyanidinen reagieren. Durch Anlagerung weiterer Carbokationen werden Oligomere steigenden Polymerisationsgrades gebildet. Auch eine oxidative Kupplung von Flavan-3-olen wird für möglich gehalten.

Pharmakologisch wurden insbesondere die dimeren Proanthocyanidine untersucht. Sie wirken kapillarabdichtend, antiphlogistisch, koronardilatatorisch und in höheren Dosen peripher gefäßerweiternd. Die Proanthocyanidine (Tri- bis Hexamere) haben Gerbstoffcharakter.

19.5.11.3.5. Anthocyanidine

Anthocyanidine sind Flavyliumsalze (Oxoniumsalze der Enol-Form von Flavanonolen). Sie sind als wasserlösliche Glykoside (Anthocyane, Anthocyanoside) Farbstoffe vieler Blüten oder Früchte. In Stellung 3′ und 4′ hydroxyliert Vertreter (z. B. Cyanidin, Abb. 108, Delphinidin) bilden mit pektingebundenen $Al^{\cdots}$- oder $Fe^{\cdots}$-Ionen tiefblaue Komplexe. Die übrigen Anthocyane liegen als rote Salze vor. Besonders häufig vorkommende Anthocyane sind Cyanidin-3-glucosid (Chrysanthemin) und Cyanidin-3,5-diglucosid (Cyanin).

Anthocyane, z. B. die aus den Früchten der Heidelbeere, *Vaccinum myrtillus* L., können die pathologisch erhöhte Kapillarpermeabilität und -fragilität, insbesondere durch Hemmung des Kollagen- und Elastinabbaus, verringern. Ein therapeutischer Einsatz, u. a. bei Retinopathien, wird versucht.

19.5.11.4. Isoflavanderivate

Die gehäuft bei *Fabaceae* auftretenden Isoflavanderivate (3-Phenyl-chromane) können in Analogie zu den Flavanderivaten als freie oder glykosidisch gebundene Isoflavane, Isoflavanone (z. B. Onogenin) und Isoflavone (z. B. Genistein, Formononetin) vorliegen. Darüber hinaus sind u. a. Derivate des 3-Arylcumarins, des davon ableitbaren Cumestans (z. B. Cumestrol), des Pterocarpans (z. B. Maackiain) und des Rotenoids (z. B. Rotenon) bekannt (Abb. 109).

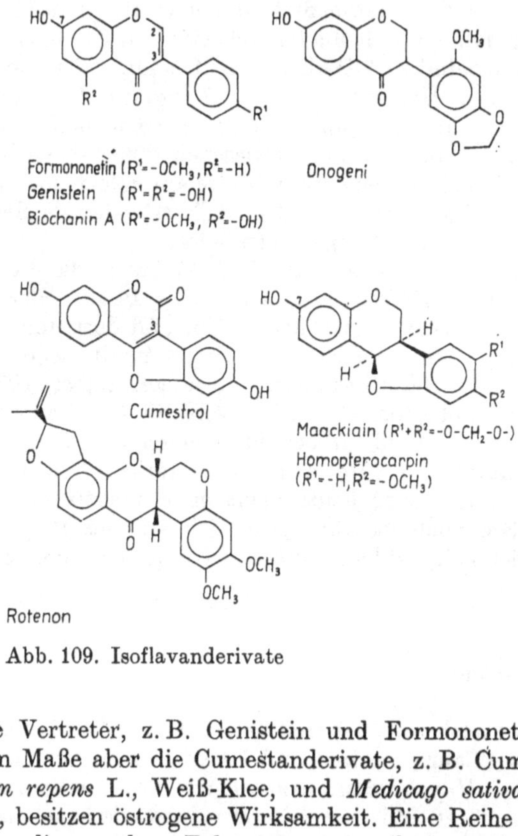

Abb. 109. Isoflavanderivate

Einige Vertreter, z. B. Genistein und Formononetin, im besonderem Maße aber die Cumestanderivate, z. B. Cumestrol, aus *Trifolium repens* L., Weiß-Klee, und *Medicago sativa* L., Saat-Luzerne, besitzen östrogene Wirksamkeit. Eine Reihe von Pterocarpanen dienen den *Fabaceae* wegen ihrer antimycetischen Aktivität als Phytoalexine. Die insecticid wirkenden Rotenoide gehen wahrscheinlich aus 1′-Methoxy-isoflavanderivaten durch Bildung eines zusätzlichen Pyranringes hervor. Sie kommen u. a. in den Wurzeln von *Derris-*, *Lochnocarpus-*, *Tephrosia-*, *Piscidia-* und *Dalbergia*-Arten (*Fabaceae*) vor.

Als Drogen kann man dieser Gruppe nur Radix Ononidis und Radix Derridis zurechnen.

Radix Ononidis (Ononidis radix), Hauhechelwurzel, stammt von *Ononis spinosa* L. (*Fabaceae/Fabales*), Dornige Hauhechel, einem kleinen Halbstrauch, der auf wechseltrockenen Wiesen vorkommt. Sie enthält neben wenig ätherischem Öl (0,02—0,2%, Hauptkomponenten trans-Anethol, Carvon, Menthol), Triterpenen (u. a. α-Onocerin = α-Onoceradiendiol) und einer glycyrrhizinähnlichen Verbindung (Ononid) Isoflavonglykoside, insbesondere Trifolirhizin (Maackiain-7-O-β-D-glucosid), Ononin (Formononetin-7-O-β-D-glucosid), Homopterocarpin-7-β-D-glucosid sowie 2,3-Dihydro-ononin und freie Isoflavonoide (Formononetin, Genistein, Biochanin A). Trotz der nachgewiesenen diuretischen Wirksamkeit ist der Anteil der genannten Stoffe am Effekt noch ungewiß. Die Droge wird als Einzeltee (2—3 g/Tasse) oder als Bestandteil harntreibender Teemischungen verwendet.

Radix Derridis, Derris- oder Tuba-Wurzel, die von *Derris elliptica* (SWEET) BENTH., *D. malaccensis* PRAIN oder anderen *Derris*-Arten, in Südostasien heimischen und dort und in Afrika kultivierten Kettersträuchern stammt, enthält neben anderen Rotenoiden als Hauptbestandteil Rotenon (etwa 10%). Das Gemisch der isolierten Rotenoide wird in der Landwirtschaft und im Gartenbau als Insecticid eingesetzt. Die Anwendung als Anthelminthicum wird wegen der starken Nebenwirkungen (Krämpfe, Lähmungen) heute nicht mehr praktiziert. Die Wirkung der Rotenoide beruht vermutlich auf der Hemmung der NADH-Ubichinon-Oxidoreduktase (Komplex I) der Atmungskette.

19.5.12. Xanthone

Xanthone (Xanthen-9-one) sind gelb gefärbte Verbindungen, die bei höheren Pflanzen, Pilzen und Flechten vorkommen. Sie wurden u. a. bei *Hypericaceae, Gentianaceae* und *Anacardiaceae* gefunden und liegen frei oder seltener glykosidisch gebunden vor. Ihre Biogenese erfolgt bei den Pflanzen aus Benzencarbonsäuren und 3 Acetatresten (Abb. 110) und bei Pilzen aus Anthrachinonen über deren seco-Verbindungen. Xanthone sind in der Lage, Monoaminoxidasen (Typ A und B) zu hemmen und üben daher zentral stimulierende Wirkung aus. Die auch in Radix Gentianae vorkommenden Vertreter Magniferin (C-Glucosid), Magniferinglucosid, Gentisin und Isogentisin (0,08—0,1%) besitzen in-vitro (!) geringe mutagene Aktivität.

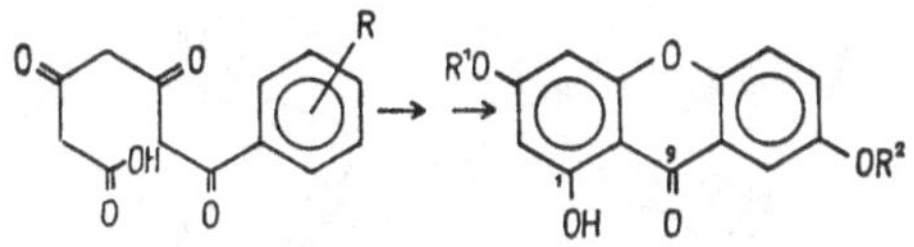

Gentisin ($R^1 = -CH_3$, $R^2 = -H$)
Isogentisin ($R^1 = -H$, $R^2 = -CH_3$)

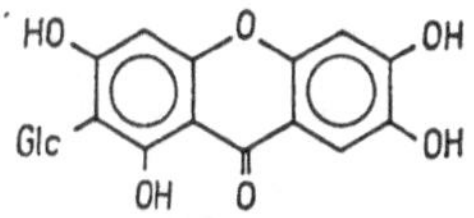

Magniferin

Abb. 110. Xanthone und ihre Biogenese

20. Naphthalenderivate

20.1. *Einfache Naphthalenderivate*

Die in der Natur vorkommenden Naphthalenderivate sind fast ausschließlich 1,4-Naphthochinone, deren Dimere oder 1- bzw. 4-Glykoside von Naphthohydrochinonen. Bei Pilzen werden sie aus Acetatresten aufgebaut (Hexaketide), bei höheren Pflanzen wird ebenfalls der Acetatweg beschritten (z. B. bei der Biogenese von Plumbagin, Ramentaceon, Ramenton) oder, wie auch bei Bakterien, Chorisminsäure mit aktiviertem Succinaldehyd (gebildet aus α-Ketoglutarat durch Decarboxylierung) verknüpft (z. B. bei der Biogenese von Juglon und Lawson, Abb. 111). Auch eine Bildung aus Toluhydrochinon (entstanden aus Gentisinsäure, Abb. 80) und Mevalonsäure erscheint möglich (bei der Biogenese des Chimaphilins, 2,7-Dimethyl-1,4-naphthochinon, in *Pyrola*-Arten, Wintergrün).

Die einfachen Naphthochinone sind gelbe bis rotbraune Substanzen, die starke fungistatische und bakteriostatische Eigenschaften besitzen, die menschliche Haut färben sowie in hohen Konzentrationen Haut und Schleimhäute reizen. Sie kommen im Kernholz von Bäumen frei, in lebendem Pflanzengewebe in Form der entsprechenden Naphthohydrochinonglykoside vor.

Als Farbstoffe sind Lawson und Juglon von Interesse. Das orangerote Lawson ist der Farbstoff der **Henna**, der getrockneten,

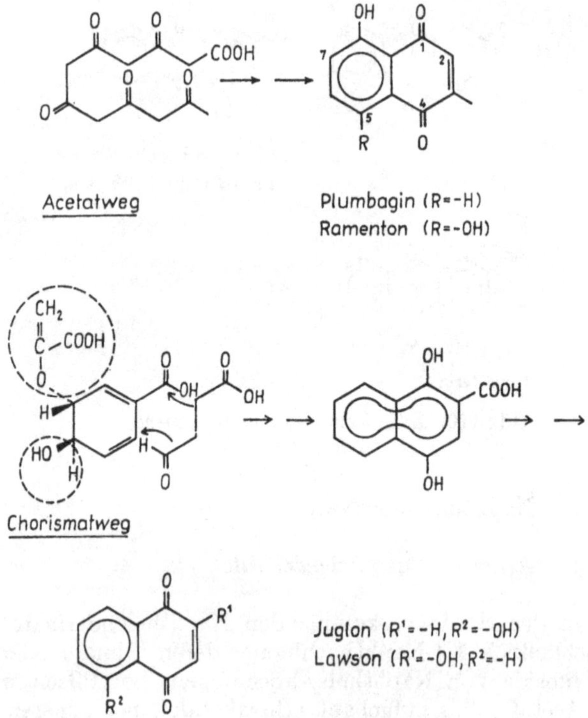

Abb. 111. Einfache Naphthochinonderivate und ihre Biogenese

gepulverten Blätter des Hennastrauches, *Lawsonia inermis* L. (*Lythraceae/Myrtales*), der von Nordostafrika bis Indien verbreitet ist und angebaut wird. Mit Kalkmilch angerührt, wird Henna zum Färben der Haut, der Haare, von Leder und Textilien verwendet. In der Pflanze kommt als Vorstufe des Lawsons das 1,2,4-Trihydroxy-naphthalen-4-β-O-glucosid vor. Juglon entsteht beim Zerstören der Gewebe von *Juglandaceae*, z. B. der Fruchtschalen und Blätter von *Juglans regia* L., Walnußbaum, aus dem dort enthaltenen 1,4,5-Trihydroxynaphthalen-4-β-D-glucosid. Das Juglon färbt Haut und Haare intensiv gelbbraun.

Als Droge mit Naphthochinongehalt verwendet wird **Herba Droserae**, Sonnentaukraut, das von *Drosera ramentacea* Burch. ex Harv. et Sond., seltener von *D. rotundifolia* L. (*Droseraceae/Saxifragales*), stammt. *D. ramentacea* kommt auf Madagaskar und in Ostafrika vor. Die Pflanze enthält Ramenton, Ramentaceon (5-Hydroxy-7-methyl-1,4-naphthochinon), Biramentaceon (2,2'-Dimeres des Ramentaceons) und Plumbagin in einer Gesamtkonzentration von 0,1—0,3%. *D. rotundifolia*, in Europa, Asien und Nordamerika auf Mooren verbreitet, besitzt 0,5% Naphthochinonderivate, vor allem Plumbagin und Ramentaceon (in der frischen Pflanze als Hydroplumbagin-4-β-D-glucosid bzw. 7-Methyl-hydrojuglon-4-β-D-glucosid, Rossolisid, vorliegend). Wegen der spasmolytischen und antibakteriellen Wirkung der Naphthochinonderivate werden Extrakte aus der Droge bei Krampf- und Keuchhusten angewendet.

20.2. *Isohexenylnaphthazarine*

Isohexenylnaphthazarine (Alkannine) sind in Stellung 2 prenylierte 5,8-Dihydroxy-naphtho-1,4-chinone. Die Seitenkette trägt bei den meisten Verbindungen eine Doppelbindung in Position 4'

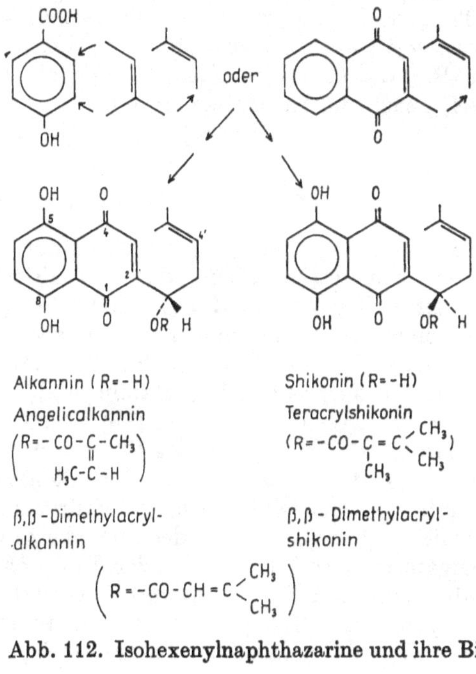

Abb. 112. Isohexenylnaphthazarine und ihre Biogenese

und eine alkoholische OH-Gruppe, die fast stets mit einer aliphatischen Säure (z. B. Essigsäure, Isobuttersäure, α-Methylbuttersäure, 3,3-Dimethylacrylsäure, Angelicasäure, Isovaleriansäure, β-Acetoxyvaleriansäure) verestert ist. Die Biogenese erfolgt vermutlich aus p-Hydroxy-benzoesäure und 2 Molekülen „aktiven Isoprens" oder aus einfachen Naphthochinonderivaten durch Prenylierung.

Isohexenylnaphthazarine sind rote, lipophile Farbstoffe, die bisher nur in Wurzeln von *Boraginaceae* nachgewiesen wurden (z. B. bei *Lithospermum-*, *Echium-*, *Anchusa-*, *Alkanna*-Arten).

Hinsichtlich der pharmakologischen Eigenschaften ähneln sie den einfachen Naphthochinonen: sie haben antibiotische Wirkung (insbesondere gegen gram-positive Bakterien und Hefen gerichtet) und, durch Alkylierung, cytotoxische Eigenschaften. Shikonin zeigt im Tierversuch Antitumoraktivität. Besonders hervorzuheben ist ihre Fähigkeit, die Wundheilung zu fördern. **Shikonin- oder Alkanninester** werden bei der Behandlung von Wunden und Geschwüren eingesetzt.

Extrakte aus einigen Boraginaceen-Wurzeln, z. B. von *Alkanna tinctoria* (L.) Tausch, Schminkwurz (Südeuropa), *Lithospermum officinalis* L. var. *erythrorhizon* Max. (China, Indien, Japan) und *Arnebia nobilis* Rachinger (Nordindien) werden als Farbstoffe für Lebensmittel, Leder und Kosmetika eingesetzt.

20.3. Vitamin K

Die Vitamine der K-Gruppe besitzen als Grundkörper das 2-Methyl-naphtho-1,4-chinon (Menadion), das in Position 3 einen Phythylrest (Vitamin K_1, Vitamin $K_{1(20)}$, Phyllochinon, Phytomenadion) oder eine aus 4 (Vitamin $K_{2(20)}$, Menachinon-4), 6 (Vitamin $K_{2(30)}$, Menachinon-6, Farnochinon), 7 (Vitamin $K_{2(35)}$, Menachinon-7) oder 9 Isoprenresten (Vitamin $K_{2(45)}$, Menachinon-9) aufgebaute Seitenkette trägt (Abb. 113). Die Biosynthese des Vitamin K_1 erfolgt in Pflanzen, die des Vitamin K_2 bevorzugt durch Bakterien, z. B. der Darmflora, auf dem Chorisminsäureweg, wobei die intermediär gebildete Naphthohydrochinon-2-carbonsäure methyliert, prenyliert und decarboxyliert wird. Im menschlichen Organismus ist Vitamin K_1 oder K_2 durch das synthetische Menadion (Vitamin K_3, Provitamin K) ersetzbar.

Die Verbindungen dieser Gruppe sind für die Bildung einer Reihe Gerinnungsfaktoren (Prothrombin, Faktoren VII, IX und X)

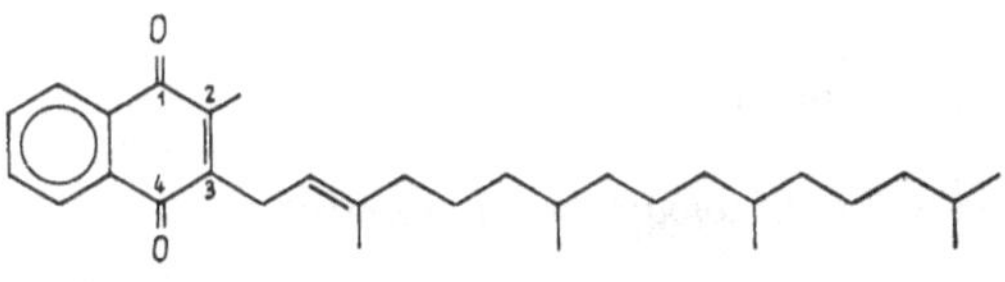

Vitamin K_1

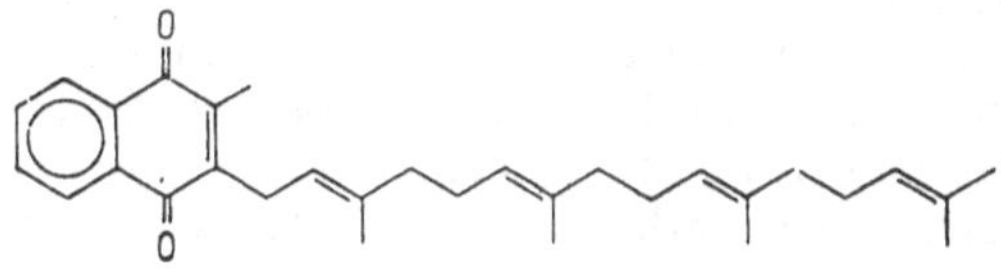

Vitamin $K_{2(20)}$

Abb. 113. Vitamine der K-Gruppe

aus den entsprechenden Praekursorproteinen verantwortlich. Sie dienen in der Form der Semichinone bei einer in der Mikrosomenfraktion der Leberzellen ablaufenden Carboxylierung proteingebundener Glutaminsäurereste in Position 3 als Elektronendonatoren. Diese Carboxylierung befähigt die Gerinnungsfaktoren mit den für ihre Aktivierung erforderlichen $Ca^{\cdot\cdot}$-Ionen zu reagieren. Dicumarol und verwandte Verbindungen hemmen die Reduktion der Chinone zu den für die Katalyse erforderlichen Hydrochinonen und die Rückbildung der Chinone aus entstandenen, wirkungslosen 2,3-Epoxiden. Bei Mangel an Vitamin K kommt es zu Blutgerinnungsstörungen, die zu lebensgefährlichen Blutungen führen können.

Der tägliche Bedarf an Vitamin K (auf 1—4 mg geschätzt) kann auch bei Mangelernährung reichlich durch die Darmflora gedeckt werden. Nur bei Störungen der Resorption, die von einer ausreichenden Gallensaftausschüttung abhängig ist (Leber- und Gallenerkrankungen, langdauernde Durchfälle), oder bei Zerstörung der Darmflora durch therapeutische Maßnahmen kann eine Substitutionstherapie erforderlich sein. Verwendet werden Menadion (nicht bei Neugeborenen, gefährliche Erhöhung des Serumbilirubinspiegels) oder Vitamin K_1, peroral oder parenteral gegeben.

21. Anthracenderivate

21.1. Chemie, Terminologie und Verbreitung

In der belebten Natur kommen nur polyfunktionelle Hydroxy-, Methoxy-, Methyl-, Hydroxymethyl- und Carboxyderivate des Anthrachinons, des Tautomerenpaares Anthron und Anthranol und der durch oxidative Kupplung gebildeten Dimeren dieser Verbindungen vor (Abb. 114). Relativ labile Zwischenprodukte bei der Oxidation der Anthrone bzw. Anthranole zu Anthrachi-

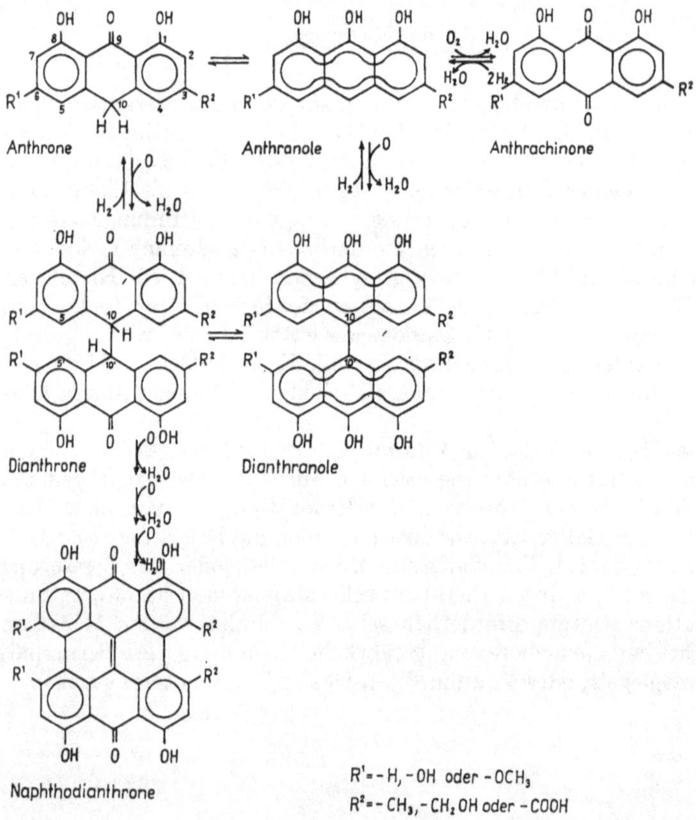

Abb. 114. Oxidationsstufen natürlicher Anthracenderivate

nonen sind die Derivate des Tautomerenpaares Oxanthron (10-Hydroxy-anthron) und 9,10-Anthrahydrochinon.

Von den Dimeren treten häufig die 10,10'-verknüpften Dianthrone auf. Sie werden, wenn sie aus monomeren Anthracenderivaten mit gleichem Substitutionsmuster hervorgegangen sind, als Isodianthrone, und wenn sie aus unterschiedlich substituierten Monomeren gebildet wurden, als Heterodianthrone bezeichnet (Abb. 116). Da Dianthrone 2 asymetrisch substituierte C-Atome besitzen (C-10 und C-10'), sind R,R-, R,S- und S,S-Formen möglich. Seltener als die Dianthrone kommen Dehydrodianthrone (10,10'-Dehydro), Helianthrone (zusätzlich 5,5'-verknüpfte Dehydrodianthrone) und Naphthodianthrone vor.

Hinsichtlich des Substitutionsmusters der Ringe A und C kann man 2 Typen unterscheiden, den Chrysophanol-Typ, bei dem

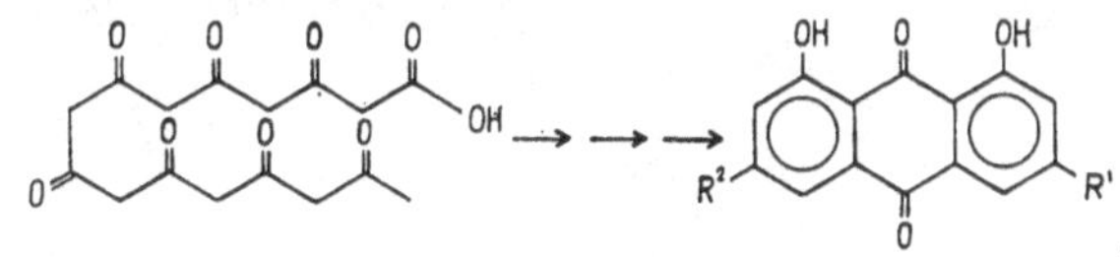

Acetatweg

	R'	R²
Emodin (Rheumemodin)	-CH₃	-OH
Physcion	-CH₃	-OCH₃
Chrysophanol	-CH₃	-H
Aloe-Emodin	-CH₂OH	-H
Rhein	-COOH	-H

Chrysophanol-Typ

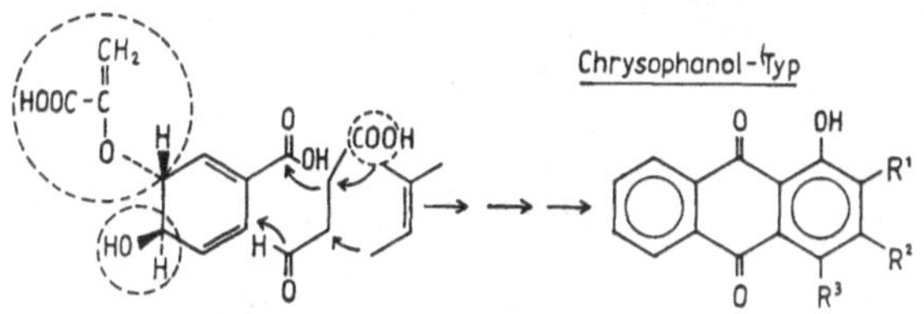

Chorismatweg

	R'	R²	R³
Alizarin	-OH	-H	-H
Purpuroxanthin	-H	-OH	-H
Rubiadin	-CH₃	-OH	-H
Lucidin	-CH₂OH	-OH	-H
Pseudopurpurin	-COOH	-OH	-OH
Purpurin	-H	-OH	-OH

Rubiadin-Typ

Abb. 115. Anthrachinone und ihre Biogenese

beide Ringe Substituenten tragen und den Rubiadin-Typ, bei dem der Ring C unsubstituiert ist (Abb. 115).

Anthrachinone sind gelb bis rot gefärbte Substanzen, die sich schlecht in Wasser, gut aber in organischen Solventia lösen. In alkalischem Milieu bilden sie intensiv rotgefärbte, gut wasserlösliche Phenolate (BORNTRÄGER-Reaktion). Die Anthrone und Dianthrone geben diese Reaktion erst nach Oxidation zu Anthrachinonen (z. B. mit H_2O_2). Auch die Bildung eines intensiv rotgefärbten Komplexes mit Magnesiumacetat kann zum Nachweis und zur Bestimmung ausgenutzt werden.

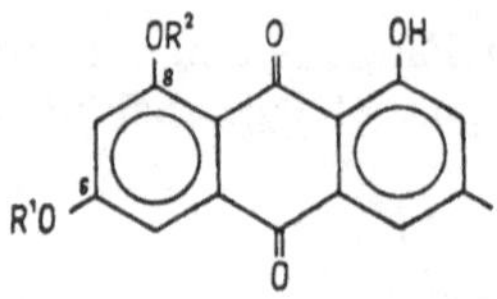

	R¹	R²
Glucofrangulin A	α - Rha	β - Glc
Frangulin A	α - Rha	H
Glucofrangulin B	Api	β - Glc
Frangulin B	Api	H

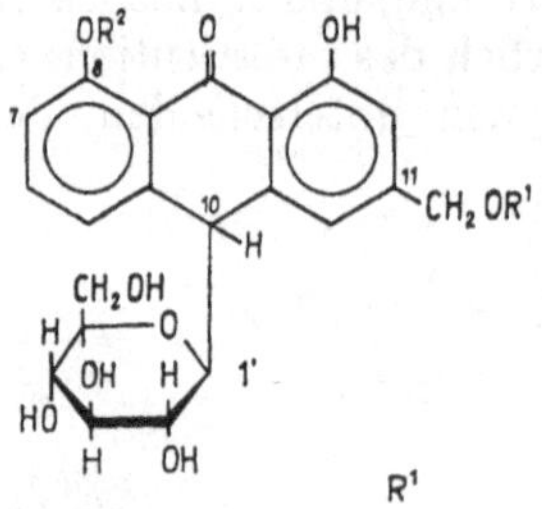

	R¹	R²
Aloin A und B	H	H
Aloinosid A und B	α-Rha	H
Cascaroside A und B	OH	β-Glc

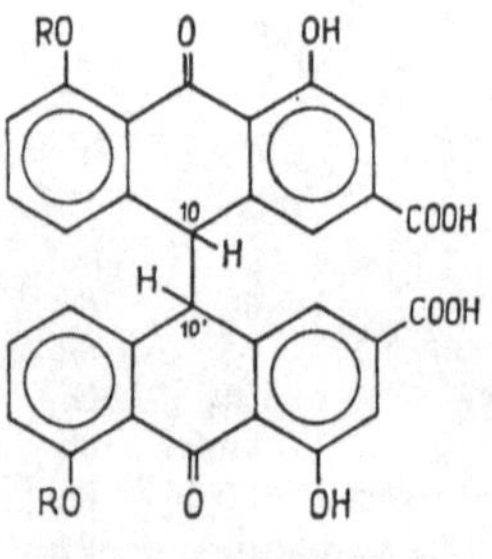

Sennosid A, A₁ und B R = β - Glc
Sennidin A, A₁ und B R = -H
(Isodianthrone)

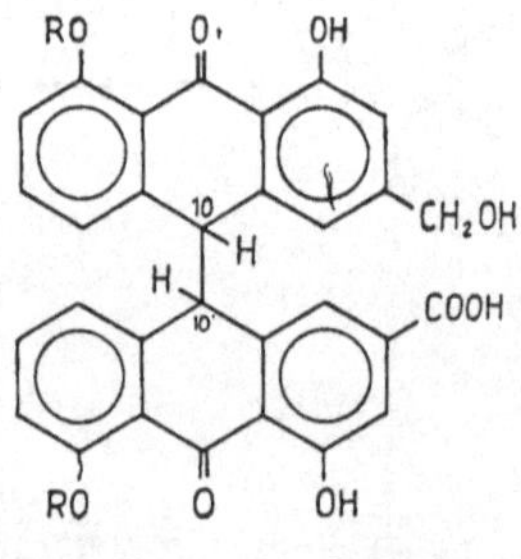

Sennosid C und D R = β - Glc
Sennidin C und D R = -H
(Heterodianthrone)

Abb. 116. Anthraglykoside

Während bei Pilzen wohl ausschließlich freie Anthracenderivate vorkommen, liegen sie in den lebenden Zellen höherer Pflanzen in Form relativ einfach gebauter Mono- oder Diglykoside vor (Abb. 116). Monosaccharidkomponenten sind insbesondere D-Glucose, D-Galaktose, L-Rhamnose, D-Xylose und D-Apiose, die auch zu Biosiden (z. B. 6-(β-D-Xylopyranosyl)-D-glucose = Primverose) zusammengeschlossen sein können. Neben O-Glykosiden (z. B. Glucofrangulin A und B) sind auch C-Glykosylverbindungen (z. B. Aloin) bekannt. Die Zucker tragen in einzelnen Fällen Oxal-, Schwefel- oder Gallussäurereste.

Die in den lebenden Zellen vermutlich mengenmäßig weit überwiegenden Anthron-/Anthranol-Glykoside gehen beim Trocknen und Lagern der Drogen unter Einfluß des Luftsauerstoffs mehr oder weniger rasch in Dianthron- und Anthrachinonderivate über. Ein Teil der Glykoside wird gespalten.

Anthracenderivate treten bei Pilzen und Flechten, in der Klasse der *Monocotyledoneae* bei einigen *Liliaceae* (z. B. *Aloe*) und bei zahlreichen Familien der Klasse der *Dicotyledoneae* auf, so bei den *Hypericaceae* (*Hypericum*), *Polygonaceae* (z. B. *Rheum*, *Rumex*, *Polygonum*), *Rhamnaceae* (*Rhamnus*), *Rubiaceae* (z. B. *Rubia*, *Galium*), *Caesalpiniaceae* (z. B. *Cassia*), *Fabaceae* (z. B. *Andira*), *Verbenaceae* und *Scrophulariaceae* (z. B. *Digitalis*). Auch bei einigen Schildlaus-Arten (*Coccina*) kommen sie vor.

21.2. Biogenese

Bei der Biogenese können unterschiedliche Wege beschritten werden. Die Anthracenderivate der Pilze und sehr vieler Pflanzen (z. B. der *Polygonaceae*, *Rhamnaceae*, *Caesalpiniaceae*) sind Polyketide, die aus 8 Acetatresten hervorgegangen sind (Chrysophanol Typ, Abb. 115). Bei den *Rubiaceae* und den *Scrophulariaceae* jedoch werden aus Chorisminsäure und Succinsemialdehyd hervorgegangene Naphthochinone durch Verknüpfung mit einem „aktiven Isoprenrest" und anschließenden Ringschluß in Anthracenderivate umgewandelt (Rubiadin-Typ).

21.3. Pharmakologie

1,8-Dihydroxy-anthrachinonglykoside (Chrysophanol-Typ) führen bei peroraler Gabe durch Beeinträchtigung der Resorption und Rückresorption von Elektrolyten und damit von Wasser (sog.

sekretagoger oder hydragoger Effekt) aus dem Darmlumen zu einer Verflüssigung des Darminhaltes und damit sekundär zu einer Anregung der Darmperistaltik. Der Effekt kommt vor allem durch eine Hemmung der ATPase-Aktivität der Enterocyten zustande.

Die in den Drogen enthaltenen Anthrachinonglykoside besitzen den Charakter von natürlichen „Prodrugs". Sie reizen im Gegensatz zu Anthronglykosiden die Magenschleimhaut und die oberen Darmabschnitte nicht und werden nicht, wie die freien Anthrachinone, die man, um eine laxative Wirkung zu erreichen, sehr hoch dosieren muß, im Dünndarm resorbiert. Am Wirkort im Dickdarm werden die Anthrachinonglykoside unter dem Einfluß der Darmflora durch Abspaltung der Zuckerreste und durch reduktive Prozesse in die Wirkformen, die freien Anthrone (und Anthrachinone?), zerlegt. Auf Grund dessen tritt die Abführwirkung erst nach 6—12 h nach der Applikation ein.

Der Einsatz erfolgt bei akuten Obstipationen. Eine Anwendung über mehrere Monate ist nicht zweckmäßig. Es kommt zu erheblichen Verlusten an $K^{\cdot}$, $Na^{\cdot}$ und $Ca^{\cdot\cdot}$-Ionen (Auftreten von Herzarrhythmien, Lähmung der Darmmuskulatur, Nephropathien, Potenzierung der Wirkung von herzwirksamen Steroidglykosiden, Ödeme, Osteoporose). Nicht angewendet werden dürfen Anthrachinone während der Schwangerschaft (reflektorische Anregung der Uterusmuskulatur), der Menstruation (Dysmenorrhoen), der Stillzeit (Übergang in die Milch) sowie bei Darmverschluß und Nierenerkrankungen.

Nach peroraler Gabe größerer Mengen von Anthronderivaten kann es zu Erbrechen und blutigen Durchfällen kommen. Die Arzneibücher begrenzen daher ihren Anteil am Gesamtanthracengehalt bei Abführdrogen. Diese Forderungen können durch längere Lagerung der Drogen erfüllt werden (Oxidation der Anthrone zu Anthrachinonen).

Drogen mit hohem Anthron-/Anthranolgehalt (z. B. Chrysarobinum) wurden früher äußerlich bei Psoriasis eingesetzt. Ihre Wirkung kommt durch eine Schädigung der Mitochondrien (Entkopplung der Atmung, Hemmung von Enzymen des Pentosephosphatcyclus und damit der Bildung von Pentosen für die DNS- und RNS-Synthese) zustande. Möglicherweise ist dieser Effekt auch an der Abführwirkung beteiligt (Verarmung der Zellen an ATP und damit Hemmung der Elektrolytresorption).

Mehrere benachbarte OH-Gruppen tragende Anthracenderivate (Rubiadin-Typ) vermögen mit $Ca^{\cdot\cdot}$-Ionen wasserlösliche Komplexsalze zu bilden. Daher werden sie zur Prophylaxe und Therapie von Harnsteinleiden eingesetzt.

Anthracenderivate vom Naphthodianthron-Typ wirken photosensibilisierend. Nach ihrer Gabe kommt es unter dem Einfluß von Licht zu Zellschäden.

21.4. *Anthracenderivate als biogene Arzneistoffe*

Als Abführdrogen werden bevorzugt Cortex Frangulae, Cortex Rhamni purshiani, Radix Rhei, Folia Sennae, Fructus Sennae und Aloe verwendet.

Cortex Frangulae (Frangulae cortex), Faulbaumrinde, ist die getrocknete Rinde der Zweige und jungen Stämme von *Rhamnus frangula* L. (*Frangula alnus* MILL., *Rhamnaceae/Rhamnales*), Faulbaum, einem Strauch oder kleinen Baum, der auf feuchten Böden Europas, Nordwestasiens und Nordwestafrikas verbreitet ist. Die Droge wird besonders in der UdSSR, in Polen, Jugoslawien, aber auch in der DDR und BRD, aus Wildbeständen gesammelt. Sie enthält 4–12% Anthracenderivate (gefordert werden 5–7%, AB-DDR, von denen maximal 30% als Anthronderivate vorliegen dürfen, bzw. 6% Glucofranguline, Ph. Eur. DAB 9/BRD, Helv. VII). Hauptinhaltsstoffe sind Glucofrangulin A (Abb. 116), dessen Spaltprodukt Frangulin A sowie Emodin-8-β-D-glucosid. Weiterhin sind erwähnenswert Glucofrangulin B, Frangulin B, Chrysophanol- sowie Physcion-1- oder 8-glykoside. Als bemerkenswerte Begleiter der Anthracenderivate treten Glykoside von Naphthalenderivaten (Biogenese der Anthracene!) und Peptidalkaloide auf. Die Anwendung erfolgt in Form von Einzeltees (2 g/Tasse Wasser), Mischtees oder Extrakten in Arzneispezialitäten.

Cortex Rhamni purshiani (Rhamni purshiani cortex), Amerikanische Faulbaumrinde, stammt von *Rhamnus purshianus* DC. (*Rhamnaceae/Rhamnales*), einem im westlichen Mittel- und Nordamerika beheimateten und in den USA angebautem Baum. Der Gehalt an Anthracenderivaten beträgt etwa 8% (Forderung der Ph. Eur., davon mindestens 60% Cascaroside). Hauptinhaltsstoffe sind die Cascaroside A und B (stereoisomere Aloin-8-O-β-glucoside, sich durch die Konfiguration des C-10 unterscheidend, Abb. 116), die Cascaroside C und D (stereoisomere 11-Desoxyaloin-8-O-β-D-glucoside) und die durch Abspaltung von Glucose daraus entstehenden Verbindungen Aloin (10-C-Glucosyl-aloeemodin-anthron) und 11-Desoxyaloin (10-C-Glucosyl-chrysophanol-anthron). O-Glykoside machen nur 10–20% des Anteils an Anthraglykosiden aus (z. B. Emodinglucoside). Die Droge wird wie Cortex Frangulae angewendet.

Radix Rhei (Rhei radix), Rhabarberwurzel, ist die ganz bzw. teilweise geschälte oder ungeschälte, getrocknete Rübenwurzel mit den fleischigen Nebenwurzeln von *Rheum palmatum* L., Medizinal-Rhabarber, *Rh. officinale* BAILL., Südchinesischer Rhabarber, oder von deren Hybriden (*Polygonaceae/Polygonales*). Beide Arten sind in den Hochgebirgen Westchinas (zwischen der Wüste Gobi und dem Changjiang) in Höhen von 2500—3200 m heimische Stauden. Hauptlieferländer sind China und Indien. Der Anbau ist auch in Mitteleuropa möglich und wird hier, meistens mit 3jährigem Umtrieb, zur Deckung des Eigenbedarfs praktiziert.

Der Gehalt an Anthracenderivaten beträgt 1,5—8% (AB-DDR fordert 4—7%, berechnet als Dihydroxyanthrachinonmonoglucosid, DAB 9/BRD und Helv. VII fordern mindestens 2,5%). Die als Verfälschung geltenden Wurzeln von *Rheum*-Arten der Sektion *Rhaponticum* (*Rh. rhaponticum* L., Rhapontik, *Rh. rhabarbarum* L., Speise-Rhabarber) enthalten geringere Konzentrationen an Anthracenderivaten und sind durch ihren Gehalt an fluoreszierenden Stilbenderivaten z. B. Rhaponticin (3,3'-Dihydroxy-4'-methoxy-5-glucosyloxy-stilben) erkennbar.

Den Hauptanteil der Anthracenderivate machen Anthraglykoside aus (etwa 80—90%), insbesondere 1- oder 8-β-D-Glucoside des Rheins (Rheinchrysin), des Chrysophanols (Chrysophanein), des Physcions, des Aloeemodins und des Emodins, 1,8-β-Diglucoside des Chrysophanols, des Aloeemodins und des Rheins, Physciongentiobiosid, die Sennoside A und B (Abb. 116) und weitere Glykoside von Iso- und Heterodianthronen (von Rhein freie Heterodianthrone als Palmidine A—D, Rhein enthaltende als Rheidine A, B, C bzw. als Sennidine C und D bezeichnet), teilweise an einem Zuckerrest einen Oxalylrest tragend (Sennoside E und F). Die restlichen 10—20% entfallen auf freie Anthrachinone bzw. Dianthrone.

Bemerkenswert ist der Gehalt der Droge an 5—10% Gerbstoff (vorwiegend Catechingerbstoffe neben Gallotanninen, z. B. Glucogallin = 1-O-Galloyl-β-D-glucose und Lindleyin (s. S. 297) und an Naphthalenderivaten.

Radix Rhei wird bevorzugt in Form des Trockenextrakts als Bestandteil von Arzneispezialitäten, seltener von Einzeltees (1—2 g/Tasse) oder in Teegemischen, als Abführmittel verwendet. Wegen des Gerbstoffgehaltes kann das Drogenpulver (0,1—0,3 g) auch als Antidiarrhoicum oder Zusatz zu Magenpulvern (adstringierende Wirkung auf die Magenschleimhaut) eingesetzt werden.

Folia Sennae (Sennae folium), Sennesblätter, sind die abgestreiften, getrockneten Fiederblättchen, und **Fructus Sennae** (Sennae fructus acutifoliae, Alexandriner-Sennesfrüchte, Sennae fructus angustifoliae, Tinnevelly-Sennesfrüchte), Sennesfrüchte, die getrockneten Früchte von *Cassia senna* L. (*C. acutifolia* DEL.) oder *C. angustifolia* VAHL (*Caesalpiniaceae/Fabales*). *C. senna* ist ein bis 60 cm hoch werdender, in Zentralafrika und im mittleren Nilgebiet vorkommender und angebauter Strauch (Alexandriner- oder Khartoum-Senna liefernd). *C. angustifolia* ist beiderseits des Roten Meeres heimisch und wird besonders in Vorderindien kultiviert (Tinnevelly- oder Tuticorin-Senna liefernd), er kann bis 2 m hoch werden, wird aber meistens einjährig kultiviert.

Sennesblätter enthalten 1,5—3,5% Anthracenderivate (AB-DDR fordert 2,4—3,0% berechnet als Dihydroxyanthrachinonglucosid, Ph. Eur., DAB 9/BRD und Helv. VII fordern mindestens 2,5%). In den Früchten können 2—5% nachgewiesen werden (AB-DDR fordert 2,3—3,0%, Ph. Eur., DAB 9/BRD und Helv. VII fordern für die Alexandriner-Sennesfrüchte mindestens 3,4, für die Tinnevelly-Sennesfrüchte mindestens 2,2%). Hauptwirkstoffe sind die Sennoside A, A_1, und B (Abb. 116) neben weiteren Dianthronglucosiden (Aglyka aufgebaut aus Rhein und Aloeemodin, z. B. das Stereoisomerenpaar Sennosid C und D), Glykosiden des Rheins, Rheinanthrons, Aloeemodins und Aloeemodinanthrons sowie deren Aglyka. Die Sennoside A, A_1 und B sind Stereoisomere des Rheindianthron-8,8'-diglucosids (A: 10R, 10'R, rechtsdrehend, A_1: 10S, 10'S, linksdrehend, vermutlich identisch mit Sennosid G, B: 10R, 10'S, optisch inaktiv). Die Dianthrone werden erst beim Trocknen der Blätter gebildet (entweder aus Rheinanthron-8-β-D-glucosid oder mit diesem gemeinsam aus noch unbekannter Vorstufe). Auch in Sennesblättern und -früchten kommen Naphthalenderivate vor. Sie erlauben eine dünnschichtchromatische Unterscheidung zwischen Alexandriner- und Tinnevelly-Senna.

Sennesblätter und -früchte werden häufig als Einzeltee (1—2 g/Tasse), in Mischtees oder in Form von Pulvern oder Trockenextrakten in Arzneimittelfertigwaren als Abführmittel eingesetzt.

Aloe ist der aus den abgeschnittenen Blättern verschiedener *Aloe*-Arten (*Liliaceae/Liliales*) ausgeflossene, zur Trockne eingedickte Saft. Zur Gewinnung werden die abgeschlagenen, 0,5 bis 1,0 m langen Blätter der sukkulenten Pflanzen mit den Schnittflächen nach unten rund um eine Mulde oder längs einer Rinne gestapelt. Auf diese Weise fließt der in den die Siebröhren sichelförmig umfassenden Sekretzellen enthaltene Saft unter Zerreißen der Querwände der Zellen innerhalb von 5—6 h aus. Er wird entweder über offenem Feuer (braune, glasige Stücke, sog. Aloe lucida, liefernd), mit Hilfe der Sonnenwärme (graue, trübe Stücke liefernd, sog. Aloe hepatica) oder durch Sprühtrocknung eingedampft (feines braunes Pulver liefernd).

Als Stammpflanzen kommen insbesondere in Betracht: *Aloe ferox* MILL. und deren Hybriden (Aloe capensis, Kap-Aloe, Ph. Eur., DAB 9/BRD und Helv. VII mindestens 18,0% Hydroxyanthracenderivate, Gewinnung in Südafrika, meistens Aloe lacida), *Aloe vera* (L.) N. L. BURM. (Aloe barbadensis, Curacao-Aloe, Barbados-Aloe, Venezuela-Aloe, Ph. Eur., DAB 9/BRD und Helv. VII mindestens 28% Hydroxyanthracenderivate, Gewinnung auf den Antilleninseln Aruba und Bonaire und in Venezuela, Ausfuhrhafen Curacao, meistens Aloe lucida) und *Aloe perryi* BAK. (Sokotra-Aloe, Gewinnung Ostafrika und Arabische Halbinsel). Das AB-DDR schreibt keine bestimmte Aloe-Art vor und fordert 15% Anthronglykosylverbindungen.

Aloe enthält 5—40% Aloin (Barbaloin, Abb. 116, mindestens 15% Anthronglykosylverbindungen, AB-DDR), ein Gemisch der Diastereomere des 10-C-Glucosyl-aloeemodindianthrons ((10R, 1'R) Aloin = Aloin A, (10S, 1'R) Aloin = Aloin B, im Verhältnis 1:1, Gleichgewichtseinstellung über das Anthranol). Daneben kommen in Kap-Aloe die diastereomeren Aloinoside (Aloin-11-α-L-rhamnoside) und in Curacao-Aloe 7-Hydroxy-aloin vor. Begleiter der Antracenderivate sind etwa 20% harzartige Stoffe (p-Cumarylester von Harzalkoholen) und 15% Derivate des 2-Acetonyl-7-hydroxy-5-methyl-chromons (Aloeson, z. B. dessen 8-C-Glucosid Aleosin = Aloeresin B, der 2'-p-Cumarylester des Aloesins Aloeresin A und das 7-O-Glucosid des Aloeresins A Aloeresin C).

Therapeutisch eingesetzt werden entweder gepulverte Aloe (abends 0,1 g), Extractum Aloes (ein mit Wasser aus Aloe gewonnener harzfreier Trockenextrakt, gleiche Dosierung), Aloes extractum siccum normatum (DAB 9/BRD, Helv. VII, auf 19,0 bis 21,0% Hydroxyanthracenderivate eingestellt) oder Aloin.

Wäßrige Extrakte oder der Saft aus den Blättern verschiedener *Aloe*-Arten (z. B. aus *A. arborescens* MILL. var. *natalensis* BERG.) werden in der Volksmedizin aber auch in der Schulmedizin (UdSSR, USA, Japan) erfolgreich bei Hautaffektionen (z. B. Verbrennungen durch Hitzeeinwirkung, UV, Röntgenstrahlen), Verätzungen, Wunden, Augenerkrankungen und Paradentose eingesetzt. An der Wirkung sind vermutlich die Schleimstoffe (Glucomannane, abdeckend, reizmildernd) und die Anthracenderivate (baktericid) beteiligt.

Über **Herba Hyperici** (Hyperici herba), Johanniskraut, eine Droge, die neben dem photodynamisch aktiven und als Monoaminooxidasehemmer wirksamen Hypericin (Abb. 117) auch antibiotisch wirksame Acylphloroglucinole enthält, wurde bereits berichtet (s. S. 250).

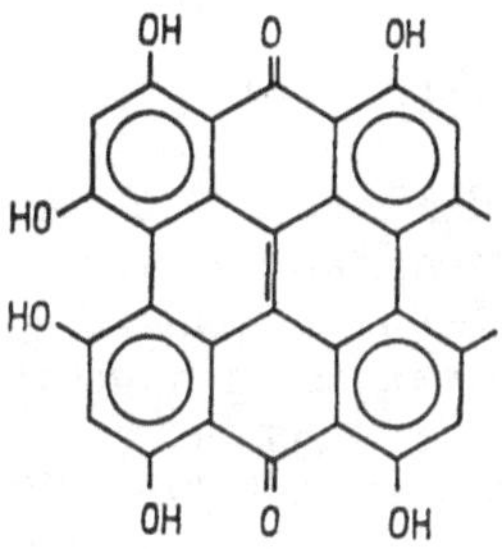

Hypericin

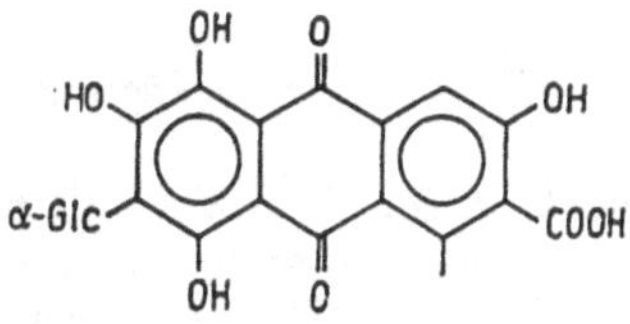

Carminsäure

Abb. 117

Wegen ihres Gehaltes an Anthracenderivaten vom Rubiadin-Typ wird **Radix Rubiae tinctorum** (Rubiae radix), Krappwurzel, zur Behandlung von Harnsteinleiden, insbesondere zur Rezidivprophylaxe, eingesetzt ($Ca^{··}$-Komplexbildung!). Die Droge stammt von *Rubia tinctorum* L. (*Rubiaceae/Gentianales*), Färberröte, einer bis 1 m hohen, im Mittelmeergebiet heimischen Staude. Sie enthält 2—4% Anthracenderivate, insbesondere Alizarin, Lucidin, Pseudopurpurin (Purpurincarbonsäure), Purpurin, Rubiadin, Purpuroxanthin (Abb. 115) und die Glykoside (Glucoside und Primeroside) dieser Verbindungen. Hauptbestandteil ist Ruberythrinsäure (Alizarin-2-primverosid). Die Anwendung erfolgt in Form ethanolischer Extrakte, die Bestandteile von Arzneifertigwaren sind. Von historischem Interesse ist die Verwendung der Pflanze zur Herstellung roter Beizenfarbstoffe (Krapprot, Türkischrot).

Anthracenderivate tierischer Herkunft sind z. B. Carminsäure (aus der Kaktusschildlaus, *Dactylopius coccus* Costa), Laccainsäure und Erythrolaccin aus dem Rohschellack (s. S. 129) sowie Kermessäure (aus der Färberschildlaus *Kermes ilicis* L. oder *K.*

vermilio Planck, Karmesinrot liefernd). Von ihnen wird heute nur noch der Calcium-Aluminium-Farblack der Carminsäure (**Carmin**) als roter Farbstoff für Arzneimittel, Lebensmittel und Kosmetika verwendet. Die Kaktusschildlaus, in Mexiko heimisch, wird insbesondere in Peru auf dem Feigenkaktus *Opuntia cochenillifera* (L.) Mill. zum Zwecke der Farbstoffgewinnung vermehrt.

22. Gerbstoffe

22.1. Chemie, Terminologie und Verbreitung

Gerbstoffe sind Substanzen, die in der Lage sind, die Eiweißmoleküle tierischer Häute so zu vernetzen, daß nur wenig quellbare, gegen mikrobielle Einflüsse weitgehend resistente Produkte, sogenannte Leder, entstehen. Aus Eiweißlösungen werden wasserunlösliche Eiweiß-Gerbstoff-Komplexe ausgefällt.

Die Vernetzung erfolgt zunächst bevorzugt durch Wasserstoffbrücken und Ionenbeziehungen, nach längerer Einwirkung auch durch kovalente Bindungen. Ansatzpunkte für die Brückenbildung sind bei den Proteinmolekülen freie Amino-, Hydroxyl- oder Carboxylgruppen bzw. die Peptidbindungen und bei den Gerbstoffmolekülen phenolische OH-Gruppen sowie oxidativ entstandene chinoide oder semichinoide Strukturen. Zur Erzeugung stabiler Komplexe ist eine gewisse Mindestzahl an reaktiven OH-Gruppen am Gerbstoffmolekül notwendig (M_r mindestens 500, Zahl der phenolischen OH-Gruppen mindestens 10). Übersteigt die Molmasse einen bestimmten Wert (etwa 3000), so nimmt die Gerbstoffwirkung wieder ab, da die großen Moleküle kaum noch wasserlöslich sind und nicht in das Kollagengeflecht der Häute eindringen können.

Pflanzliche Gerbstoffe (die therapeutisch nicht bedeutenden mineralischen und synthetischen sollen hier unberücksichtigt bleiben) besitzen außer ihrer Gerbwirkung eine Reihe gemeinsamer Eigenschaften. Sie sind in Wasser echt oder kolloidal lösliche, schwach sauer reagierende, stickstofffreie Polyphenole. Außer mit Eiweißen bilden sie auch mit Schwermetallionen und Alkaloiden schwer lösliche Verbindungen und ergeben mit $F^{\cdots}$-Ionen blau oder grün gefärbte Komplexsalze. Sie sind, besonders in Lösung, relativ unbeständig. In Gegenwart von Sauerstoff bilden sich wasserunlösliche Polymerisate. Esterartig gebundene Benzencarbonsäuren, z. B. Gallussäure, werden abgespalten.

Zur quantitativen Bestimmung der Gerbstoffe wird ihre Bindung an gepulverte Haut ausgenutzt. Man schüttelt wäßrige Drogenextrakte mit Hautpulver und bestimmt den Gehalt an Polyphenolen vor und nach der Hautpulverbehandlung colorimetrisch mit Wolframatophosphorsäure (AB-DDR, DAB 9/BRD, Helv. VII, Ph. Eur.). Auch die Fällung der Gerbstoffe mit Schwermetallsalzen gibt Anhaltspunkte über den Gehalt.

Ihrer chemischen Struktur nach kann man die Gerbstoffe in 2 große Gruppen einteilen: die hydrolysierbaren und die nicht hydrolysierbaren Gerbstoffe..

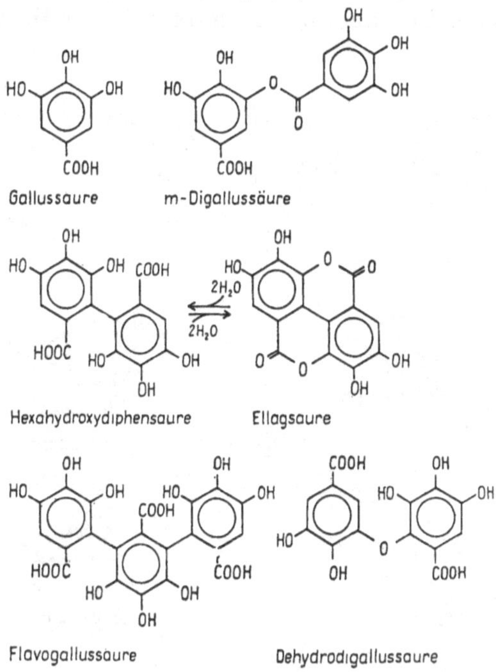

Abb. 118. Säurekomponenten hydrolysierbarer Gerbstoffe

Hydrolysierbare Gerbstoffe sind Ester von Monosacchariden, meistens von Glucose, mit Gallussäure, mit deren Depsiden (esterartig verknüpfte Oligomere, z. B. m-Digallussäure), mit deren C—C-verknüpften Oligomeren (z. B. Hexahydroxydiphensäure, Flavogallussäure), mit deren Ethern (z. B. Dehydrodigallussäure, Abb. 118) oder mit anderen Derivaten. Nach den bei der Hydrolyse neben den Monosacchariden auftretenden Produkten kann man die hydrolysierbaren Gerbstoffe weiter in Gallotannine (nur Gallussäure) und Ellagitannine (neben Gallussäure auch Ellagsäure, das Dilacton der Hexahydroxydiphensäure, und ähnliche Säuren) unterteilen. Andere Polyhydroxyverbindungen dienen bisweilen ebenfalls als Kopplungspartner für die Phenolcarbonsäuren (z. B. Chinasäure, Anhydrosorbitol).

Die Zahl der am Monosaccharid gebundenen Säurereste kann sehr unterschiedlich sein. Das einfachste Gallotannin ist das Glucogallin (1-O-Galloyl-β-D-glucose, Abb. 119), ein Acylglucosid der Gallussäure. Im Hamamelitannin (aus Cortex Hamamelidis)

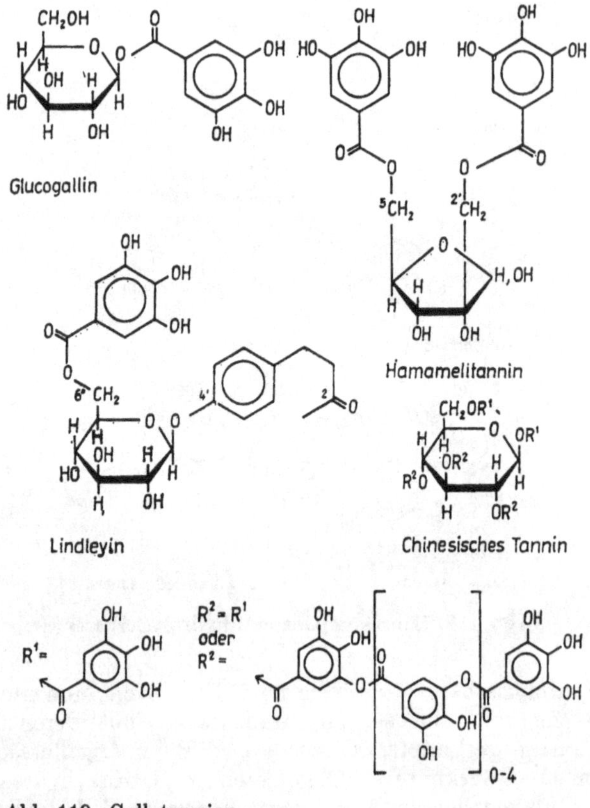

Abb. 119. Gallotannine

sind 2 Gallussäurereste an einem Molekül Hamamelose, einer verzweigten Hexose (2-C-Hydroxymethyl-D-ribose), gebunden. Das Gerbstoffgemisch der Chinesischen Gallen enthält durchschnittlich 8 Gallussäurereste pro Molekül Glucose. Während die Hydroxylgruppen am C-1 und C-6 je einen Galloylrest tragen, können am C-2, C-3 und C-4 Galloyl- oder Oligogalloylreste (m- oder p-verbundene Di-, Tri-, Tetra-, Penta- oder Hexadepside der Gallussäure) angeknüpft sein. Im Gallotannin der türkischen Gallen kommen auf ein Molekül Glucose im Durchschnitt 5 Gallussäurereste. Der Oligogalloylrest sitzt am C-6, die Hydroxylgruppe am C-2 oder C-3 ist frei. Ein erwähnenswerter Vertreter dieser Gruppe ist auch das Lindleyin, das u. a. in Radix Rhei enthalten ist. Dieses 4'-Hydroxyphenyl-butan-2-on-(6''-galloyl-)glucosid besitzt der Acetylsalicylsäure und dem Phenylbutazon vergleichbare analgetische und antiphlogistische Wirksamkeit.

Bei den Ellagitanninen handelt es sich häufig um Diester bzw. Tetraester der Glucose mit einem bzw. zwei Molekülen Hexahydroxydiphensäure. Die freien Hydroxylgruppen des Zuckers können mit Galloylresten besetzt sein (z. B. Agrimonin aus Radix Tormentillae, Abb. 120). Auch Glykoside der Ellagsäure (z. B. Ellagsäuregentiobiosid) sind aufgefunden worden.

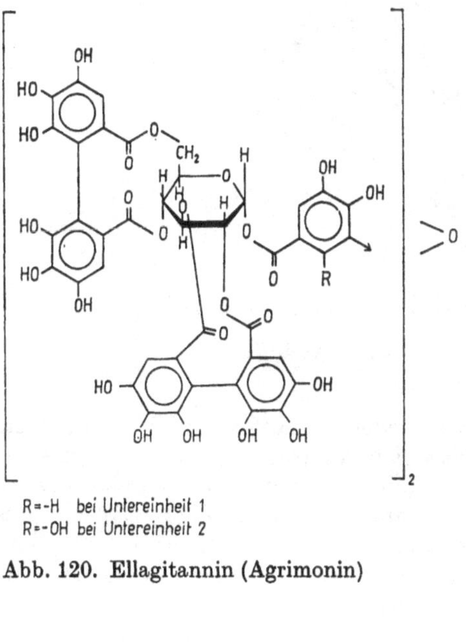

Abb. 120. Ellagitannin (Agrimonin)

Kondensierte Gerbstoffe (Catechingerbstoffe) gehen enzymkatalysiert durch C—C-Verknüpfung aus Catechinen (Flaven-3-olen) oder Leukoanthocyanidinen (Flavan-3,4-diolen) hervor. Eine Vielzahl von Catechingerbstoffen sind Proanthocyanidine (s. S. 274). Aber auch durch Säurekatalyse nicht lösbare Bindungen (8-6′ bzw. 8-2′) kommen in ihnen vor (Abb. 121). Diese Bindungen werden vermutlich durch oxidative Kupplung (in Analogie zur Bildung des Lignins, s. S. 225) geknüpft.

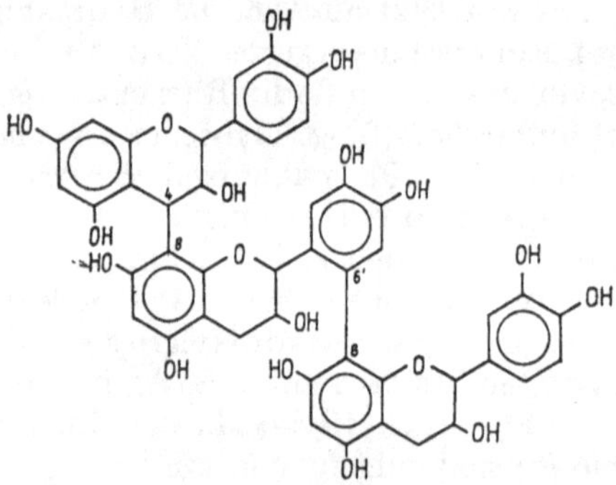

Catechintrimer aus Cortex Quercus

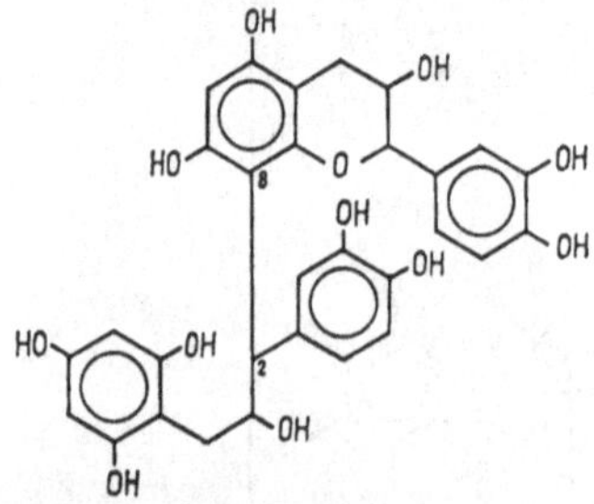

Catechindimer (entstanden durch Säurekatalyse)

Abb. 121. Catechingerbstoffe

In totem Gewebe oder in vitro kann die Kondensation nichtenzymatisch, unter Einfluß von Sauerstoff erfolgen und zu ähnlichen Produkten führen. Auch eine säurekatalysierte Selbstkondensation der Catechine ist möglich. Dabei kommt es zur Reaktion eines nucleophilen C-Atoms (C-6 oder C-8) mit dem elektrophilen C-Atom in Position 2 eines zweiten Catechinmoleküls unter Protonenwanderung und Öffnung des Pyranringes (Abb. 121). Diese Reaktion kann sich mit neuen Reaktionspartnern mehrmals wiederholen. Leukoanthocyanidine verbinden sich nach säurekatalysierter Abspaltung von Hydroxylionen vom C-4 in Form von Flavan-3-ol-carbokationen untereinander oder mit Catechinen zu Proanthocyanidinen (Abb. 108).

Bis zu einem Polymerisationsgrad von etwa 6 sind die Catechingerbstoffe wasserlöslich. Schreitet die Kondensation weiter fort, entstehen wasserunlösliche, rotbraun gefärbte Verbindungen, sog. Gerbstoffrote oder Phlobaphene. Welche der Bindungen in den aus Drogen isolierten Catechingerbstoffen enzymatisch und welche spontan gebildet wurden, ist noch nicht sicher zu entscheiden.

Neben diesen beiden großen Gruppen gibt es eine Reihe von Depsiden oder Depsidonen, die ebenfalls Gerbstoffcharakter aufweisen. Dazu gehören z. B. Rosmarinsäure (Labiatengerbstoff) und die Coffeoylchinasäuren (z. B. Chlorogensäuren, s. S. 214).

Gerbstoffe sind im Pflanzenreich weit verbreitet. Sie kommen bei fast allen Ordnungen der Samenpflanzen vor. Wichtige Gerbstofflieferanten sind *Pinaceae*, *Fagaceae*, *Rosaceae*, *Mimosaceae*, *Caesalpiniaceae*, *Fabaceae*, *Anacardiaceae* und *Ericaceae*. Bei den *Brassicaceae* und *Papaveraceae* scheinen sie zu fehlen.

Ihre ökologische Bedeutung besteht sicherlich darin, daß sie die Genießbarkeit von Pflanzen für viele Pflanzenfresser herabsetzen (Beeinträchtigung des Geschmacks durch adstringierende Wirkung auf die Geschmacksknospen und der Verdaubarkeit durch Ausfällung der Verdauungsenzyme), daß sie antibiotisch wirksam sind und daß ihre Spaltprodukte (Ellagsäure, Gallussäure) die Entwicklung pflanzenfressender Insektenlarven hemmen.

22.2. Pharmakologie

Während niedermolekulare Komponenten der Gerbstoffe (z. B. dimere Proanthocyanidine, bestimmte Gallotannine, z. B. Lindleyin) sicherlich auch systematische Wirkungen entfalten, haben die höhermolekularen Anteile nur topische Effekte. Sie fällen die Eiweißstoffe der oberen Haut- und Schleimhautschichten. Dadurch setzen sie die Reizempfindlichkeit der Nervenendigungen herab, wirken also reizmildernd, entzündungswidrig und schwach lokalanästhetisch. Kapillarblutungen werden gestillt. Die Sekretionstätigkeit der Drüsen der Haut und Schleimhaut wird eingeschränkt. Auf Hemmung der Sekretion und der Wirkung von Verdauungsenzymen (besonders der Glykosidasen) beruht vermutlich auch der hypoglykämische Effekt der Gerbstoffe.

Auf Wunden bilden sie Koagulationsmenbranen, die ein Austrocknen (Freiwerden des Quellungswassers der Eiweiße) fördern, die Resorption toxischer Eiweißabbauprodukte verhindern und das Eindringen und die Entwicklung von Bakterien hemmen.

Extrakte aus Gerbstoffdrogen werden, lokal appliziert, bei Entzündungen der Schleimhaut (Stomatitis, Gingivitis, Angina) und der Haut, bei Hyperhidrosis und Hautjucken eingesetzt. Peroral gegeben, dienen sie zur Behandlung von hyperacider Gastritis (Sekretionseinschränkung, Reizmilderung), Diarrhoe (Herabsetzung der Empfindlichkeit des Darmes für motilitätsauslösende Reize, Verhinderung der Resorption toxischer Stoffe) und als Mittel der ersten Hilfe bei Schwermetall- sowie Alkaloidvergiftungen (starker Kaffee, starker Tee). Eine langfristige innerliche oder äußerliche Anwendung von Gerbstoffen, insbesondere von Gallotanninen, soll zu Leberschäden durch die freigesetzte Gallussäure führen. In vitro wurde jedoch eine Schutzwirkung von Gallussäure, Ellagsäure, (+)-Catechin, (—)Epicatechin, Ellagitanninen, Galloylglucosen und Galloylcatechinen auf Leberzellen festgestellt und der Einsatz solcher Verbindungen (z. B. von (—)-Epicatechingallat zur Behandlung von Hepatitiden) wird erwogen. Eine Diskrepanz, die der Klärung bedarf.

22.3. Gerbstoffe als biogene Arzneistoffe

Um ein Gemisch isolierter Gallotannine handelt es sich bei **Acidum tannicum** (Tanninum), Gerbsäure. Das Produkt wird aus Türkischen oder Chinesischen Gallen gewonnen. Dazu werden die zerkleinerten Gallen mit einem Gemisch von Ether/Ethanol (4:1) extrahiert, der Extrakt wird mit Wasser verdünnt und von der etherischen Phase, die besonders die freie Gallussäure enthält, befreit. Die wäßrige Lösung wird eingedampft. Der Gerbstoffgehalt der Gerbsäure beträgt etwa 50% (AB-DDR fordert 38—46%). Sie ist nur zur äußerlichen Anwendung, z. B. als Badedroge, geeignet. Bei peroraler Applikation kommt es zur Magenreizung und zu einer raschen Inaktivierung durch Hydrolyse der Esterbindungen im Darm. Das Fällungsprodukt von Eiklar oder Casein mit Gerbsäure, das **Albuminum tannicum** (Albumini tannas), Albumintannat, Tannin-Eiweiß, hingegen, wird reizlos vertragen. Aus ihm werden erst im Darm gerbsaure Salze freigesetzt, so daß eine Magenreizung und der rasche Abbau in den oberen Darmabschnitten unterbleiben. Es wird als Antidiarrhoicum verwendet.

Gallae (Gallae turcicae), Türkische Gallen, Aleppogallen, sind pathologische Bildungen von *Quercus infectoria* OLIV. (*Fagaceae/Fagales*), der im östlichen Mittelmeergebiet und auf dem Balkan heimischen Gall-Eiche. Die kugeligen kirschgroßen Gebilde entstehen durch Eiablage einer Gallwespe, *Andricus gallaetinctoriae* (*Cynips tinctoria* HARTIG, *Cynipidae/Hymenoptera*), auf den Vegetationspunkt der austreibenden Knospen. Anstelle normaler Triebe bilden sich Wucherungen, in denen die Larven der Gallwespe heranwachsen. Das Insekt verläßt die Galle nach etwa 6 Monaten. Gallae enthalten 40—65% Gallotannine. **Gallae chinenses**, Chinesische Gallen, Zackengallen, stammen von verschiedenen Sumach-Arten, insbesondere von *Rhus chinensis* MILL. (*Anacardiaceae/Rutales*), Gallen-Sumach, im nördlichen Indien, in China und Japan vorkommenden Bäumen. Ihre Bildung wird durch die Blattlaus *Aphis sinensis* BELL. (*Aphidae/Rhynchota*) ausgelöst. Die unregelmäßig geformten Gallen, in denen eine Vielzahl von Blattläusen zu finden sind, liefern bis 75% Gallotannine.

Um isolierte Catechingerbstoffe mit einem hohen Anteil an monomeren Catechinen handelt es sich bei **Catechu** (aus dem Kernholz von *Acacia catechu* (L. fil.) WILLD. und *A. suma* KURZ, *Mimosaceae/Fabales*), **Gambir** (aus den Blättern von *Uncaria gambir* (HUNTER) ROXB., *Rubiaceae/Gentianales*) und **Kino** (eingetrockneter Saft aus dem Stamm von *Pterocarpus marsupium* ROXB., *Fabaceae/Fabales*), die in Südostasien gewonnen werden. Sie spielen in der europäischen Medizin kaum noch eine Rolle. *Pterocarpus marsupium* hat in den letzten Jahren wegen des Einsatzes zur Behandlung des Diabetes mellitus in der indischen Medizin wiederum Aufmerksamkeit erregt. Als einer der Wirkstoffe kommt wahrscheinlich (—)-Epicatechin in Betracht, das im Tierversuch vor experimentell ausgelöstem Diabetes zu schützen vermag.

Bedeutende organisierte Gerbstoffdrogen sind Folia Hamamelidis, Cortex Quercus, Radix Ratanhiae und Rhizoma Tormentillae.

Folia Hamamelidis (Hamamelidis folium), Hamamelisblätter, stammen von *Hamamelis virginiana* L. (*Hamamelidaceae/Hamamelidales*), Virginische Zaubernuß, einem im atlantischen Teil Nordamerikas heimischen Strauch. Die Droge enthält 5—10% Gerbstoffe (ein Gemisch von Gallotanninen mit wenig Catechingerbstoffen),

0,1–0,5% wasserdampfflüchtige Stoffe (darunter Carbonylverbindungen wie 6-Methyl-hepta-3,5-dien-2-on, Hex-2-en-1-al sowie aliphatische Alkohole und Ester) und Flavonoidglykoside. Ebenfalls eingesetzt wird die Rinde der Pflanze, **Cortex Hamamelidis** (Hamamelidis cortex), Hamamelisrinde. Sie enthält 4–6% Gerbstoffe (u. a. Hamamelitannin und 5- bzw. 2′-O-Galloylhamamelose). Hamamelispräparate (Destillate oder Extrakte) werden äußerlich, bei oberflächlichen Hautdefekten, Hämorrhoiden, Varizen und Venenentzündungen angewendet.

Cortex Quercus (Quercus cortex), Eichenrinde, ist die Rinde von jungen Stämmen, Zweigen und Stockausschlägen von *Quercus robur* L., Stiel-Eiche, *Qu. petraea* (MATTUSCHKA) LIEBL., Trauben-Eiche, seltener auch von *Qu. pubescens* WILLD., Flaum-Eiche (*Fagaceae/Fagales*). In der Eichenrinde sind je nach Alter der Zweige bzw. Stämmchen von denen die Droge gewonnen wird, 3–20% Catechingerbstoffe (neben Ellagitanninen) enthalten (AB-DDR fordert 2,7–3,7%, Helv. VII mindestens 12%). Sie wird fast ausschließlich äußerlich, zu Bädern und Umschlägen (10%ige Abkochung) bei Dermatitiden, Hautjucken, Hyperhidrosis (Fußbad) und Frostbeulen, verwendet.

Radix Ratanhiae (Ratanhiae radix), Ratanhiawurzel, stammt von *Krameria triandra* RUIZ et PAV. (*Krameriaceae/Fabales*), einem in den Anden von Peru und Bolivien in Höhen von 1000–2500 m vorkommenden Halbstrauch. Sie enthält, lokalisiert in der Rinde, 10–15% Catechingerbstoffe (AB-DDR fordert 2,0%, Ph. Eur., DAB 9/BRD und Helv. VII mindestens 10%). Die Anwendung erfolgt, meistens in Form der Tinktur, als Gurgelmittel oder zu Pinselungen bei Entzündungen im Mund- und Rachenraum (Gingivitis, Stomatitis, Angina) und seltener innerlich als Antidiarrhoicum.

Rhizoma Tormentillae (Tormentillae radix), Tormentillwurzel, Blutwurzrhizom, wird von *Potentilla erecta* (L.) RÄUSCHEL (*Rosaceae/Rosales*), Blutwurz, einer in Nord- und Mitteleuropa sowie Nordasien auf Magerrasen, in Mooren und Feuchtheiden heimischen, kleinen Staude, gewonnen. Die Droge enthält 10–22% Gerbstoffe (dimere und trimere Proanthocyanidine und Ellagitannine, z. B. Agrimonin). Sie wird wie Ratanhiawurzel eingesetzt.

Heute nur noch selten verwendete Gerbstoffdrogen sind **Folia Juglandis** (Juglandis folium, Walnußblätter, von *Juglans regia* L., *Juglandaceae/Juglandales*, 3–10% Gerbstoffe, besonders Ellagitannine), **Fructus Myrtilli** (Myrtilli fructus, Heidelbeeren, von *Vaccinium myrtillus* L., *Ericaceae/Ericales*, 5–10% Catechingerbstoffe) und die Rosaceendrogen, die Gallotannine und Catechine in artspezifischen Relationen enthalten: **Folia Rubi fruticosi** (Rubi fruticosi folium, Brombeerblätter, etwa 8%, vorwiegend Gallotannine, im Tierversuch hypoglykämisch wirksam), **Herba Anserinae** (Anserinae herba, Gänsefingerkraut, von *Potentilla anserina* L., 4—7%, vorwiegend Ellagitannine), **Herba Agrimoniae** (Agrimoniae herba, Odermennigkraut, von *Agrimonia eupatoria* L., 4—10%, vorwiegend Catechingerbstoffe), **Herba Alchemillae** (Alchemillae herba, Frauenmantelkraut, von *Alchemilla vulgaris* L., Sammelart, ca. 8%, vorwiegend Catechingerbstoffe) und **Folia Fragariae** (Fragariae folium, Erdbeerblätter, von *Fragaria vesca* L.).

23. Bitterstoffe

Als Bitterstoffe bezeichnet man bitter schmeckende Substanzen, die außer der durch den Geschmack bedingten, reflektorisch ausgelösten Steigerung der Magensaftsekretion in für diesen Zweck ausreichenden Dosen keine weitere pharmakologische Wirkung besitzen.

Ihre chemische Struktur ist sehr unterschiedlich. Gesicherte Vorstellungen über die Zusammenhänge von Struktur und Bitterwirkung existieren nicht. Die Bitterstoffe der therapeutisch eingesetzten Drogen sind fast durchweg stickstofffrei und haben häufig Lactongruppen oder O=C—C=C-Strukturen. Aber auch N-freie Stoffe ohne diese Gruppierungen können stark bitter schmecken. Relativ geringe Strukturveränderungen können die Bitterwirkung auslösen. So ist z. B. das Hesperitin-7-β-(2-α-L-rhamnosyl)-glucosid (Neohesperidin) bitter, das Hesperitin-7-β-(6-α-L-rhamnosyl)-glucosid (Hesperidin) hingegen nicht.

Auch Drogen mit hochwirksamen Inhaltsstoffen (z. B. Semen Strychni, Cortex Chinae) können bei Applikation geringer Dosen als Bittermittel eingesetzt werden.

Da Gehaltsbestimmungen von Bitterstoffdrogen wegen der fehlenden Beziehungen zwischen erfaßbaren chemischen Parametern und der Bitterwirkung nicht möglich sind, erfolgt eine Wertbestimmung der Drogen durch Geschmacksprüfung. Man ermittelt zu diesem Zweck die Grenzkonzentration, bei der der bittere Geschmack eines Drogenextraktes noch wahrnehmbar ist. Angegeben werden entweder zwei Konzentrationen eines Drogenextrakts, von denen der mit der höheren Konzentration noch bitter schmecken muß, während der mit der niedrigeren nicht mehr bitter schmecken darf (AB-DDR), der sogenannte Bitterwert (reziproker Wert der noch bitter schmeckenden Verdünnung, z. B. bedeutet ein Bitterwert von 10000, daß ein Extrakt von 1 g Droge in 10000 ml Wasser noch bitter schmecken muß, DAB 9/BRD) oder Bitterwirkungseinheiten (Helv. VII, 1 Ph. Helv.-Einheit entspricht dem 2000. Teil der Bitterwirkung von Chininhydrochlorid). Um individuelle Fehler auszuschalten, wird für jede Versuchsperson ein Korrekturfaktor mit Hilfe von Lösungen von Chininhydrochlorid (AB-DDR, CM-RGW, DAB 9/BRD, Helv. VII, Bitterwert mit 200000 festgelegt) oder Brucin (ÖAB 9, Bitterwert mit 3000000 festgelegt) ermittelt, der unmittelbar vor jedem Versuch bestimmt werden muß.

Man verwendet als Bittermittel (Amara) fast stets wäßrige oder ethanolische Auszüge aus Bitterstoffdrogen, die 30–60 Minuten vor dem Essen gegeben werden und die durch Unterstützung der kephalen Phase (durch Sinnesreize ausgelöste, über das Großhirn vermittelte Phase) der Magensaftsekretion zur Steigerung des Appetits und zur Verbesserung der Verdauungsprozesse beitragen. In den Zubereitungen enthaltenes Ethanol bewirkt in Konzentrationen unter 10% durch direkten Einfluß auf die Magenschleimhaut eine Förderung der Gastrinausschüttung (s. 35.6.9.), verstärkt damit die hormonelle Phase der Sekretionstätigkeit und die Motilität des Magens. Durch den verbesserten Start der Verdauung im Magen werden auch die nachfolgenden Verdauungsvorgänge, besonders die Pankreas- und Gallensaftausschüttung sowie die Darmmotilität, positiv beeinflußt.

Bitterstoffe kommen in sehr vielen Pflanzenfamilien vor. Von medizinischer Bedeutung sind besonders die der *Gentianaceae, Menyanthaceae, Asclepiadaceae, Asteraceae* und *Lamiaceae*.

Die Bitterstoffe der *Gentianaceae* und *Menyanthaceae* (beide *Gentianales*) sind 10-C-Iridoide und Secoiridoide (Abb. 122). Drogen dieser Gruppe sind Radix Gentianae, Herba Centaurii und Folia Trifolii fibrini.

Radix Gentianae (Gentianae radix), Enzianwurzel, stammt von *Gentiana lutea* L., Gelber Enzian (*Gentianaceae*), einer ausdauernden, bis 1,4 m hohen Gebirgspflanze, die besonders in den Alpen verbreitet ist. Die Wurzeln und Rhizome werden im Frühjahr geerntet und müssen rasch getrocknet werden. In geringem Umfange wird die Pflanze in der BRD und in Frankreich angebaut. Dabei liefern Anbaugebiete in höheren Lagen besonders bitterstoffreiche Drogen. Hauptlieferländer sind Spanien, Italien und Afrika (Can-

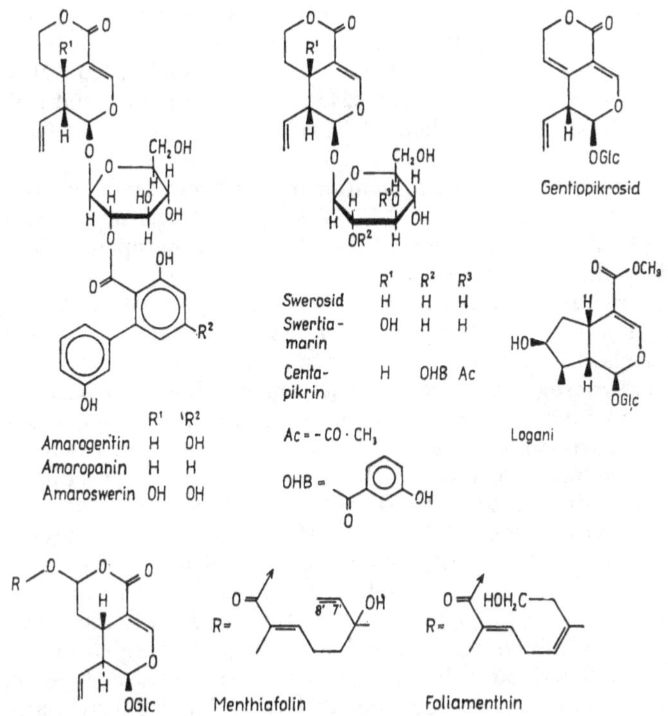

Abb. 122. Monoterpenbitterstoffe (Iridoide)

talware). Neben der im DAB 9/BRD, der Helv. VII und der Ph. Eur. zugelassenen *G. lutea* werden vom AB-DDR und ÖAB 9 weitere Stammpflanzen genannt: *G. purpurea* L., Purpur-Enzian, *G. punctata* L., Tüpfel-Enzian, *G. pannonica* Scop., Ungarischer Enzian, und *G. asclepiadea* L., Schwalbenwurz-Enzian. Obwohl diese Pflanzen teilweise wertvolle Drogen liefern, spielen sie wegen ihres begrenzten Vorkommens nur eine untergeordnete Rolle im Drogenhandel.

Der Bitterwert von Radix Gentianae (luteae) liegt zwischen 10000 und 30000. Hauptbitterstoff ist das Amarogentin (0,01 bis 0,05%, Bitterwert 58000000). Das ebenfalls enthaltene Gentiopikrosid (1–3,4%) spielt wegen des relativ geringen Bitterwertes (12000) nur eine geringe Rolle beim Zustandekommen der Bitterwirkung. Als Begleitstoffe sind erwähnenswert das Trisaccharid

Gentianose (β-D-Fruf 2-1 α-D-Glcp 6-1 β-D-Glcp, bis zu 8%, ein Speicherstoff der stärkefreien Pflanze) und die beim Trocknen daraus hervorgehende Gentiobiose (β-D-Glcp 1-6 D-Glcp), Saccharose, Xanthon-Derivate (s. S. 278), Flavonglykoside und sich von den Secoiridoiden ableitende Pyridin-Alkaloide (z. B. Gentialutin).

Der Bitterwert von Radix Gentianae purpureae ist höher (bis 260000). Sie enthält neben 0,16–0,36% Amarogentin Amaroswerin (0–0,2%, Bitterwert 58000000) und Amaropanin (0,06 bis 0,15%, Bitterwert 20000000).

Die Anwendung erfolgt als Einzeltee (ca. 2 g/Tasse), in Mischtees, in Form der Tinktur oder von Extrakten als Bestandteil von Standard-Rezepturen (Tct. amara, Tct. stomachica) oder Arzneifertigwaren. Die frische Enzianwurzel kann nach Fermentation (Aromabildung, Spaltung der Oligosaccharide und eines Teiles der Bitterstoffe) auch zu „Enzianschnaps" vergoren werden.

Herba Centaurii (Centaurii herba), Tausendgüldenkraut (Bitterwert 2000–4000, DAB 9/BRD fordert 2000), stammt von *Centaurium erythraea* Rafn (*C. minus* Moench), Echtes Tausendgüldenkraut (*Gentianaceae*), einem von Mitteleuropa bis Westsibirien und Nordafrika auf Halbtrockenrasen und an Waldrändern vorkommenden, einjährig überwinternden Kraut. Die Droge kommt aus Wildvorkommen, Anbauversuche erscheinen erfolgreich. Hauptlieferländer sind Jugoslawien, Griechenland, Ungarn, Rumänien, Marokko und Algerien. Bitterstoffe sind Swertiamarin (Bitterwert 12000), Swerosid (12000), Amarogentin, Centapikrin (4000000) und Desacetylcentapikrin, Begleitstoffe sind Pyridin-Alkaloide, Xanthone (z. B. 1,8-Dihydroxy-3,5,6,7-tetramethoxy-xanthon) und Flavonoide. Die Anwendung erfolgt bevorzugt in Form von Einzeltees (2 g/Tasse), Mischtees oder von Extrakten in Arzneifertigwaren.

Folia Trifolii fibrini (Folium Menyanthidis, Trifolii fibrini folium), Fieberkleeblätter, Bitterkleeblätter (Bitterwert 1500–9000) sind die getrockneten Blätter von *Menyanthes trifoliata* L., Fieberklee (*Menyanthaceae*), einer auf der nördlichen Erdhalbkugel verbreiteten Sumpfpflanze mit ausdauerndem Rhizom. Die Bitterstoffe dieser Droge sind Monoterpensäureester von Seco-Iridoiden (Menthiafolin sowie dessen 7',8'-Dihydroverbindung Foliamenthin), Loganin und Swerosid. Die Anwendung erfolgt fast ausschließlich in Form des Einzeltees (1 g/Tasse).

Weitere Gentianaceen-Drogen sind in anderen Ländern in Gebrauch (von *Swertia-*, *Gentiana-* und *Centaurium-*Arten).

Die Bitterstoffe der *Asteraceae* sind Sesquiterpenlactone (Abb. 123), insbesondere vom Guajan-Typ (Guajanolide), Eudesman-Typ (Eudesmanolide) oder Germacran-Typ (Germacranolide). Eine Anzahl von Guajanoliden und Germacranoliden gehen bei Wasserdampfdestillation (teilweise nur in Gegenwart von Sauer-

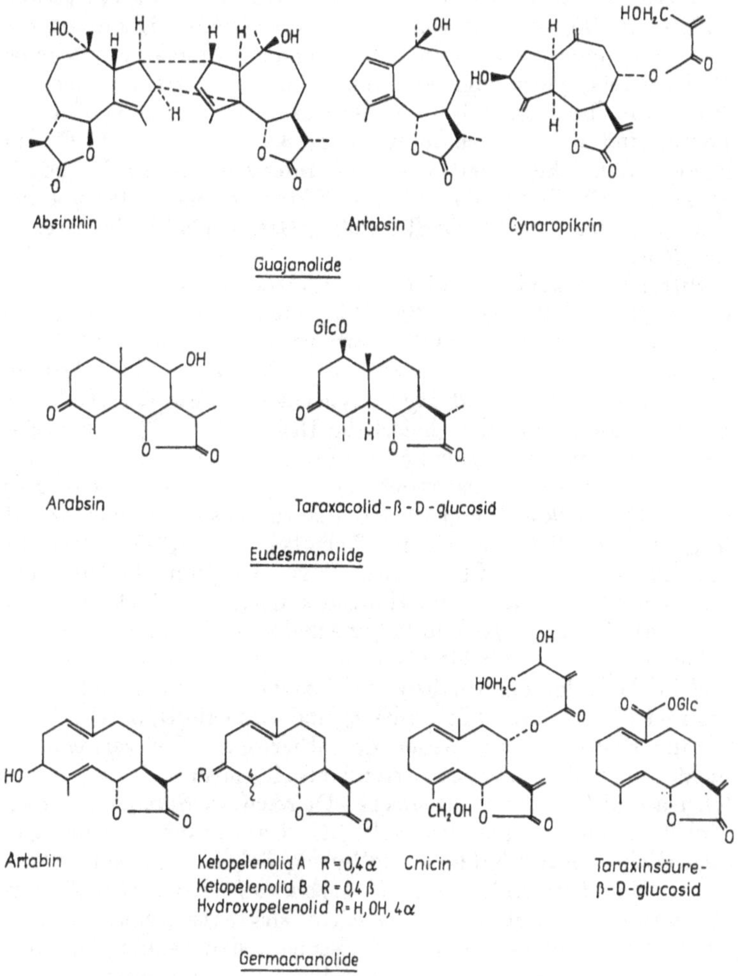

Abb. 123. Sesquiterpenbitterstoffe

stoff) über verschiedene Zwischenprodukte (Abb. 132) in Azulene über, sie sind also Proazulene (Azulenogene).

Bei uns genutzte Drogen mit Sesquiterpenlactonen als Bitterstoffen sind Herba Absinthii, Herba Cardui benedicti, Radix Taraxaci cum Herba, Flores Millefolii (s. 24.5.2.), Flores Chamomillae (s. 24.5.2.) und Folia Cynarae (s. S. 214).

Herba Absinthii (Absinthii herba), Wermutkraut (Bitterwert 20000–40000), stammt von *Artemisia absinthium* L. (*Asteraceae/Asterales*), einem ausdauernden, besonders an mäßig trockenen Ruderalstellen vorkommenden, bis 1,2 m hohen Halbstrauch. Die Pflanze ist über ganz Europa, Nordasien sowie Nordafrika verbreitet und wurde auch in Nordamerika eingeschleppt. Es existieren zahlreiche Chemotypen mit unterschiedlichem Wirkstoffspektrum. Die Droge stammt aus Wildvorkommen oder aus dem Anbau in der UdSSR, ČSSR, Polen, Griechenland, Jugoslawien und Rumänien.

Bitterstoffe sind besonders das dimere Guajanolid Absinthin (0,2–0,3%, Bitterwert 12000000), weiterhin die monomeren Guajanolide Artabsin (bis 0,7%, Bitterwert 3000000) und Matricin (Bitterwert 550000, Abb. 132), die Germacranolide Artabin, Ketopelenolid A, B und Hydroxypelenolid sowie das Eudesmanolid Arabsin. Außerdem liefert die Droge 0,3–1,2% ätherisches Öl sehr komplexer Zusammensetzung mit (+)-Isothujon (neben wenig (–)-Thujon, insgesamt je nach Chemotyp 10–80%), (+)-Isothujylalkohol und dessen Estern (besonders das Acetat, insgesamt 1–75%), in einem Chemotyp mit (+)-Sabinylacetat (bis 28%), und mit Chamazulen (aus Absinthin, Artabsin und Matricin hervorgehend) als Hauptbestandteilen. Weitere erwähnenswerte Inhaltsstoffe sind Polyine und sesaminähnliche Lignane.

Die Anwendung erfolgt als Einzeltee (1 g/Tasse), in Mischtees und in Form der Tinktur bzw. von Extrakten als Bestandteil von Standard-Rezepturen (Tct. amara) und Arzneifertigwaren.

Eine Reihe anderer, wegen der ätherischen Öle verwendeter, nicht offizineller *Artemisia*-Arten sind *A. vulgaris* Burm., Beifuß (arm an Bitterstoffen, ätherisches Öl reich an Sabinen, Myrcen, Cineol, Campher und Borneol), *A. dracunculus* L., Estragon (ätherisches Öl mit Sabinen, Methyleugenol, Estragol und Elemicin als Hauptbestandteilen), und *A. pontica* L., Römischer Wermut (Hauptkomponenten des ätherischen Öls Artemisiaketon, (–)-Thujon und Cineol). Beifuß und Estragon sind beliebte Gewürze, Römischer Wermut wird zur Herstellung von Wermutweinen verwendet.

Herba Cardui benedicti (Cnici benedicti herba), Kardobenediktenkraut (Bitterwert 500–2000), stammt von *Cnicus benedictus* L., einer im Mittelmeergebiet beheimateten, distelartigen Pflanze, die auch in Mitteleuropa angebaut wird. Hauptbitterstoff ist das Germacranolid Cnicin (0,2–0,6%). Die nachgewiesenen Lignane könnten ebenfalls an der Bitterwirkung beteiligt sein. Auch etwa 0,3% ätherisches Öl ist in der frischen Droge enthalten. Die Anwendung erfolgt wie die von Herba Absinthii.

Radix Taraxaci cum Herba (Taraxaci radix cum herba), Löwenzahnkraut und -wurzel, ist die im Frühjahr vor der Blütezeit geerntete Pflanze von *Taraxacum officinale* WIGGERS, Gemeiner Löwenzahn, einer auf Fettwiesen und an Wegrändern vorkommen-

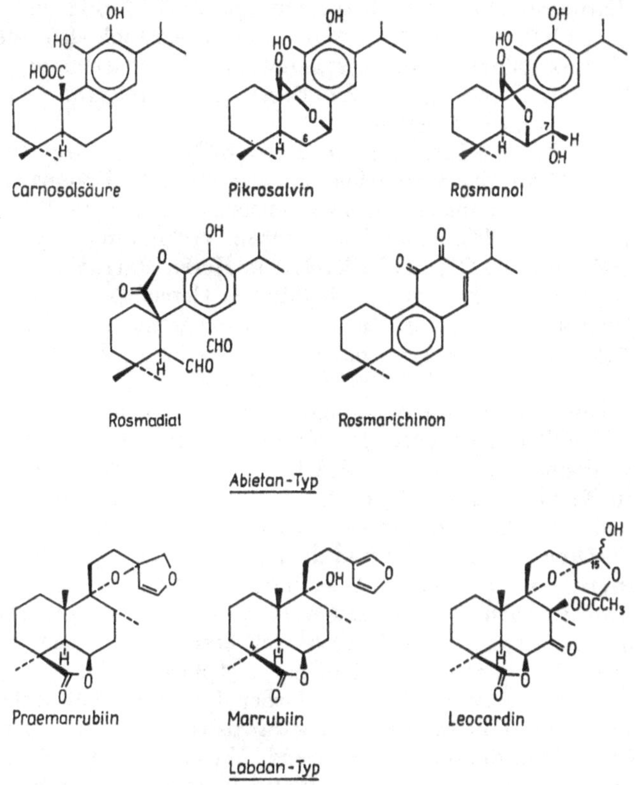

Abb. 124. Diterpenbitterstoffe

den, auf der gesamten nördlichen Erdhalbkugel verbreiteten Staude. Als Bitterstoffe sind bisher Eudesmanolide (z. B. Taraxacolid-β-D-glucosid) und Germacranolide (z. B. Taraxinsäure-β-D-glucosid) nachgewiesen worden. Ein weiterer, interessanter Inhaltsstoff ist das Taraxacosid, das Glucosid eines β-Hydroxybutyrolactons, das am Glucoserest in 4' einen p-Hydroxyphenylethylrest trägt. Die Droge findet nicht nur als Amarum, sondern auch bei Gallenleiden (z. B. Gallenblasenentzündung) und als Diureticum in Mischtees oder Arzneifertigwaren Verwendung.

Diterpenbitterstoffe (Abb. 124) werden in Drogen gefunden, die von Pflanzen aus der Familie der *Lamiaceae* stammen. Von besonderem pharmazeutischem Interesse sind die antibiotisch und antioxidativ wirksamen Diterpene vom Abietan-Typ Pikrosalvin (Carnosol) aus Folia Rosmarini (s. 24.5.1.) und Folia Salviae (s. 24.5.2.), sowie Rosmanol, 7-epi-Rosmanol, Isorosmanol (6-Hydroxypikrosalvin), Rosmadial und Rosmarichinon aus Folia Rosmarini. Sie werden möglicherweise durch Autoxidation aus der Carnosolsäure gebildet.

Ein bitteres Diterpen vom Labdan-Typ, das Marrubiin, (Bitterwert 6500), das vermutlich spontan aus dem Praemarrubiin hervorgeht, kommt in Konzentrationen von 0,4—1%, begleitet von verwandten, nichtlactonischen Verbindungen (z. B. Marrubiol, am C-4: CH_3 und CH_2OH) in **Herba Marrubii**, dem getrockneten Kraut des bei uns heimischen Gemeinen Andorns, *Marrubium vulgare* L., vor. Es wird, bevorzugt in Form des Einzeltees (1,5 g/Tasse), als Amarum und Choleretieum (Wirkform des Marrubiins ist vermutlich die Marrubiinsäure) angewendet.

Die in der Volksmedizin eingesetzte und in der UdSSR offizinelle Droge **Herba Leonuri**, das Kraut des bei uns verbreiteten Herzgespanns, *Leonurus cardiaca* L., enthält ebenfalls Diterpenbitterstoffe vom Labdan-Typ (Leocardin, ein C-15-Epimerengemisch) und vom Clerodan-Typ, neben Iridoiden, Flavonoiden, Stachydrin (N-Dimethyl-L-prolin) und dem uterotonisch wirksamen Leonurin (Syringasäureester des 4-Guanidino-butan-1-ols). Die Droge soll dem Baldrian vergleichbare sedative und Digitalisglykosiden ähnliche, positiv inotrope Wirksamkeit besitzen. Welchen Wirkstoffen diese Wirkungen zuzuordnen sind, ist noch unklar.

Triterpenbitterstoffe sind bisher für eine therapeutische Anwendung ohne Interesse. Erwähnenswert sind die Cucurbitacine (Abb. 125), die für die abführende Wirkung einiger obsoleter Drogen (Fructus Colocynthidis, Radix Bryoniae) verantwortlich sind. Sie besitzen teilweise cytostatische Wirksamkeit, sind aber wegen der starken Reizwirkung therapeutisch nicht einsetzbar. Sie sind Derivate des 19(10 → 9β)-abeo-Lanostans und treten gehäuft bei *Cucurbitaceae* auf.

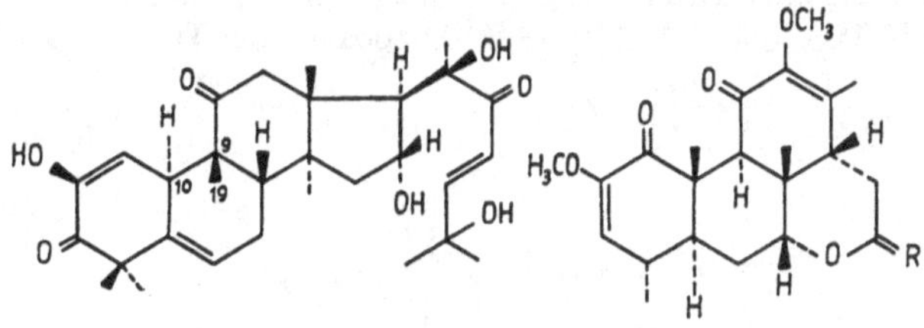

Abb. 125. Triterpene und ihre Abbauprodukte als Bitterstoffe

Stark bittere Abbauprodukte von Triterpenen sind die Quassinoide und die Limonoide. Die Quassinoide sind Derivate des hypothetischen tetracyclischen Kohlenwasserstoffes Picrasan (20-C-Verbindung). Diese bei den *Simaroubaceae* verbreiteten Verbindungen besitzen teilweise erhebliche cytostatische Wirksamkeit. Sie sind auch für die Bitterwirkung von **Lignum Quassiae**, Bitterholz (Bitterwert ca. 50000, von den südamerikanischen Bäumen *Picrasma excelsa* (SWARTZ) PLANCH. und *Quassia amara* L.), verantwortlich. Hauptbitterstoffe dieser Droge sind Quassin (0,1%, Bitterwert 17000000) und Neoquassin (0,1%, 16000000, Abb. 125). Erwähnenswert ist auch das Vorkommen der antileukämisch wirksamen Ester von Picrasan-Derivaten (Quassimarin und Simalikalacton D) im Saft der Pflanze. Lignum Quassiae wird, heute nur noch selten, als Einzeltee (0,5 g/Tasse) oder in Mischtees, als Amarum verwendet. Die Limonoide sind u. a. bei *Rutaceae* vorkommende C_{26}-Nortriterpene. Am bekanntesten ist das Limonin, der Bitterstoff der Samen, des Albedo und bitterer Säfte von Citrus-Früchten.

Um acylierte Pregnan-Glykoside handelt es sich bei den Bitterstoffen von **Cortex Condurango** (Condurango cortex), Condurangorinde. Die Droge ist die Stammrinde der lianenartigen Asclepiadacee (*Gentianales*) *Marsdenia cundurango* RCHB. fil., Condurangostrauch, die in den Anden von Ecuador, Peru und Kolumbien vorkommt und in Ostafrika auch kultiviert wird. Das Bitterstoffgemisch (Gehalt 1—2%) wird als Condurangin bezeichnet.

Als Komponenten wurden identifiziert: die Condurangoglykoside A, A_0, A_1, B_0, C, C_0, D_0, 20-O-Methyl-D_0 und 20-iso-O-Methyl-D_0. Aglyka sind Condurangogenin A, B, C und D. Die Aglyka unterscheiden sich durch die Substitution der C-Atome 14, 18 und 20 (Abb. 126, bei B 14,20; 18,20-Diepoxy-, bei D 14,20-Di-hydroxy-

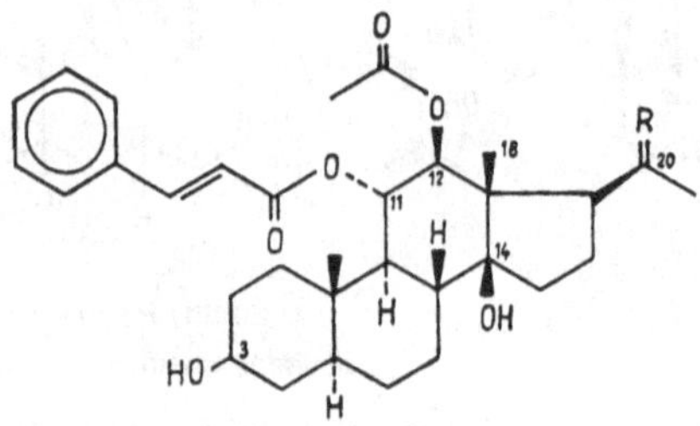

Condurangogenin A R = =O
Condurangogenin C R = -H, -OH

Abb. 126. Pregnanderivate als Bitterstoffe

18,20-epoxy-). Die Aglyka tragen durchweg in Position 11 einen Cinnamoyloxy-, in 12 einen Acetoxy- und in 3 einen Oligosaccharidrest (Tri, Tetra- oder Pentasaccharid). Als Monosaccharidkomponenten kommen Zucker vor, die auch in Cardenolidglykosiden gefunden werden (D-Cymarose, D-Oleandrose, 3-O-Methyl-6-desoxyallose, Abb. 53, und D-Glucose). Eine Reihe dieser Condurangoglykoside zeigen Antitumoraktivität. Begleitstoffe sind mit Nicotinsäure veresterte Pregnan-Derivate (Condurangamine). Die Anwendung erfolgt als Amarum in Form von Aufgüssen (1,5 g/Tasse, kalt filtrieren, Condurangine in der Kälte besser löslich) und von Condurangowein (Mazerat von 50 g Droge mit 1 l Wein).

24. Ätherische Öle

24.1. *Chemie und Verbreitung*

Ätherische Öle sind flüssige Gemische flüchtiger, lipophiler Verbindungen, die von Pflanzen gebildet und von ihnen an vom Cytoplasma getrennten Orten ihres Organismus abgelagert werden.

Sie können durch physikalische Prozesse aus Pflanzen gewonnen werden und besitzen deren typischen Geruch.

Die chemische Struktur der Komponenten ätherischer Öle kann sehr unterschiedlich sein. Bisher wurden über 1500 Verbindungen aus ihnen isoliert. Die Mehrzahl dieser Substanzen sind acyclische (Abb. 127), monocyclische (Abb. 128) bzw. bicyclische Monoterpene (Abb. 129) oder Sesquiterpene (Abb. 130). Häufig treten auch Phenylpropenderivate als Bestandteile auf (Abb. 131). Daneben kommen aliphatische Kohlenwasserstoffe und deren sauerstoffhaltige Abkömmlinge (Alkohole, Aldehyde, Ketone, Carbonsäureester), Polyine, Hydroxy- oder Methoxy-

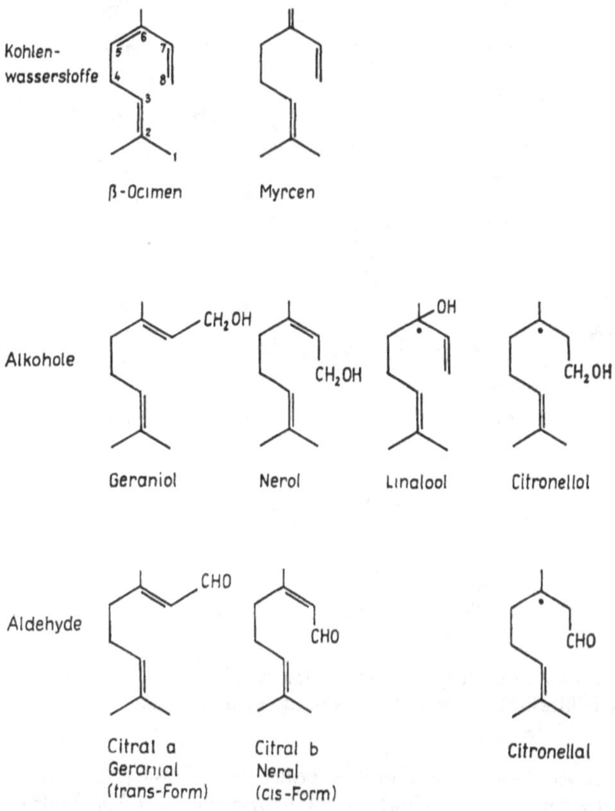

Abb. 127. Acyclische Monoterpene als Bestandteile ätherischer Öle (Chiralitätszentren durch Punkte gekennzeichnet)

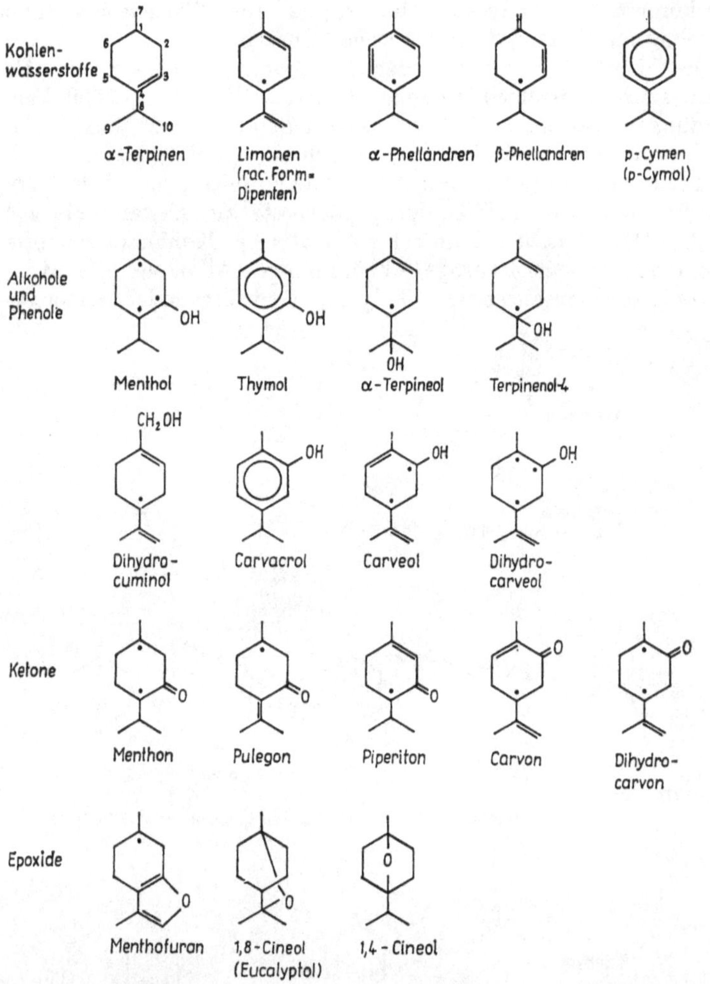

Abb. 128. Monoterpene vom p-Menthan-Typ als Bestandteile ätherischer Öle (Chiralitätszentren durch Punkte gekennzeichnet)

derivate des Benzaldehyds oder Benzylalkohols, schwefelhaltige und/oder stickstoffhaltige Verbindungen (Alkylsulfide, Alkylisothiocyanate, Alkylthiocyanate, Anthranilsäureester, Indolabkömmlinge) sowie andere flüchtige Stoffe in ätherischen Ölen vor.

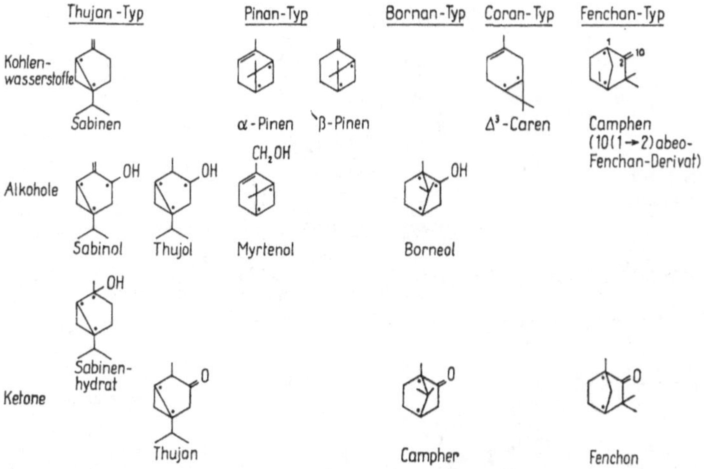

Abb. 129. Bicyclische Monoterpene als Bestandteile ätherischer Öle (Chiralitätszentren durch Punkte gekennzeichnet)

Die Zusammensetzung des ätherischen Öls einer bestimmten Pflanze ist sehr komplex. Die modernen analytischen Methoden, vorwiegend die Gaschromatographie (GC), auch ausgeführt als Headspace-Gaschromatographie (HSGC, Analyse der flüchtigen Komponenten im Gasraum über einer Droge), besonders unter Nutzung langer Dünnfilmkapillaren, kombiniert mit der Massenspektrometrie oder Massenfragmentographie (massenspektrometrische Erfassung von Ionen eines ausgewählten Masse-Ladungsverhältnisses) sowie die Hochdruckflüssigkeitschromatographie (HPLC), in neuester Zeit auch die ^{13}C-NMR spektroskopische Mehrkomponentenanalyse, machen es möglich, häufig über 100 Komponenten in einem ätherischen Öl nachzuweisen, zu identifizieren und zu quantifizieren.

Das Spektrum der Komponenten des ätherischen Öls einer Pflanze ist genetisch determiniert, meistens organspezifisch und charakteristisch für ihren Entwicklungszustand. Durch die Umweltbedingungen ist eine Modulation innerhalb einer gewissen Variationsbreite möglich. Beispielsweise enthält das Öl der Rinde von *Cinnamomum verum*, Ceylon-Zimtbaum, Zimtaldehyd als Hauptbestandteil, das der Blätter Eugenol und das der Wurzel Campher. Bei *Carum carvi*, dem Kümmel, finden wir im ätherischen Öl des Fruchtknotens während der Blüte etwa 75% Limonen und

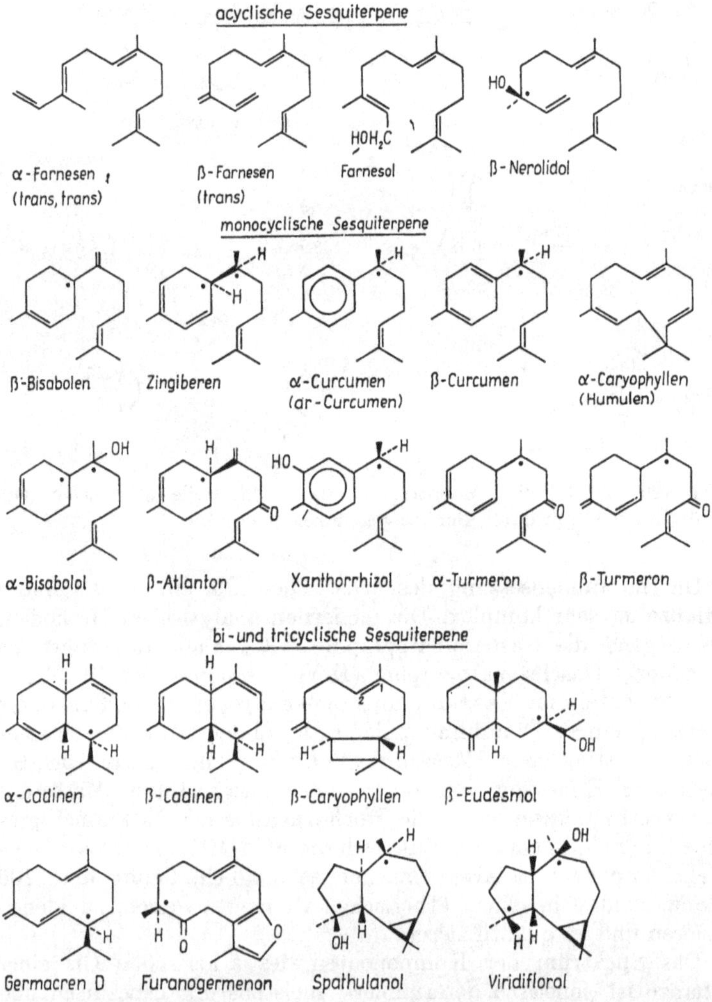

Abb. 130. Sesquiterpene als Bestandteile ätherischer Öle (Chiralitätszentren durch Punkte gekennzeichnet)

nur 2% Carvon, in dem der Frucht jedoch über 80% Carvon. Pflanzen der gleichen Art können in verschiedenen Varianten auftreten. So sind beispielsweise von *Tanacetum vulgare*, Rainfarn, allein in Ungarn 26 Chemotypen nachgewiesen worden, deren

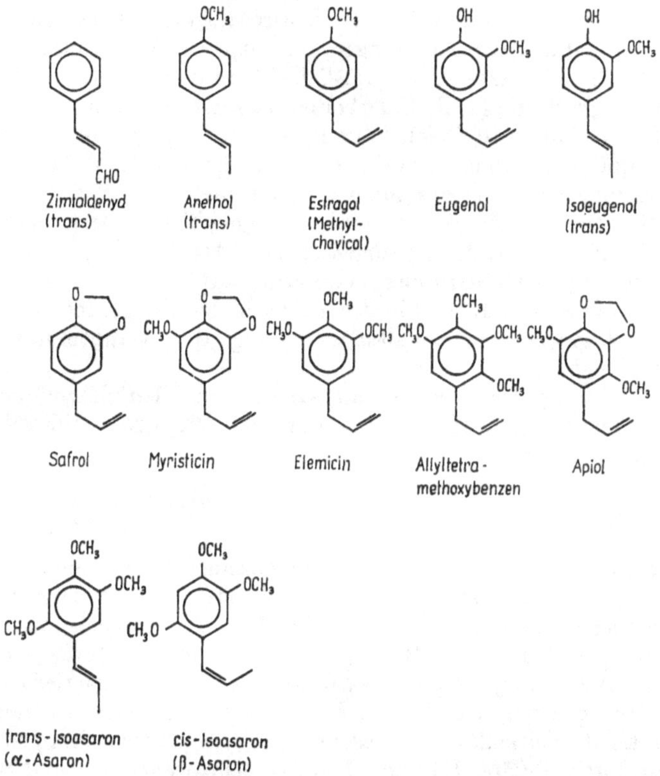

Abb. 131. Phenylpropanderivate als Bestandteile ätherischer Öle

ätherische Öle stark voneinander abweichende Zusammensetzung aufweisen.

Zur Feststellung der Identität der zur arzneilichen Verwendung bestimmten ätherischen Öle fordern die Arzneibücher, neben der unerläßlichen Geruchsprobe, die dünnschichtchromatographische Untersuchung. Mit ihrer Hilfe erfolgt der Nachweis charakteristischer Komponenten, meistens durch Vergleich mit cochromatographierten Reinsubstanzen, seltener auch (für einige Öle des AB-DDR) mit den R_f-Werten von Farbstoffen. Zur Detektion wird sehr häufig Vanillin-Schwefelsäure oder Anisaldehyd-Reagens benutzt.

Zur Reinheitsprüfung können physikalische Parameter (Brechungsindex, optische Drehung, Dichte, Erstarrungspunkt, Löslichkeit in Ethanol) dienen. Weiterhin wird auf möglicherweise zu erwartende definierte Verbindungen geprüft, z. B. Schwermetalle, fette Öle, fremde Ester, wasserlösliche Anteile (z. B. Ethanol), halogenhaltige Stoffe (z. B. Chlorkohlenwasserstoffe), einen unzulässig hohen Anteil an freien Säuren, Verharzungsprodukte oder auf qualitätsmindernde natürliche Komponenten (z. B. hoher Menthofurangehalt in Oleum Menthae piperitae).

Zur Bestimmung des Wertes wird in einigen Fällen die Ermittlung von Kennzahlen herangezogen (z. B. Esterzahl, d. h. Gehalt an acetylierbaren OH-Gruppen, Verseifungszahl, d. h. Gehalt an Estern). Vom AB-DDR wird in der Mehrzahl der Fälle jedoch eine gaschromatographische Gehaltsbestimmung der Hauptinhaltsstoffe verlangt.

Die Erfassung des Gehaltes an ätherischen Ölen in zellulär organisierten Drogen erfolgt durchweg nach Wasserdampfdestillation volumetrisch.

24.2. Biologie

Die ätherischen Öle werden in Endomembransystemen der Zelle (glattes Endoplasmatisches Retikulum, Plastiden, Dictyosomen) gebildet und entweder in Ölvakuolen des Protoplasmas (bei einigen Duftstoffen der Blütenblätter) gespeichert oder meistens, vermutlich durch Exocytoseprozesse, in den extracytoplasmatischen Raum der Zelle (Umwandlung der Zelle in eine Ölzelle), aus der Zelle unter die Cuticula (bei Drüsenhaaren oder Drüsenschuppen) oder in interzelluläre Räume (Bildung schizogener Ölbehälter durch Auseinanderdrängen der dem Öldepot benachbarten Zellen) abgeschieden (merokrine Exkretion). Werden die ätherische Öle bildenden Zellen nach Abschluß des Prozesses zerstört (holokrine Exkretion), wobei auch umliegende Zellen mit betroffen sein können, entsteht ein lysigener Ölbehälter. Auch schizogene Öldepots können zusätzlich durch lysigene Vorgänge erweitert werden (schizolysigene Ölbehälter).

Je nach Lokalisation unterscheidet man innere und äußere Öldepots. Zu den ersteren gehören die Ölzellen und die Ölbehälter. Ölzellen sind Absonderungsidioblasten, bei denen sich das ätherische Öl, durch eine Suberinlamelle eingeschlossen, in einer sich häufig durch ihre Größe vom umgebenden Gewebe unterscheidenden, meistens abgestorbenen Zelle befindet. Sie treten u. a. bei *Lauraceae, Piperaceae, Araceae* und *Zingiberaceae* auf. Ölbehälter, nach der Art ihrer Entstehung in schizogene, lysigene oder schizolysigene unterteilbar, sind kugel- oder schlauchförmig. Kugelförmige Ölbehälter sind die der *Myrtaceae* (schizogen) und *Rutaceae* z. B. im Exocarp der Citrusfrüchte (lysigen oder schizolysigen). Schlauchförmige, schizogene sind die Ölstriemen der Apiaceenfrüchte und die Harzkanäle des Holzes oder der Nadelblätter der Koniferen. Äußere Öldepots sind zwischen der abgehobenen Cuticula und der Zellwand der lebenden Drüsenzellen lokalisiert. Wir finden sie u. a. in Form der Köpfchenhaare (mehrzellige Haare, deren Endzelle als Köpfchen ausgebildet ist), z. B. bei *Pelargonium*-Arten, und in Form der Drüsenschuppen bei *Lamiaceae* (mit kreisförmig angeordneten Drüsenzellen) oder *Asteraceae* (mit etagenförmig angeordneten Drüsenzellen).

Bei einer Reihe von Pflanzen wurden neben ätherischen Ölen auch die Glykoside ihrer alkoholischen bzw. phenolischen Komponenten (vermutlich in den Vakuolen lokalisiert) nachgewiesen. So können beispielsweise bei *Mentha piperita* bis zu 5% des Menthols als Mentholglucosid vorliegen. Diese Glykoside sind möglicherweise für die vielfach beobachtete Zunahme des absoluten Gehalts an ätherischem Öl beim langsamen Trocknen von Pflanzen verantwortlich. Ihre Funktion ist unklar. Vielleicht handelt es sich um Entgiftungsprodukte von ins Cytoplasma gelangten Anteilen des ätherischen Öls.

Ätherische Öle kommen etwa bei 30% aller untersuchten Pflanzen vor. Besonders verbreitet sind sie bei Vertretern der *Cupressaceae, Pinaceae, Lauraceae, Myristicaceae, Piperaceae, Myrtaceae, Rutaceae, Apiaceae, Lamiaceae, Asteraceae* und *Zingiberaceae.*

Sie dürften vorwiegend ökologische Funktionen besitzen (Allomone), d. h. beispielsweise der Abwehr von tierischen Räubern und Mikroorganismen, zur Anlockung von bestäubenden Insekten und als Mittel zur Einschränkung der Transpiration (Gasvorhang lipophiler Moleküle über den Spaltöffnungen, begünstigt durch dichte Blattbehaarung) dienen.

24.3. Technologie

Ätherische Öle werden besonders in der kosmetischen Industrie, der Lebensmittelindustrie, der Pharmazie und der Technik verwendet. Die Weltproduktion wird auf etwa 20000 t im Jahr geschätzt, wobei das Aufkommen an 250000 t Terpentinöl, das vorwiegend als chemischer Rohstoff und für technische Zwecke eingesetzt wird, unberücksichtigt bleibt. In großen Mengen gewonnen werden Kiefernnadelöle, Citronellöl, Pfefferminzöl, Citrusöle, Kampfer, Eucalyptusöl, Nelkenöl und Lavendelöl.

Die Gewinnung erfolgt durch Wasserdampfdestillation, durch Extraktion mit leicht flüchtigen Lösungsmitteln oder, in seltenen Fällen, z. B. bei Citrusfrüchten, auch durch Pressung.

Durch Wasserdampfdestillation wird die Qualität der ätherischen Öle negativ beeinflußt (Verseifung von Estern, teilweise Verlust wasserlöslicher Komponenten, thermische Zersetzungen). Für pharmazeutische Zwecke sind auf diese Weise gewonnene Produkte verwendbar.

Extraktionsöle (sog. konkrete Öle) sind von besserer Geruchsqualität. Sie enthalten aber auch nichtflüchtige lipophile Stoffe (Esterwachse, Paraffinkohlenwasserstoffe, Triterpene, Triacylglycerole usw.). Bei Behandlung mit verdünntem Ethanol bleiben diese Komponenten ungelöst zurück. Nach Verdunsten des Lösungsmittels werden die sog. absoluten Öle erhalten. Man verwendet sie fast ausschließlich in der Parfümerieindustrie.

Bisweilen fallen ätherische Öle auch als Nebenprodukte an (Terpentinöl bei der Sulfitzellstoffherstellung, Citrusöle bei der Gewinnung von Citrussäften durch Homogenisieren der ungeschälten Früchte).

Ätherische Öle haben, besonders wenn sie einen hohen Gehalt an ungesättigten Kohlenwasserstoffen aufweisen, nur geringe Haltbarkeit. Unter dem Einfluß von Sauerstoff, begünstigt durch Wärme, Feuchtigkeit und Licht, werden die Komponenten oxidativ verändert (Auftreten unangenehm riechender, stark haut- und schleimhautreizender Produkte) oder sie verharzen.

24.4. Pharmakologie

Ätherische Öle werden auf Grund ihrer lipophilen Eigenschaften sehr gut aus dem Magen-Darm-Trakt (bei peroraler Applikation), aber auch durch die Haut aufgenommen (bei percutaner Applikation durch Einreibungen und Bäder). Die Ausscheidung erfolgt in weitgehend unveränderter Form mit der Atemluft durch die Lungen, zum größten Teil jedoch, nach Biotransformation zu Glucuroniden und Sulfaten, mit dem Harn durch die Nieren. Neben der resorptiven darf auch eine reflektorische Wirkung, ausgelöst durch den Geruch und Geschmack, angenommen werden (Aromatherapie).

Über die Wirkungsmechanismen für die topischen und systemischen Effekte ist nichts bekannt. Es ist aber wahrscheinlich, daß die Wirkung durch Einlagerung der lipophilen Moleküle in die Zellmembran oder in Endomembransysteme, mit der Folge von Permeabilitätsänderungen und der Beeinflussung von Rezeptoraffinitäten und -aktivitäten, zustandekommt.

Bei äußerlicher Anwendung wirken ätherische Öle hyperämisierend, antiphlogistisch, antiseptisch und bisweilen auch granulationsfördernd. Der hyperämisierende Effekt wird primär durch eine lokale Hautreizung ausgelöst. Durch die dadurch verursachte Auslösung der Freisetzung endogener Mediatoren (z. B. Histamin, Bradykinin) wird der Primäreffekt verstärkt. Der lokale Reiz wird segmental-reflektorisch gezielt auf innere Organe übertragen (z. B. analgetische, spasmolytische und koronardilatatorische Effekte). Durch Stimulierung humoraler Mechanismen kann eine antiphlogistische Wirkung ausgelöst werden. Die Entzündungshemmung wird durch antibakterielle und antimycetische Effekte verstärkt. Die Desinfektionswirkung vieler Komponenten ätherischer Öle entspricht der des Phenols oder ist ihr überlegen. So betragen beispielsweise die Phenolkoeffizienten (für Phenol = 1) für Menthol 0,9, Zimtaldehyd 3,0, Campher 6,2, Eugenol 8,6, Thymol 20,0, Lavendelöl 1,6, Fenchelöl 13,0 und Thymianöl 13,2.

Auf Grund der hautreizenden Wirkung, der dadurch ausgelösten Hyperämie und systemischen Effekte werden eine Reihe ätherische Öle oder ihre Komponenten (insbesondere Campher, Rosmarinöl, Lavendelöl, Lorbeeröl, Wacholderöl, Terpentinöl, Wintergrünöl und Methylsalicylat) äußerlich als Rubefacientia (Phlogistica) in Form von Linimenten, ethanolischen Lösungen, Bädern, Salben und Gelen eingesetzt. Indikationen, bei denen die lokale Hyperämie ausgenutzt wird, sind Quetschungen, Hämatome, Prellungen und Zerrungen. Eine Nutzung der reflektorisch in den den behandelten Hautzonen zugeordneten Körpersegmenten ausgelösten Analgesie erfolgt bei rheumatischen und neuralgischen Schmerzen.

Als Antiphlogistica werden besonders ethanolische und wäßrige Auszüge aus Kamillen-, Schafgarben- und Arnikablüten sowie ethanolische Lösungen von Kamillenblütenöl oder seinen wirksamen Komponenten (Chamazulen, (—)-α-Bisabolol) eingesetzt. Indikationen sind Wunden, Venenentzündungen, Furunkel, Insektenstiche sowie Schleimhautentzündungen im Mund-, Nasen- und Rachenraum (hier auch Dampfbad-Inhalationen).

Bei innerlicher Anwendung stimulieren ätherische Öle, je nach Inhaltsstoffspektrum, die Produktion und Ausschüttung von Verdauungssekreten, wirken spasmolytisch, antiseptisch, expectorierend, diuretisch, Herztätigkeit und Atmung anregend oder sedierend.

Die Anregung der Sekretion und Motilität des Magens wird in erster Linie durch Förderung der kephalen (Aromaeffekt) und hormonellen Phase der Magensaftausschüttung (durch Reizung der Magenschleimhaut) verursacht. Gleichzeitig vorhandene Bitterstoffe (bei Aromatica amara) oder vorhandenes Ethanol (bei ethanolischen Extrakten) potenzieren den Effekt. Als Stomachica werden bevorzugt eingesetzt: Pfefferminzblätter, Pfefferminzöl, Kümmelfrüchte, Kümmelöl, Zimtrinde, Gewürznelken, Muskatnuß, Pomeranzenschalen, Schafgarbenblüten, Kalmusrhizom, Engelwurz, Ingwerrhizom und Wermut. Anwendungsformen sind ethanolische Extrakte bzw. Lösungen oder Teemischungen.

Auch eine Förderung der Cholekinese (Gallensaftausschüttung), der meistens eine gesteigerte Cholerese (Gallensaftbildung) folgt, ist durch ätherische Öle vom Kalmusrhizom, von Gelbwurzrhizomen, Kümmelfrüchten, Lavendelblüten und Pfefferminzblättern erreichbar.

Die Förderung der Bereitstellung von Verdauungssekreten, unterstützt durch den antiseptischen Effekt, hilft Dyspepsien zu beseitigen. Die gleichzeitige antiphlogistische und spasmolytische Wirkung (z. B. von Fenchelfrüchten, Kamillenblüten, Kümmelfrüchten, Pfefferminzkraut und ihren ätherischen Ölen) trägt zur Milderung von Darmkoliken bei.

Der positive Einfluß auf alle Verdauungsfunktionen macht die genannten Drogen bzw. ihre ätherischen Öle zur Behandlung von Appetitlosigkeit, Verdauungsbeschwerden, Meteorismus, Flatulenz, Darmkoliken und Dyspepsien geeignet.

Die expectorierende Wirkung, in erster Linie in einer Verflüssigung des Bronchialsekrets (Sekretolyse) und einer Förderung seines Abtransports (sekretomotorischer Effekt) bestehend, wird in den Bronchien selbst durch die mit der Atemluft ausgeschiedenen oder mit einem Inhalationsstrom dorthin gelangenden Komponenten der ätherischen Öle verursacht. Bei peroraler Applikation kommt dazu eine durch Reizung der Magenschleimhaut ausgelöste reflektorische Steigerung der Bronchialsekretion. Der antiseptische Effekt und die, besonders bei Inhalation auftretende bronchospasmolytische Wirkung tragen zum Erfolg der Therapie von Bronchialkatarrhen mit ätherischen Ölen bei. Geeignete Expectorantia sind Fenchelfrüchte, Anisfrüchte, Thymianblätter, Anisöl, Eucalyptusöl, Fichtennadelöl, Latschenkiefernöl, Terpentinöl,

Campher und Menthol. Die Anwendung erfolgt durch Inhalation, Aerosoltherapie, percutane Applikation (Salben, Bäder, gleichzeitige Inhalation!), perorale Applikation in Form von Tees (Adjuvanswirkung des Zuckers, bei heißer Aufnahme auch Inhalation), Lutschtabletten bzw. Pastillen (Inhalation) oder Sirupen (Hustensäften).

Der diuretische Effekt kommt vermutlich durch eine Reizung des Nierenepithels durch Komponenten ätherischer Öle und deren Glucuronide und damit durch eine Erhöhung der ausgeschiedenen Primärharnmenge zustande. Ein pharmakologisch gesicherter Effekt ist nur für das Wacholderbeeröl (mit Terpinenol-4 als Wirkstoff) belegt.

Sedierende Wirkung besitzen nur wenige Komponenten ätherischer Öle. Nachgewiesen wurde sie für das 2-Methyl-but-2-en-3-ol des Hopfens (s. S. 248), Sesquiterpene des Baldrians (Valerenon, Valerenal, s. S. 150) und das Citral des Melissenöls. Auch eine Sedierung durch Aromaeffekte (z. B. durch Borneylisovalerianat) ist nicht auszuschließen.

Einige Bestandteile ätherischer Öle sind auch von toxikologischer Bedeutung. Zu ihnen gehören verschiedene Monoterpene wie (—)-Thujon, (+)-Isothujon, Sabinen und Sabinol sowie Phenylpropanderivate wie Myristicin, Elemicin, Apiol, Safrol und Isoasaron. Die genannten Monoterpene verursachen lokal starke Reizerscheinungen und bei peroraler Aufnahme größerer Mengen eine Schädigung des ZNS, die zum Tod durch Herz- und Atemstillstand führen kann. Auch Myristicin und Elemicin beeinträchtigen in erster Linie die Funktion des ZNS. Bei Apiol, das mißbräuchlich als Abortivum benutzt wurde, stehen Reizungen des Magen-Darm-Traktes sowie Schädigungen von Nieren und Leber im Vordergrund der Wirkung. Safrol und Isoasaron führen bei Versuchstieren bei chronischer Applikation zum Auftreten bösartiger Tumore.

24.5. Ätherische Öle als biogene Arzneistoffe

24.5.1. Ätherische Öle als hautreizende Mittel

Drogen, die vorwiegend wegen ihrer hautreizenden Wirkung eingesetzt werden, sind Camphora, Oleum Terebinthinae, Oleum Pini, Oleum Rosmarini, Oleum Lavandulae, Oleum Myristici aethereum (s. S. 341) und, bevorzugt in der Veterinärmedizin, auch Oleum Lauri (ein durch heiße Pressung aus den Früchten des Lorbeers,

Laurus nobilis L., *Lauraceae/Magnoliales*, gewonnenes Gemisch aus fettem und ätherischem Öl).

Camphora, Campher, wird entweder halbsynthetisch aus α-Pinen gewonnen (DL-Campher) oder aus dem ätherischen Öl des Campherbaumes, *Cinnamomum camphora* (L.) SIEB. (*Lauraceae/ Magnoliales*), als der sich beim Abkühlen ausscheidende feste Anteil erhalten (D(+)-Campher). Die meisten Pharmakopoen lassen halbsynthetischen Campher (AB-DDR, ÖAB 9) oder natürlichen und halbsynthetischen Campher (DAB 9/BRD, Helv. VII) zu. Der bis zu 40 m hohe Campherbaum, von dem sehr viele Unterarten, Varietäten und Formen vorkommen, die sich in der Zusammensetzung des ätherischen Öls stark unterscheiden, ist in Ostasien beheimatet. Hauptanbaugebiete sind Taiwan, Südjapan und Südchina. Zur Gewinnung wird das zerkleinerte Holz etwa 50 Jahre alter Bäume, das Campher in Ölzellen und in Interzellularräumen kristallin oder in ätherischem Öl gelöst enthält, der Wasserdampfdestillation unterworfen. Das erhaltene Rohcampheröl besteht zu etwa 50—70% aus D(+)-Campher und außerdem, je nach Zugehörigkeit zu den infraspezifischen Sippen, aus wechselnden Mengen α-Terpineol, Safrol, Cineol, Linalool und anderen Verbindungen.

Anwendungsformen sind Linimente (z. B. Linimentum ammoniatum camphoratum), ethanolische Lösungen (z. B. Campherspiritus, Franzbranntwein), Salben und Öle (besonders zur Anwendung bei Rhinitiden und Bronchialkatarrhen). Neben seiner arzneilichen hat Campher auch technische Bedeutung.

Oleum Cinnamomi camphorae, Campherbaumöl (AB-DDR), ist eine an 1,8-Cineol reiche (Mindestanteil 70%) Fraktion des ätherischen Öles des Holzes bestimmter chemischer Rassen des Campherbaumes. Es wird als Cineoldroge in Nasenölen, Nasensprays, Hustensalben und Lutschtabletten eingesetzt.

Oleum Terebinthinae (Terebinthinae aetheroleum medicinale), Terpentinöl, Medizinal-Terpentinöl, wird durch Wasserdampfdestillation aus Kiefernrohbalsam (Terpentin) gewonnen. Der Destillationsrückstand ist als Colophonium (s. S. 355) offizinell.

Kiefernrohbalsam erhält man aus den Stämmen verschiedener *Pinus*-Arten (besonders aus *P. sylvestris* L., Nord- und Mitteleuropa, UdSSR; *P. nigra* ARNOLD, Österreich; *P. pinaster* AIT., Frankreich, *P. palustris* MILL., *P. caribaea* MUSELET, *P. taeda* L., USA). Für die Gewinnung werden etwa 5—6 Jahre vor dem Einschlag im Winter an den Bäumen eine oder zwei, etwa 1/3 des Baumumfanges umfassende, ca. 1,5 m lange Flächen (Lachten) von der Borke bis auf eine etwa 3 mm starke Rindenschicht befreit. Im Mai beginnend, legt man in Abständen von 4—6 Tagen 3 mm ins Splintholz hineingehende V-förmige Schnitte an. Sie münden in einen senkrechten Kanal, an dessen unterem Ende eine Ablaufrinne aus Metall angebracht wurde, die den gebildeten Rohbalsam in ein Auffanggefäß leitet (Gutter-Verfahren). Durch Besprühen der Wundflächen mit Laugen (Ablauge der Sulfitzellstoffproduktion) oder Schwefelsäure kann der Balsamfluß intensiviert werden. Ein Baum liefert im Jahr 2—4 kg. Für technische Zwecke gewinnt man neben dem Balsamterpentinöl (aus Kiefernrohbalsam) auch Holzterpentinöl (durch Wasserdampfdestillation von Holzabfällen) und Sulfit-Holzterpentinöl (beim Holzaufschluß nach dem Sulfitverfahren, s. S. 84, anfallend).

Das Terpentinöl, das 15—30% des Kiefernrohbalsams ausmacht, besteht, je nach Herkunft in der Zusammensetzung wechselnd, hauptsächlich aus (—)- oder (+)-α-Pinen (bis 96%), β-Pinen (bis 30%), Δ^3-Caren (bis 30%), Limonen und Sesquiterpenkohlenwasserstoffen. Sauerstoffhaltige Terpene sind nur in Spuren vorhanden. Öle, wie sie in Mitteleuropa aus Pinus-sylvestris-Balsam gewonnen werden, enthalten etwa 40% α-Pinen, 15% β-Pinen und 30% Δ^3-Caren. Terpentinöl für die arzneiliche Verwendung wird durch fraktionierte Destillation (Siedebereich 152—180°C) über einer wäßrigen $Ca(OH)_2$-Suspension gereinigt. Es wird als Bestandteil hautreizender Einreibungen und zur Inhalation bei Bronchitis verwendet. AB-DDR läßt nur den veterinärmedizinischen Einsatz zu.

Terpentinöl unterliegt leicht der Autoxidation. Als Oxidationsprodukte treten stark hautreizende Pinenperoxide auf. Einige Pharmakopöen verlangen einen Zusatz von Antioxidantia.

Durch Wasserdampfdestillation von Kiefernnadeln wird **Oleum Pini sylvestris** (Pini aetherolem), Kiefernnadelöl (Geruchsträger Bornylacetat, daneben u. a. Pinene, Camphen, Cadinene, Cineol, Δ^3-Caren, α-Phellandren), und durch Extraktion mit Wasser, anschließendes Eindampfen sowie Wiederzuführung des mit dem Wasserdampf entwichenen ätherischen Öls **Extractum Pini**, Kiefernnadelextrakt, hergestellt. Er enthält neben ätherischem Öl u. a. Gerbstoffe und Harze. Beide Drogen werden vorwiegend als Badedrogen benutzt.

Insbesondere zur Herstellung hautreizender Bäder und Einreibungen und zur Anwendung bei rheumatischen Beschwerden dienen die Lamiaceen-Drogen Oleum Rosmarini, Folia Rosmarini, Oleum Lavandulae und Flores Lavandulae.

Folia Rosmarini (Rosmarini folium), Rosmarinblätter, von *Rosmarinus officinalis* L., einem im Mittelmeergebiet beheimateten, 1–2 m hohen Strauch, enthalten 1,5–2,5% ätherisches Öl, **Oleum Rosmarini** (Rosmarini aetheroleum). Hauptbestandteile sind 1,8-Cineol (15–30%), α-Pinen (bis 35%), Borneol und Bornylacetat (zusammen bis 25%), Camphen (bis 10%), Campher (bis 25%), p-Cymen (bis 10%), Thujon (bis 5%) und weitere Monoterpene. Die Blätter werden in Form des Teeaufgusses (1,5 g/Tasse) als Carminativum verwendet. Ähnlich wie Salbei dient Romarin als konservierendes Fleischgewürz (antioxidativ wirksame Carnosolsäureabkömmlinge, s. S. 310). Die Droge wird vorwiegend in Mittelmeerländern (Jugoslawien, Frankreich, Spanien, Italien, Algerien, Marokko) aus Wildbeständen gewonnen.

Flores Lavandulae (Lavandulae flos), Lavendelblüten, stammen von *Lavandula angustifolia* MILL., Echter Lavendel, einem bis 60 cm hohen Halbstrauch, der in mehreren infraspezifischen Sippen an trocknen Standorten im Mittelmeergebiet vorkommt und besonders in Südfrankreich, Italien, Jugoslawien, Bulgarien, Ungarn, der UdSSR, in Nordafrika und in den USA angebaut wird. Die Droge enthält 1–3% ätherisches Öl, **Oleum Lavandulae** (Lavandulae aetheroleum), dessen Hauptbestandteile (—)-Linalylacetat (bis 60%, es fordern das AB-DDR 40–60%, Helv. VII 30–60%, DAB 9/BRD mindestens 35%) und freies Linalool (25–35%) sind.

Die nicht offizinellen ätherischen Öle Spiköl (von *L. latifolia* MEDIK.) und Lavandinöl (von *L. intermedia* EMERIC ex LOISEL.) enthalten weniger Linalylacetat (0–15% bzw. 20–50%) und mehr 1,8-Cineol (2–9% bzw. 5–3%) als Oleum Lavandulae. Die Blütendroge wird auch bisweilen in Form von Aufgüssen (1,5 g/Tasse) als mildes Sedativum oder Cholagogum verwendet.

Anstelle des **Oleum Gaultheriae**, Wintergrünöl (von *Gaultheria procumbens* L., *Ericaceae/Ericales*, im Osten der USA heimisch), das fast reines Methylsalicylat darstellt (im Kraut als Monotropitosid vorliegend, s. S. 227), wird heute synthetisch gewonnenes Methylsalicylat eingesetzt. Es wirkt nicht nur über eine reflektorische Hautreizung, sondern entfaltet nach percutaner Resorption eine systemische Salicylatwirkung.

24.5.2. Ätherische Öle als Antiphlogistica

Zu dieser Gruppe gehören Flores Chamomillae, Oleum Chamomillae, Herba Millefolii, Flores Chamomillae romanae, Flores Arnicae (s. S. 152), Flores Calendulae (s. S. 153), Herba Echinaceae, Folia Salviae und Radix Pimpinellae.

Flores Chamomillae (Matricariae flos), Kamillenblüten, sind die Blütenkörbchen von *Matricaria recutita* L. (*Matricaria chamomilla* L.), Echte Kamille (*Asteraceae/Asterales*), einer einjährigen Pflanze, die in Europa, Asien, im nordöstlichen Nordamerika und in Australien auf Brachland, in Getreidefeldern und an Wegrändern weit verbreitet ist. Von ihr existieren verschiedene Chemotypen, die sich in der Menge des gebildeten ätherischen Öls und in seiner Zusammensetzung wesentlich unterscheiden. Zum Anbau gelangen Chemokultivare mit teilweise erhöhtem Ploidiegrad (z. B. die tetraploide Rasse Manzana). Die aufwendige Hand- oder Kammpflücke ist weitgehend durch die Maschinenpflücke abgelöst. Sie erfordert den Einsatz von Rassen, deren gegen Zerfallen weitgehend resistente Blütenkörbchen etwa in gleicher Höhe stehen und sich etwa gleichzeitig entfalten. Hauptexportländer sind Argentinien, Ägypten, Bulgarien, ČSSR, Ungarn und Polen. Aber auch in der DDR, BRD und Österreich wird Kamille für den eigenen Bedarf angebaut.

Die Droge enthält 0,5—1,5% ätherisches Öl. Wesentliche Bestandteile sind (—)-α-Bisabolol (1'S, 2S; INN: Levomenol, 5—80%), dessen Stoffwechselprodukte die Bisaboloide Bisabololoxid A (5—60%), Bisabololoxid B (5—50%), Bisabololoxid C und Bisabolonoxid A (0—8%), β-trans-Farnesen (7—12%), Z-En-In-Dicycloether (Polyin-spiroether, 2—12%, neben seinem Isomerisierungsprodukt E-En-In-Dicycloether), das azulenogene Spathulenol (bis 4%) und das erst bei Wasserdampfdestillation aus dem farblosen, nichtflüchtigen Proazulen Matricin auf dem Wege über Chamazulencarbonsäure entstehende blaue Chamazulen (1—20%, Abb. 132). Zum Anbau gelangen chamazulen- und bisabololreiche (bisaboloidarme) Kultivare, so daß die Werte für Bisabolol und Chamazulen sich in den Ölen dieser Drogen an der oberen, die für Bisaboloide an der unteren Grenze bewegen.

Wesentliche nichtflüchtige Bestandteile der Kamillenblüten sind die Flavonoide. Bisher wurden 14 Aglyka vom Flavonol-Typ (u. a. Quercetin, Isorhamnetin, Patuletin, Jaceidin) und Flavon-Typ (z. B. Apigenin, Luteolin, Chrysoeriol, Abb. 102)

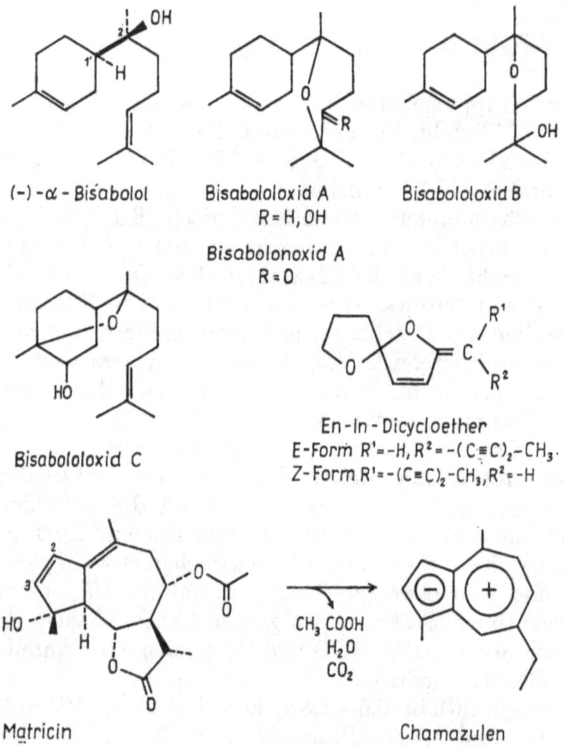

Abb. 132. Inhaltsstoffe der Kamillenblüten

nachgewiesen. Die hochmethoxylierten Vertreter (z. B. Jaceidin) und einige der übrigen Aglyka liegen frei vor. Die anderen werden in Form von Monoglykosiden (z. B. Apigenin-7-O-β-D-glucosid), die zum Teil acetyliert (Apigenin-7-O-β-D-(6″-O-acetyl)-glucosid) oder diacetyliert sind, oder Diglykosiden (z. B. Apigenin-7-O-neohesperidosid) nachgewiesen. Hauptflavonoide scheinen die nur in den Zungenblüten vorkommenden Substanzen Apigeninglucosid (2,6–5,2%, in der Gesamtdroge 0,3–0,6%) und Apigeninglucosidacetat (0,7–2,2%, in der Gesamtdroge 0,01–0,2%) zu sein. Weitere erwähnenswerte Inhaltsstoffe sind die Hydroxycumarine Umbelliferon und Herniarin (durchschnittlich 0,01 bzw. 0,06%) und Schleimstoffe.

Für den antiphlogistischen Effekt der Kamillenblüten sind in erster Linie (–)-α-Bisabolol und in geringerem Maße auch Chamazulen, die Bisaboloide und die isomeren En-In-Dicycloether verantwortlich. Aber den Flavonoiden kommt, auch bei topischer Anwendung, ebenfalls eine antiphlogistische Wirkung zu (Hemmung der Histaminfreisetzung, der Prostanoidbiosynthese, Radikalfang). Der muskulotrop-spasmolytische Effekt wird wiederum gemeinsam durch die Flavonoide, (—)-α-Bisabolol, Bisaboloide und die En-In-Dicycloether sowie in geringem Maße durch die Hydroxycumarine verursacht. Die Inhaltsstoffe der Kamillenblüten besitzen bakteriostatische und erhebliche fungistatische Wirkung (Bisabolol, En-In-Dicycloether). Auch die antipeptische Wirkung der Kamille, die in einer ulcusprotektiven und -kurativen Wirkung zum Ausdruck kommt, wird durch die flüchtigen Inhaltsstoffe (Bisabolol, Chamazulen) ausgelöst.

Hauptindikationen sind Gastroenteritiden, Spasmen des Magen-Darm-Traktes und Menstruationsbeschwerden. Anwendungsformen sind der Einzeltee (2 g/Tasse) oder ethanolische Extrakte (höherer Gehalt an ätherischem Öl) in Arzneifertigwaren. Äußerlich werden Kamillenblüten bei Schleimhautentzündungen im Rachenraum (Spülungen mit Aufgüssen oder verdünnten ethanolischen Extrakten), der Bronchien und der Nase (Dampfbad-Inhalationen), bei Hautentzündungen (Bäder, Umschläge, Salben mit Oleum Chamomillae) und zur Spülbehandlung von Wunden (Aufgüsse) eingesetzt. Das häufig in Salben enthaltene Guajazulen, das partialsynthetisch aus Guajen bzw. Guajol gewonnen wird, steht dem Chamazulen in Wirkungsstärke und -dauer nach.

Herba Millefolii (Millefolii herba), Schafgarbenkraut, stammt von *Achillea millefolium* L., Schafgarbe (*Asteraceae*/*Asterales*), einer auf Wiesen Europas und Nordamerikas verbreiteten Staude. *A. millefolium* ist eine Sammelart, die sich auf Grund der Ploidiegrade der Pflanzen in Kleinarten zerlegen läßt, die wieder in Unterarten gegliedert werden können. Die infraspezifischen Sippen unterscheiden sich durch das Wirkstoffspektrum.

Im ätherischen Öl (0,2—1,0%) der tetraploiden Kleinarten können bis zu 50% Chamazulen enthalten sein. Als Prochamazulene wurden die Guajanolide 8-Acetoxy-artabsin (Achillicin), 8-Angeloyloxy-artabsin (Abb. 133) und 2,3-Dihydro-desacetoxymatricin (Abb. 132) nachgewiesen. Begleiter des Chamazulens sind insbesondere β-Pinen, β-Caryophyllen und α-Pinen.

In den chamazulenfreien Karyotypen wurden nur nichtazulenogene Sesquiterpenbitterstoffe, z. B. Achillin (Leukodin, Guajanolid-Typ) und Millefin sowie Balchanolidacetat (Germacranolide, Abb. 133) aufgefunden. Die aus ihnen destillierten Öle enthalten

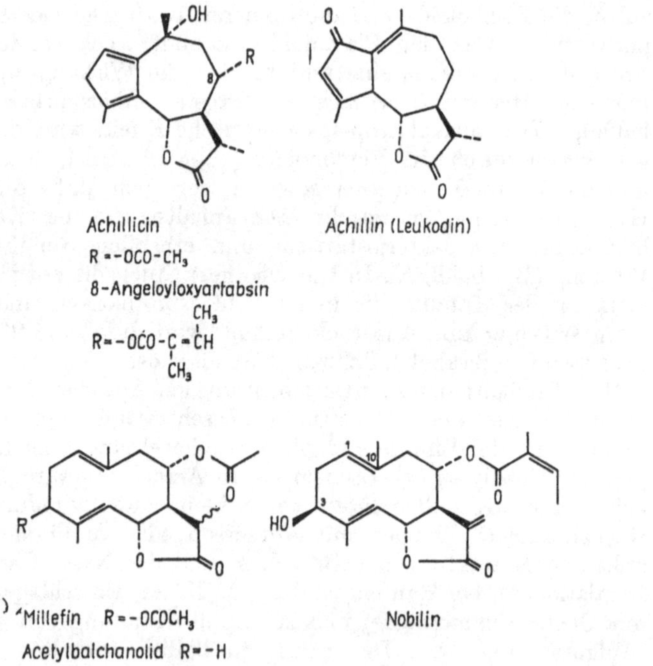

Abb. 133. Sesquiterpene von Schafgarbe und Römischer Kamille

als Hauptkomponenten Campher, Sabinen, 1,8-Cineol, α-Pinen und Artemisiaketon (2,5,5-Trimethyl-hepta-2,6-dien-4-on, ein irregulär gebautes Monoterpen).

Begleitstoffe sind Polyine (z. B. Ponticaepoxid: Trideca-1,5-dien-7,9,11-triin-3,4-epoxid), Alkamide (z. B. Tetradeca-4,6-diin-10,12-diensäureisobutylamid) und Flavonoide (insbesondere Apigenin, Luteolin und deren 7-O-Glucoside).

Die Arzneibücher (AB-DDR, Helv. VII) und der DAC 1979 fordern eine Droge mit Proazulengehalt, die mit Sicherheit nur durch Anbau geeigneter Chemokultivare zu erhalten ist.

Schafgarbenkraut besitzt ein ähnliches Anwendungsspektrum und die gleichen Anwendungsformen wie Kamillenblüten. Hauptanwendungsgebiet sind Gastroenteritiden. Auch als Stomachicum (Bitterstoffe) und Choleretikum wird es eingesetzt.

Hinsichtlich ihres therapeutischen Einsatzes schließen sich **Flores Chamomillae romanae** (Chamomillae romanae flos, Anthemidis flos), Römische Kamillenblüten, eng an die beiden vorstehenden Drogen an. Diese Droge stammt von einer Kulturvarietät von *Anthemis nobilis* L. (*Chamaemelum nobile* (L.) ALL.), Römische Kamille (*Asteraceae/Asterales*), die fast nur Zungenblüten bildet. Hauptexportländer sind Belgien, Frankreich, Polen und ČSSR. Sie enthält 0,6–2,4% ätherisches Öl (Ph. Eur., DAB 9/BRD, Helv. VII mindestens 0,7%), mit nur wenig Chamazulen. Hauptkomponenten sind Angelica-, Methacryl-, Tiglin- und Isobuttersäureester insbesondere des Isobutanols, aber auch des n-Butanols und Isoamylalkohols. Geringe Polyinmengen sind im Öl ebenfalls enthalten.

Nichtflüchtige Begleitstoffe sind u. a. Sesquiterpenbitterstoffe vom Germacranolid-Typ (Nobilin, 3-Epinobilin, 1,10-Epoxynobilin, 3-Dehydro-nobilin, Abb. 133), Flavonoide (u. a. Anthemosid = 2,3-Dihydrokaffeesäureester des Apigenin-7-O-β-D-glucosids, Apigenin- und Luteolin-7-O-β-D-glucoside), Hydroxycumarine und Phenylacrylsäuren. Die Anwendung erfolgt wie die der Kamillenblüten, besonders bei Menstruations- und Verdauungsbeschwerden. Äußerlich werden Aufgüsse zur Wundspülung, zu Spülungen bei Schleimhautentzündungen im Mundbereich und als Haarwaschmittel benutzt. Wie die übrigen Sesquiterpenlactone mit exocyclischer Methylengruppe am Lactonring wirken auch Nobilin und seine Derivate cytostatisch.

Drogen, deren antiphlogistische und immunstimulatorische Wirkung den Inhaltsstoffen bisher nur schwer zugeordnet werden kann, sind **Herba Echinaceae** (Echinaceae herba) und **Radix Echinaceae** (Echinaceae radix), Kraut und Wurzeln von *Echinacea purpurea* (L.) MOENCH, Pupurfarbener Sonnenhut, und *E. angustifolia* DC., Schmalblättriger Sonnenhut (*Asteraceae/Asterales*). Sie gedeihen auf Prärien und trockenen Sandbänken im südlichen und mittleren Nordamerika. Im Handel sind gewöhnlich aus Frischpflanzen hergestellte Extrakte. Das Inhaltsstoffspektrum ist sehr komplex. Am besten untersucht sind die Wurzeln. In ihrem ätherischen Öl wurden α- und β-Caryophyllen sowie Caryophyllen-1,2-epoxid nachgewiesen. Daneben kommen vor: Polyine (z. B. Ponticaepoxid), Polyene (z. B. Echinolon = 10-Hydroxy-4,10-dimethyl-dodeca-4,11-dien-2-on) und Alkamide (z. B. Echinacein = Dodeca-2,5,8,10-tetraensäure-isobutylamid, Pentadecadiendiinsäurehydroxyisobutylamid, Abb. 27), das Kaffeesäurederivat Echinacosid (nur in *E. angustifolia*, s. S. 214), nicht flüchtige Sesquiterpenester (Cinnamoyl-echinadiol, Cinnamoyl-1,10-epoxyechinadiol, Cinnamoyl-echinaxanthol und Cinnamoyl-di-

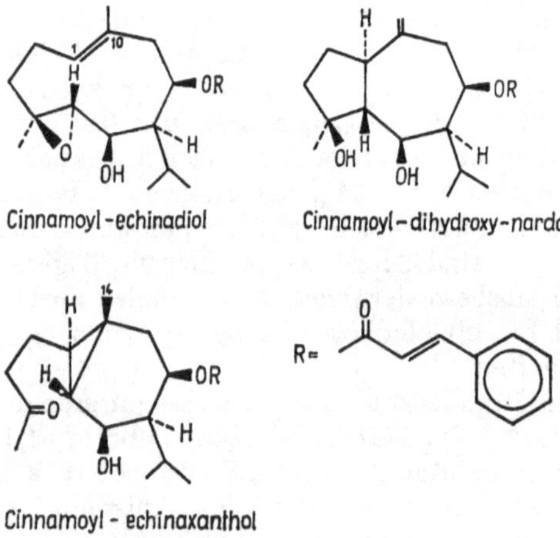

Abb. 134. Sesquiterpene von *Echinacea purpurea*

hydroxy-nardol, Abb. 134, bisher nur in *E. purpurea* nachgewiesen) und immunstimulatorisch wirksame Polysaccharide. Pharmakologische Untersuchungen sind bisher nur von den Sesquiterpenestern und den Polysacchariden bekannt (Phagocytoseaktivität der Makrophagen und Lymphocytentransformation fördernd). Die Anwendung erfolgt äußerlich zur Wundbehandlung und innerlich (i. v., i. m.) zur Stimulation des Immunsystems bei Infektionen, häufig als Adjuvans bei der Therapie mit Antibiotika und Chemotherapeutica.

Drogen, die vorwiegend bei Entzündungen der Mundhöhle und des Rachens, z. B. bei Angina, Stomatitis und Gingivitis, angewendet werden, sind Folia Salviae, Folia Salviae trilobae und Radix Pimpinellae.

Folia Salviae (Salviae folium), Salbeiblätter, stammen von *Salvia officinalis* L. ssp. *officinalis* (ssp. *major* (Gars.) Gams) oder ssp. *minor* (Gmel.) Gams, dem Echten Salbei, orientalische oder dalmatinische Unterart (*Lamiaceae/Lamiales*). Die 20—70 cm hohen Halbsträucher kommen vor allem im Mittelmeergebiet vor und werden dort auch kultiviert. Hauptlieferländer sind Jugoslawien (Dalmatien), Griechenland, Albanien, Italien und die UdSSR.

Die Droge enthält 1,5—3,5% ätherisches Öl, **Oleum Salviae**, Salbeiöl (AB-DDR 1—1,5%, DAB 9/BRD und Helv. VII mindestens 1,5%), Gerbstoffe (darunter 0,8—1,7% Rosmarinsäure),

Bitterstoffe (besonders Pikrosalvin bis 0,4%, s. S. 310) und Flavonoide. Hauptbestandteile des ätherischen Öls sind Thujon (30—60%, (—)-Thujon und (+)-Isothujon etwa im Verhältnis von 10:1 bis 1:5), 1,8-Cineol (bis 20%), Campher (bis 25%), Borneol (bis 15%), Camphen (bis 10%), α-Pinen (bis 5%) und Sesquiterpene (u. a. Viridiflorol, bis 9%). Spanischer Salbei, *S. lavandulifolia* VAHL (*S. officinalis* ssp. *lavandulifolia* (VAHL) GAMS), ist sehr arm an bzw. frei von Thujon und entspricht nicht den Forderungen der Arzneibücher.

Salbeiauszüge werden zum Gurgeln (antibiotische Wirkung des Pikrosalvins, der Rosmarinsäure und des ätherischen Öls, adstringierende Wirkung der Gerbstoffe), aber auch innerlich (3 g/Tasse) bei Verdauungsbeschwerden und als Anthidroticum bei Nachtschweiß benutzt. Darüber hinaus ist Salbei ein beliebtes, konservierend wirksames (Rosmarinsäure, Diterpene) Fleisch- und Fischgewürz.

In ähnlicher Weise wie der Echte Salbei als Gurgelmittel werden auch die Blätter des Dreilappigen Salbei, *S. triloba* L. fil., eines besonders in Griechenland vorkommenden Halbstrauches verwendet. Er liefert die Droge **Folia Salviae trilobae** (Salviae trilobae folium, nur DAB 9/BRD und Helv. VII), Dreilappige Salbeiblätter. Sie enthält 2—3% ätherisches Öl mit 1,8-Cineol (bis 60%) als Hauptbestandteil und nur sehr wenig Thujon (etwa 5%).

Radix Pimpinellae (Pimpinellae radix), Bibernellwurzel, stammt von *Pimpinella major* (L.) HUDS., Große Bibernelle, oder *P. saxifraga* L., Kleine Bibernelle (*Apiaceae/Apiales*), bei uns heimischen,

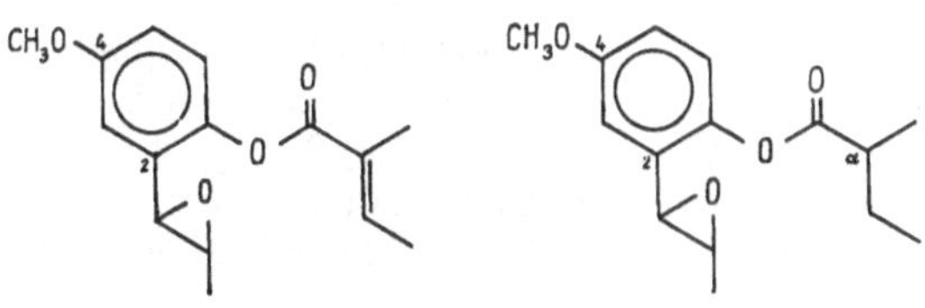

Abb. 135. Inhaltsstoffe von *Pimpinella*-Arten

insbesondere auf Wiesen vorkommenden Stauden. Der Gehalt an ätherischem Öl beträgt 0,4—0,6%. Hauptbestandteile sind 4-Methoxy-2 (trans-1-propenyloxid) phenyltigliat (ca. 55% bei *P. major*) bzw. 4-Methoxy-2(trans-1-propenyloxid)phenyl-α-methylbutanoat (ca. 75% bei *P. saxifraga*, Abb. 135). Als nichtflüchtige Begleitstoffe kommen Hydroxycumarine, Furocumarine und Polyine vor. Die Droge wird auch als Expectorans und seltener als Stomachicum genutzt (3–10 g/Tasse).

24.5.3. Ätherische Öle als Stomachica

24.5.3.1. Aromatica

Drogen, deren fördernder Effekt auf die Verdauungsfunktion vorwiegend auf die Wirkung ätherischer Öle zurückzuführen ist, werden als Aromatica bezeichnet. Zu ihnen gehören Folia Menthae piperitae, Folia Menthae crispae, Herba Majoranae, Herba Saturejae, Herba Origani, Folia Melissae, Fructus Pimentae und Semen Myristicae. Bei der Betrachtung der Liste fällt auf, daß die Mehrzahl dieser Drogen als Gewürze, also als angenehme Mittel dienen, eine maximale Auslösung der kephalen Phase der Magensaftsekretion auch durch solche Speisen zu gewährleisten, die nicht über eine ausreichende eigene Aromawirkung verfügen. Damit sind Gewürze unbewußt genutzte Prophylaktica und Therapeutica zur Vorbeugung und Milderung von Verdauungsbeschwerden.

Eine häufig verwendete Droge sind die Pfefferminzblätter, **Folia Menthae piperitae** (Menthae piperitae folium), die Blätter an Menthol und Mentholestern reicher, an Carvon armer Formen von *Mentha*×*piperita* L., Pfefferminze (*Lamiaceae*/*Lamiales*). *M.*× *piperita* ist eine Kulturpflanze, die wahrscheinlich durch Kreuzung aus den Stammeltern *M. aquatica* L., Wasser-Minze, und *M. spicata* L., Grüne Minze, hervorgegangen ist. Die polyploide Pflanze ist weitgehend steril und wird vegetativ, durch Kopfstecklinge, vermehrt. Manche Autoren fassen *M.*×*piperita* auch als Sammelart auf und ordnen ihr u. a. die Kleinarten *M.*×*piperita* L. s. str. (*M. aquatica*×*spicata*), *M. dumetorum* SCHULT. (*M. aquatica*×*longifolia*) und *M.*×*maximilianea* F. W. SCHULTZ (*M. aquatica*×*M. suaveolens*) unter.

Die Art *M.*×*piperita* s. str. gliedert sich in Unterarten, Varietäten, Formen und Sorten. Von besonderer Bedeutung ist die zur Sippe *M.*×*piperita* var. *piperita* f. *piperita* (f. *rubescens* CAMUS, roter Stengel) gehörende Mitcham-Pfefferminze (black mint). Ebenfalls im Anbau befinden sich Sorten der Pfälzer Pfefferminze (white mint), die der Sippe *M.*×*piperita* var. *piperita* f. *pallescens* CAMUS (grüner Stengel) zugeordnet werden. Hauptexporteure sind die Länder der Balkanhalbinsel, besonders Griechenland, Ungarn, die UdSSR, England und die USA. Auch in der DDR, BRD und Österreich wird Pfefferminze für den eigenen Bedarf kultiviert.

Die Droge enthält 1—3% ätherisches Öl (AB-DDR 0,9—1,5%, Ph. Eur., DAB 9/BRD und Helv. VII mindestens 1,2%), Gerbstoffe und Flavonoide. Hauptbestandteile des Pfefferminzöls, **Oleum Menthae piperitae** (Menthae piperitae aetheroleum), das in seiner Zusammensetzung in Abhängigkeit von der Pfefferminzsorte, den Umweltfaktoren, dem Erntezeitpunkt und den Destillationsbedingungen eine sehr große Variationsbreite zeigt, sind (—)-Menthol (AB-DDR 35—45%, freie Alkohole Ph. Eur., DAB 9/BRD, Helv. VII mindestens 44%), dessen Essigsäure- und Valeriansäureester (AB-DDR 3—20%, Ph. Eur., DAB 9/BRD und Helv. VII 4,5—10,0%), (—)-Menthon (Ph. Eur., DAB 9/BRD und Helv. VII 15,0—32,0%) und 1,8-Cineol (bis 10%).

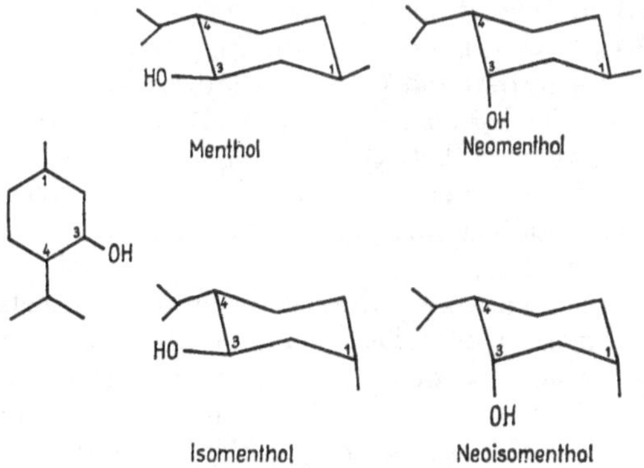

Abb. 136. Diastereomere des Menthols

Weitere Bestandteile sind u. a. Limonen (bis 5%), (+)-Neomenthol sowie (+)-Isomenthol (bis 5%, Abb. 136), β-Caryophyllen (bis 5%), Pulegon (bis 5%), Germacren D (bis 5%) und Menthofuran (2—10%). Für eine gute Geruchsqualität ist ein hoher Esteranteil und ein geringer Gehalt an Menthofuran entscheidend. Auch einige Spurenstoffe (z. B. Jasmon = 3-Methyl-2(n-pent-2′-enyl)-cyclopent-2-en-1-on) tragen wesentlich zur Geruchsverbesserung bei.

Zur Herstellung von Minzöl, **Oleum Menthae arvensis** (Menthae arvensis aetheroleum), wird *Mentha arvensis* L. ssp. *haplocalyx* (Briq.) Briq. (*M. arvensis* L. var. *piperascens* Malinv. ex Hol-

MES), Japanische Minze, verwendet, die in Südostasien (China, Japan, Korea, Taiwan), aber auch in Brasilien, Argentinien, den USA, in Indien und Europa (Spanien, Ungarn) angebaut wird.

Das Öl dieser Pflanze enthält bis zu 90% Menthol, wird aber durch Ausfrieren auf einen Mentholgehalt von etwa 50% gebracht (Ph. Eur. $<$ 42%). Weitere Bestandteile sind 3–14% Mentholester (Ph. Eur.) und 25–40% Menthon (Ph. Eur.). Seine Geruchs- und Geschmacksqualität ist geringer als die des Pfefferminzöls. Vom AB-DDR wird es nur zur Herstellung des **Oleum Menthae**, Minzenöl, zugelassen, einer Mischung aus Pfefferminzöl und Minzöl (35–45% Menthol, 3–20% Ester).

Pfefferminzblätter dienen nicht nur als Stomachicum, sondern auch als Cholagogum, als Mittel bei Gastroenteritiden, Meteorismus (1,5 g/Tasse) und in Mischtees als Sedativum. Das Pfefferminzöl und das Minzenöl werden in Nasenölen, Einreibemitteln bei Rheumatismus und zu Inhalationen bei Bronchitis verwendet.

Menthol, **Mentholum**, bei der Gewinnung des Minzöls anfallend, (die Arzneibücher fordern das (–)-Menthol), wirkt durch Senkung der Reizschwelle der Kälterezeptoren der Haut oder Schleimhaut kühlend und hat anästhetische und sekretionseinschränkende Eigenschaften. Man benutzt es zur Herstellung von Migränestiften, Schnupfensalben und -ölen und in Form des Mentholspiritus bei Hautjucken.

Menthol kann auch vollsynthetisch oder halbsynthetisch (aus Thymol, Piperiton, Citronellal, α-Pinen oder anderen Monoterpenen) gewonnen werden. Durch entsprechende Syntheseführung wird ein von Iso- und Neomenthol weitgehend freies Racemat aus (–)-Menthol und (+)-Menthol (10× schwächer kühlend wirksam als (–)-Menthol) erhalten, das als **Mentholum racemicum**, Racemisches Menthol, vom DAB 9/BRD für die arzneiliche Verwendung zugelassen ist. Eine Abtrennung des (–)-Menthols aus diesem Gemisch ist möglich, so daß Mentholum aus natürlichen Quellen stammen oder auf synthetischem Wege gewonnen sein kann.

Folia Menthae crispae (Menthae crispae folium), Krauseminzblätter, werden von Kulturformen von *Mentha*-Arten erhalten, die sich durch krause Blätter und ein ätherisches Öl auszeichnen, das als Hauptbestandteil L(–)-Carvon enthält. Stammpflanze ist *M. spicata* L., Ähren-Minze (vermutlich ein Bastard von *M. longifolia* (L.) L. und *M. suaveolens* EHRH.). Am Geruch sind Dihydrocarveylacetat und Dihydrocuminylacetat maßgeblich beteiligt. Die Droge, die vorwiegend in den USA, aber auch in der

UdSSR, in China, Italien, Jugoslawien, Ungarn, Spanien, Großbritannien und Ägypten gewonnen wird, findet die gleiche Anwendung wie Pfefferminze. Ihr ätherisches Öl (1—2,5%) spielt eine große Rolle bei der Aromatisierung von Kaugummis (Spearmint), Zahnpasten und Mundwässern.

Weitere als Aromatica genutzte Lamiaceendrogen sind: **Herba Majoranae** (von *Origanum majorana* L., Majoran, Hauptbestandteile des ätherischen Öls: cis-Sabinenhydrat und Terpinen-4-ol), **Herba Saturejae** (von *Satureja hortensis* L., Bohnenkraut, Hauptbestandteile des ätherischen Öls Carvacrol und p-Cymen), **Herba Origani** sowie **Oleum Origani** (von *Origanum vulgare* L., Gemeiner Dost, das ätherische Öl auch von anderen *Origanum*-Arten, z. B. *O. floribundum* Munby, *O. hirtum* Link stammend, enthält 30 bis 50% freie Phenole — Thymol und Carvacrol) und **Folia Melissae** (Melissae folium), Melissenblätter (von *Melissa officinalis* L., Zitronen-Melisse, Hauptanbauländer Italien, Polen, Ungarn, Rumänien, Bulgarien und Griechenland). Während Herba Majoranae, Herba Saturejae und Herba Origani nur noch als Gewürze und Mittel der Volksmedizin genutzt werden, sind Oleum Origani, Dostenöl (AB-DDR) und Folia Melissae (AB-DDR, DAB 9/BRD, Helv. VII, ÖAB 9) offizinell. Das Dostenöl wird bevorzugt als Zusatz zu Bädern und Hustensalben bzw. -emulsionen verwendet. Folia Melissae enthalten nur sehr wenig ätherisches Öl (0,05 bis 0,4%, die Arzneibücher stellen gewöhnlich keine Gehaltsforderungen) mit den Hauptbestandteilen Citral a bzw. b, (+)-Citronellal und 6-Methyl-hept-5-en-2-on. Als weitere Inhaltsstoffe sind erwähnenswert Rosmarinsäure (0,5—1,8%) sowie Kaffeesäure- und Chlorogensäureglykoside. Die Droge dient in Form von Aufgüssen (2 g/Tasse) als Stomachicum und Choleretieum (Rosmarinsäure!) sowie Sedativum (?). Eine Hemmung des Effekts von Thyreotropin (s. 35.6.5.) auf die Schilddrüsentätigkeit wurde nachgewiesen. Auch eine virostatische Wirkung (Rosmarinsäure?) wird postuliert.

Aromatica, die von Pflanzen aus der Familie der *Apiaceae* geliefert werden, sind Fructus Carvi und Fructus Coriandri.

Fructus Carvi (Carvi fructus), Kümmelfrüchte, stammen von *Carum carvi* L., Wiesen-Kümmel, einem in Europa und Asien vorkommenden 2jährigen Kraut, dessen Kulturformen insbesondere in den Niederlanden, Polen, Dänemark, Ägypten, ČSSR, DDR, UdSSR, Indien, China und der BRD angebaut werden. Die Droge enthält 3—7% ätherisches Öl (AB-DDR 4—6%, DAB 9/BRD, Helv. VII mindestens 4,0 bzw. 3,5%) **Oleum Carvi,**

(Carvi aetheroleum), Kümmelöl, dessen Hauptbestandteil D(+)-Carvon (50—65%) neben (+)-Limonen (bis 50%) ist. Geringe Mengen cis- und trans-Carveol, Dihydrocarveol, Dihydrocarvon sowie weitere Mono- und Sesquiterpene kommen in ihm vor. Die gute spasmolytische Wirkung macht Kümmelfrüchte (Einzeltee, 1—5 g/Tasse, Früchte vor Gebrauch quetschen) als Carminativum geeignet. In diesem Sinne erfolgt auch der (unbewußte) prophylaktische Einsatz des Kümmels als Zusatz zu schwer verdaulichen Speisen (Kohl, Quark, frisches Brot). Das ätherische Öl wird besonders zu hautreizenden Einreibungen verwendet.

Fructus Coriandri (Coriandri fructus), Korianderfrüchte, von *Coriandrum sativum* L., Koriander, enthalten ca. 1% ätherisches Öl (ÖAB 9 0,5%) mit 60—70% D(+)-Linalool, daneben besonders Geraniol und die Acetate beider Alkohole. Sie werden, allerdings nur noch selten, wie Fructus Carvi verwendet.

Eine Reihe von Zingiberaceen-Drogen dienen ebenfalls als Stomachica. Zu ihnen gehören Rhizoma Curcumae und Rhizoma Curcumae xanthorrhizae, die wegen ihrer ausgeprägten, durch ätherische Öle und Curcuminoide bedingten, choleretischen Wirkung bevorzugt bei durch ungenügende Gallensaftausschüttung bedingten Verdauungsbeschwerden eingesetzt werden (s. S. 256), weiterhin Rhizoma Zingiberis, bei der die verdauungsfördernde Wirkung in erster Linie durch die Scharfstoffe bedingt ist (s. S. 255), Fructus Cardamomi, Rhizoma Zedoariae und Rhizoma Galangae.

Fructus Cardamomi (Cardamomi fructus), Kardamomen, sind die bis 2 cm langen, 3fächrigen Kapseln von *Elettaria cardamomum* (L.) MATON, einer Staude, die in den feuchten Bergwäldern Vorderindiens beheimatet ist, aber dort und in anderen tropischen Ländern (Sri Lanka, Guatemala, Jamaica) angebaut wird. Obwohl nur die unmittelbar vor der Verwendung entnommenen Samen eingesetzt werden, sind die Früchte im Handel. Die Fruchtwand bietet einen guten Verdunstungsschutz für das ätherische Öl der Samen (3—10%) und erlaubt eine einwandfreie Identifizierung der Droge. Hauptbestandteile des ätherischen Öls sind D-α-Terpineol und seine Ester (bevorzugt das Acetat, 30—50%, cholagog wirksam), 1,8-Cineol (20—40%) und Linalylacetat (ca. 3%). Diese sog. Malabar-Kardamomen dienen, wie auch die Ceylon-Kardamomen (von *E. major* SMITH), heute fast ausschließlich als Gewürze. Selten werden ethanolische Extrakte aus Fructus Cardamomi als Bestandteile von Stomachica und Cholagoga genutzt (z. B. in Tct. aromatica).

Auch **Rhizoma Zedoariae**, Zitwerrhizom (Von *Curcuma zedoaria* (Bergius) Rosc., Anbau in Südasien und Madagaskar, 1—1,5% ätherisches Öl, vorwiegend aus Sesquiterpenalkoholen bestehend, darunter das antihepatotoxisch wirksame Furanogermenon) und **Rhizoma Galangae**, Galgant (von *Alpinia officinarum* Hance, Anbau in Südchina und in Thailand, ca. 1% ätherisches Öl, 1,8-Cineol und Eugenol als Hauptbestandteile), werden heute fast ausschließlich als Gewürze verwendet. Beide Drogen enthalten auch Curcuminoide.

Während in den ätherischen Ölen der bisher genannten Aromatica Terpene als Hauptbestandteile vorkommen, überwiegen in denen der folgenden Drogen die Phenylpropanderivate.

Cortex Cinnamomi (Cinnamomi cortex), Zimtrinde, stammt von *Cinnamomum verum* J. S. Presl (*C. zeylanicum* Blume, *Lauraceae/Magnoliales*), einem immergrünen Baum, der in Sri Lanka und Südwest-Indien beheimatet ist und dort, auf den Seychellen, in Indien, auf Madagaskar, Jamaica, Martinique, in Französisch Guayana und in Brasilien angebaut wird. Zur Gewinnung der Droge werden 1,5- bis 2jährige Schößlinge verwendet, deren Entstehung man durch Kappen der Stämme begünstigt. Die Rinde wird nach mehrtägigem Einweichen von den äußeren Teilen (Kork und primäre Rinde bis zum Steinzellring) befreit. 8—10 dieser Rindenstücken werden aufeinander gelegt. Beim Trocknen bilden sich mehrere ineinandersteckende Röhren oder Doppelröhren. Die Droge enthält neben Gerbstoffen und Schleimstoffen 0,5—2,5% ätherisches Öl (Helv. VII, DAB 9/BRD $>$ 1,2%), **Oleum Cinnamomi** (Cinnamomi aetheroleum), Zimtöl, mit Zimtaldehyd (65—80%), Eugenol (maximal 10%, Gefahr der Verfälschung mit Blattöl, das bis 90% Eugenol enthält), Cinnamylacetat und β-Caryophyllen als Hauptkomponenten. Zimtrinde wird als Bestandteil von Stomachica und Carminativa verwendet, häufiger aber als Gewürz und Geschmackskorrigens. Wäßrige Extrakte aus der Droge besitzen durch Hemmung der Komplementaktivität immunsupressive Wirkung. Auf der Suche nach den Wirkstoffen dieser Extrakte wurden eine Vielzahl von Diterpenen bzw. Diterpenglykosiden mit ungewöhnlichen Grundkörpern isoliert (u. a. Cinncassiole A, B, C_1, C_2, C_3, D_1, D_2, D_3 und E).

Zur Gewinnung von Zimtrinde für die Nutzung als Gewürz dienen auch eine Reihe anderer *Cinnamomum*-Arten (*C. aromaticum* Nees, Chinesischer Zimt, Kassienzimt, *C. burmanii* (Nees) Bl., Javazimt, Fagot-Kassia, *C. lourerii* Nees, Saigonzimt u. a.).

Flores Caryophylli (Caryophylli flos), Gewürznelken, sind die kurz vor dem Aufblühen gesammelten, getrockneten Blütenknospen von *Syzygium aromaticum* (L.) MERR. et L. M. PERRY (*Myrtaceae/Myrtales*), einem auf den Molukken und südlichen Philippinen heimischen Baum. Hauptanbaugebiete sind die zu Tansania gehörenden Inseln Pemba und Zanzibar, Madagaskar, Indonesien, Sri Lanka, Malaysia und Südamerika.

Die Droge enthält 12—20% ätherisches Öl, **Oleum Caryophylli** (Caryophylli aetheroleum), Nelkenöl. Es wird auch aus den Stielen, den Blütenknospen und den Blättern gewonnen und besteht zu 70—96% aus Eugenol, zu 10—25% aus Aceteugenol (mit fortschreitender Knospenentwicklung abnehmend, zu 5—10% aus β-Caryophyllen und zu 1% aus α-Caryophyllen. Nur in geringen Mengen vorkommende, aber die Geruchsqualität wesentlich beeinflussende Komponenten sind u. a. Heptan-2-on und Octan-2-on. Außerdem ist der Gehalt an Gallotanninen erwähnenswert, deren Komponente Eugeniin (1,2,3-Trigalloyl-4,6-hexadiphenoylglucose) virostatischen Effekt hat.

Gewürznelken werden vorwiegend als Gewürz, aber auch in Kombination mit anderen Drogen als Stomachicum und Carminativum (Aceteugenol hat eine der des Papaverins entsprechende spasmolytische Wirksamkeit) eingesetzt. Oleum Caryophylli oder isoliertes Eugenol (**Eugenolum**) benutzt man wegen der guten antiseptischen, leicht ätzenden und anästhetischen Eigenschaften in der Dentalmedizin als Zusatz zu Zahnfüllmassen, zur Wurzelbehandlung und zur Herstellung von Mundwässern. Eugenol besitzt darüber hinaus eine starke Aktivität als Thrombocytenaggregationshemmer (Hemmung der TXA_2-Biosynthese), die aber therapeutisch nicht genutzt wird.

Die **Anthophylli**, Mutternelken, die fast reifen Früchte von *Syzygium aromaticum* (2—8% ätherisches Öl) werden heute kaum noch verwendet. **Fructus Pimentae**, Piment (von der Myrtacee *Pimenta dioica* (L.) MERR., Heimat Zentralamerika, 3—4% ätherisches Öl mit 80% Eugenol) dient auch unter der Bezeichnung Nelkenpfeffer oder Gewürzkörner, heute nur noch als Gewürz.

Semen Myristicae (Myristicae semen), Muskatnuß, ist der von Samenmantel und Samenschale befreite Samen der pfirsichartigen, gelben Beerenfrucht von *Myristica fragrans* HOUTT. (*Myristicaceae/Magnoliales*), einem auf den Molukken beheimateten Baum. Wesentliche Anbaugebiete sind Grenada, Java, Malaysia, Sri Lanka und Brasilien. Die Droge kommt häufig gekalkt (früher zur Wahrung des Anbaumonopols, heute zum Schutz vor Insektenbefall) in den Handel. Der scharlachrote, nach dem Trocknen gelbliche Samenmantel (Arillus) wird als **Macis**, Muskatblüte, bezeichnet.

Beide Drogen liefern 5–15% ätherisches Öl, **Oleum Myristicae aethereum** (Myristici aetheroleum), das neben Terpenkohlenwasserstoffen (etwa 80%, besonders Pinene, Camphen, Menthandiene) und Terpenalkoholen 4–15% Phenylpropanderivate, vorwiegend Myristicin (bis 12%) neben Elimicin (bis 2%), Methyleugenol, Methylisoeugenol, Safrol und deren Dimere (Dehydrodiphenylpropan-Derivate) enthält. Ein durch heiße Pressung aus den Samen gewonnenes Gemisch aus ätherischem Öl und Fett (vorwiegend Trimyristoylglycerol, Name!), wird als **Oleum Nusticae**, Muskatbutter, bezeichnet.

Die Muskatnuß dient als Stomachicum und Gewürz. In der Volksmedizin wird sie bei Magen- und Darmkatarrh und als Abortivum verwendet. Das ätherische Öl ist Bestandteil von Arzneimitteln zur Hautreiztherapie bei rheumatischen und neuralgischen Schmerzen.

Auch als Rauschdroge wird die Muskatnuß verwendet. Die psychotomimetischen Effekte werden auf eine Biotransformation des Myristicins und Elemicins im menschlichen Organismus zu Amphetamin- oder Mezcalin-ähnlichen Verbindungen zurückgeführt. Aber auch mit von Phenylpropanderivaten freien Extrakten konnten bei Versuchstieren hypnotische Wirkungen ausgelöst werden. Die Rauschzustände werden von erheblichen gastrointestinalen Störungen begleitet. Vergiftungssymptome treten bereits nach dem Genuß von 1–3 gepulverten Muskatnüssen (5–15 g) auf. Todesfälle wurden beobachtet.

24.5.3.2. Aromatica amara

Bei den Aromatica amara wird die Wirkung der ätherischen Öle auf die Sekretion der Drüsen der Verdauungsorgane durch die sie begleitenden Bitterstoffe potenziert. Zu dieser Gruppe gehören Pericarpium Aurantii, Rhizoma Calami, Radix Angelicae, Herba Absinthii und Herba Millefolii. Die beiden letztgenannten Drogen, bei denen die Bitterwirkung im Vordergrund steht, wurden den Bitterstoffdrogen angegliedert (s. Kap. 23).

Pericarpium Aurantii (Aurantii pericarpium), Pomeranzenschale, wird aus der Fruchtschale der Pomeranze, *Citrus aurantium* L. (*Rutaceae/Rutales*) gewonnen. Die *Citrus*-Arten sind kleine immergrüne Bäume, die in tropischen und subtropischen Gebieten Asiens, besonders in Südchina und Indien beheimatet sind. Sie werden heute in vielen Gebieten mit ähnlichen klimatischen Bedingungen, so z. B. auch in den Mittelmeerländern kultiviert. Die ursprünglichen Wildformen wurden durch züchterische Maßnahmen stark verändert. Bei den Früchten handelt es sich um Beeren, deren Fruchtwand aus dem gelborangen oder gelben, drüsenreichen Exocarp (Flavedo), dem wattigen Mesocarp (Albedo) und dem häutigen Mesocarp besteht, von dem Emergenzen (mehrzellige Auswüchse), die sogenannten Saftschläuche ausgehen, in die die Samen eingebettet sind. Die Saftschläuche bilden den eßbaren Teil der Früchte. Als Droge wird entweder die Flavedo mit dem anhängenden Albedo (AB-DDR) oder nur die Flavedo (DAB 9/BRD, Helv. VII, ÖAB 9, **Flavedo Aurantii amari**, *Aurantii amari flavedo*) verwendet.

Pomeranzenschale enthält 3—5% ätherisches Öl mit (+)-Limonen (bis 90%) als Hauptbestandteil. Der charakteristische Geruch wird jedoch durch nur in geringer Menge vorkommende Aldehyde (ca. 1% Citral, n-Nonanal, n-Decanal) und Ester (ca. 2%, besonders Linalyl-, Geranyl- sowie Citronellylacetat, Anthranilsäuremethylester) bestimmt. Weitere Bestandteile gepreßter Öle sind lipophile, methoxylierte, frei vorliegende Flavonoide (z. B. Sinensetin) sowie Cumarin- und Furocumarinderivate.

Die Bitterwirkung (Bitterwert 600) ist durch die bitteren 7-O-Neohesperidoside (Neohesperidose = 2-α-L-Rhamnopyranosyl-1-β-D-glucopyranose) der Flavanone Naringenin und Hesperitin, nämlich Naringin und Neohesperidin, bedingt. Weitere nichtbittere Flavonoide sind Hesperidin, Rutin und Eriocitrin (Tab. 5).

Der Einsatz der Droge erfolgt vorwiegend in Form der Tinktur, die u. a. Bestandteil von Tinctura amara und Mixtura Pepsini ist. Mit der gleichen Indikation, allerdings sehr selten, werden die Orangenblüten, **Flores Aurantii** (Aurantii flos, 0,2—0,5% ätherisches Öl, Bitterstoffe), und die unreifen Pomeranzen, **Fructus Aurantii immaturi** (Aurantii fructus immaturi), verwendet. Auch die frische Flavedo der Früchte der Apfelsine, *Citrus sinensis* (L.) OSBECK (**Flavedo Aurantii dulcis recens**, Aurantii dulcis flavedo recens) oder der Citrone, *Citrus limon* (L.) BURM. fil. (**Flavedo Citri recens**, Limonis flavedo recens), kann zur Herstellung von Tinkturen benutzt werden.

Rhizoma Calami (Calami rhizoma), Kalmuswurzelstock, stammt von *Acorus calamus* L. var. *calamus* (*Araceae/Arales*), Kalmus, einer Sumpfpflanze, die im 16. Jahrhundert aus Ostasien nach

Mitteleuropa eingeschleppt wurde. Die bei uns vorkommende und gesammelte Varietät (var. *calamus*) ist triploid, damit steril und vermehrt sich somit nur vegetativ. Eine diploide Varietät (var. *americanus* (RAF.) WULFF) findet sich in Nordamerika, eine tetraploide (var. *angustata* ENGLER) in Ostasien und der UdSSR.

Die Droge enthält 1,5—5% ätherisches Öl (**Oleum Calami**) sehr komplexer Zusammensetzung. Wesentliche Komponenten sind 5—16% cis-Isoasaron (β-Asaron), 10—30% der sogenannten Shyobunone (Elemanderivate, z. B. Shyobunon, Isoshyobunon, 6-Epishyobunon, Abb. 137), bis 10% Acorenon sowie u. a. die

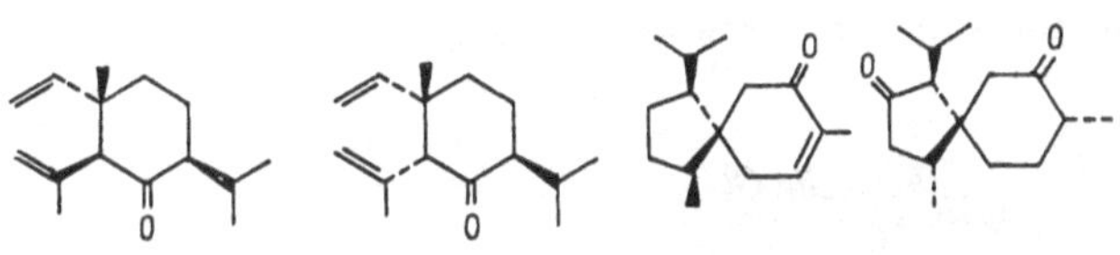

Abb. 137. Sesquiterpene als Oleum Calami

Sesquiterpenkohlenwasserstoffe β-Gurjunen, α-Calacoren und α-Selinen, außerdem die bittere Diketo-Spiroverbindung Acoron. *A. calamus* var. *americanus* führt kein cis-Isoasaron (Hauptbestandteile Shyobunone, Acorenon und Acoron). *A. calamus* var. *angustata* hingegen weist einen sehr hohen Gehalt (bis 90% im ätherischen Öl) an diesem Phenylpropanderivat auf. Da bei langzeitiger Verabreichung (2 Jahre!) indischer Kalmusöle an Ratten maligne Tumore auftraten, gilt cis-Isoasaron als carcinogen. Der Einsatz von Kalmusrhizomen und Kalmusölen mit einem 20% übersteigendem Gehalt an cis-Isoasaron im ätherischen Öl wird daher abgelehnt.

Die Anwendung von Rhizoma Calami erfolgt in Form von Einzeltees (1,5 g/Tasse), als Bestandteil von Mischtees, in Form der Tinktur, die u. a. Bestandteil von Tinctura amara, Tinctura stomachica und Tinctura carminativa (SR) ist, in Fertigarzneimitteln und als Badedroge (Kalmusöl oder Auszüge aus der Droge, u. a. bei Seborrhoe).

Radix Angelicae (Angelicae radix), Angelikawurzel, der getrocknete Wurzelstock und die Wurzel von *Angelica archangelica* L. (*Apiaceae/Apiales*), der Echten Engelwurz, wird bevorzugt durch Anbau der Varietät *A. archangelica* var. *archangelica* gewonnen. Exportländer sind u. a. Polen, Holland, die DDR, die

ČSSR, Belgien, Frankreich und die Schweiz. Die Droge liefert 0,3–1,5% ätherisches Öl (AB-DDR 0,3–0,6%), das vorwiegend aus Monoterpenkohlenwasserstoffen (80–90%, besonders α-Pinen, Δ^3-Caren, Limonen, β-Phellandren, p-Cymen, α-Phellandren) besteht. Charakteristisch moschusartig riechende Komponenten sind die makrocyclischen Lactone (Tri-, Penta-, Heptadecanolide). Nichtflüchtige Inhaltsstoffe sind Cumarin- und Furocumarinderivate sowie Bitterstoffe. Die Anwendung kann als Einzeltee (1,5 g/Tasse), als Bestandteil von Mischtees oder in Form ethanolischer Extrakte, z. B. in Fertigarzneimitteln, erfolgen. Eine relativ große Rolle spielt Angelikawurzel bei der Herstellung von Kräuterlikören.

24.5.4. Ätherische Öle als Expectorantia

Als wichtiges Expectorans dienen **Fructus Foeniculi** (Foeniculi fructus), Fenchelfrüchte. Die Stammpflanze, *Foeniculum vulgare* MILL., Fenchel (*Apiaceae/Apiales*), eine zweijährige Pflanze oder Staude, ist im Mittelmeergebiet und in Vorderasien heimisch. Sie wird in vielen Ländern angebaut. Hauptlieferanten sind China, Rumänien, Ägypten, Ungarn, Argentinien, Bulgarien, Frankreich, die ČSSR und die UdSSR. Auch die DDR exportiert Fenchelfrüchte. Wie bei den meisten Kulturpflanzen existieren auch beim Fenchel zahlreiche Sippen, die sich stark in der Zusammensetzung des ätherischen Öls unterscheiden. Man gliedert in die Unterarten ssp. *piperitum* (UCRIA) COUT., Pfefferfenchel (die ungebleichten Stengel und Blattstiele werden als Gemüse verzehrt) und ssp. *vulgare*, Gartenfenchel, mit den Varietäten var. *vulgare*, Bitter-Fenchel, var. *dulce* (MILLER) THELL., Gewürz-Fenchel, und var. *azoricum* (MILLER) THELL., Gemüse-Fenchel (gebleichte Sprosse und Blattstielbasen als Gemüse gegessen). *F. vulgare* ssp. *vulgare* var. *vulgare* (AB-DDR, DAB 9/BRD) und var. *dulce* liefern die offizinellen Fenchelfrüchte und das Fenchelöl.

Die Droge enthält 2–6% ätherisches Öl (AB-DDR 4–6%, DAB 9/BRD > 4%), **Oleum Foeniculi** (Foeniculi aetheroleum), Fenchelöl, mit trans-Anethol (60–90%) und (+)-Fenchon (scharf und bitter schmeckend, 10–25%, unter 10% bei *F. vulgare* ssp. *vulgare* var. *dulce*) als Hauptbestandteile. Weitere Komponenten sind u. a. Estragol (2–5%), α-Pinen, Limonen und Zersetzungsprodukte des Anethols.

Fenchelfrüchte werden als Expectorans und Carminativum,

besonders in der Kinderpraxis, in Form des Einzeltees (1—5 g/Tasse, Früchte unmittelbar vor Gebrauch zerquetschen), als Bestandteil von Mischtees, als Fenchelsirup oder Fenchelhonig und das ätherische Öl in Aqua Foeniculi als Augenwasser bzw. als Bestandteil von Hustentropfen und Hustensalben verwendet.

Weitere häufig als Expectorantia genutzte Apiaceen-Drogen sind **Fructus Anisi** (Anisi fructus), Anisfrüchte, und ihr ätherisches Öl. Sie stammen von dem im östlichen Mittelmeergebiet beheimateten Anis, *Pimpinella anisum* L., der besonders in der UdSSR, Spanien, der Türkei, Ägypten, China, Argentinien, Chile und den Balkanländern angebaut wird. Anisfrüchte enthalten 1,5 bis 4,5% ätherisches Öl (Ph. Eur., DAB 9/BRD, Helv. VII mindestens 2,0%), das bis zu 95% aus trans-Anethol besteht. Daneben kommen Estragol, Mono- sowie Sesquiterpene und, im Unterschied zu Oleum Anisi aus Fructus Anisi stellati (s. u.), bis zu 5% des 2-Methylbuttersäureesters des 4-Methoxy-2(1-propenyl)-phenols vor. Anis wird in gleicher Weise wie Fenchel verwendet.

Zur Herstellung des offizinellen **Oleum Anisi** (Anisi aetheroleum) werden von einigen Pharmakopoen auch (DAB 9/BRD, Helv. VII, ÖAB 9) oder nur (AB-DDR) die Früchte des Sternanis, *Illicium verum* I. D. Hook. (*Illiciaceae/Magnoliales*), zugelassen. Bei dieser Droge (Fructus Anisi stellati, Anisi stellati fructus, Sternanis) handelt es sich um die Sammelfrüchte des in den Gebirgen Chinas und Hinterindiens beheimateten und dort auch kultivierten Baumes. Sternanis enthält in den Ölzellen des Pericarps 5—8% ätherisches Öl mit etwa 90% trans-Anethol und etwa 5% Terpenkohlenwasserstoffen. Die Geruchsqualität ist geringer als die des ätherischen Öls aus Fructus Anisi. Die Früchte selbst werden therapeutisch kaum (Verwechslungsgefahr mit den Früchten von *Illicium anisatum* L., die das toxische Sesquiterpenlacton Anisatin enthalten !), bisweilen jedoch als Gewürz verwendet.

Während die östrogene Aktivität von Fenchel- und Anisöl nachgewiesen zu sein scheint, bleibt die Frage, ob Anethol, mögliche Dimerisierungsprodukte (z. B. Dianethol) oder andere Inhaltsstoffe für diese Wirkung verantwortlich sind, zunächst offen. Anis wird in gleicher Weise wie Fenchel angewendet.

Ein sehr beliebtes Hustenmittel sind **Folia Thymi** (Thymi herba), Thymianblätter, die abgestreiften Blätter und Blüten von *Thymus vulgaris* L. (*Lamiaceae/Lamiales*), Echter Thymian, einem immergrünen, 20—40 cm hohen Halbstrauch, der im westlichen Mittelmeergebiet heimisch ist. Es existieren zahlreiche Chemotypen.

DAB 9/BRD und Helv. VII lassen auch *Thymus zygis* L. Spanischer Thymian, der ausschließlich auf der Iberischen Halbinsel vorkommt, als Stammpflanze zu. Hauptexporteure sind die Länder der Balkanhalbinsel, Polen, Spanien, Frankreich und die Niederlande.

Thymian enthält 0,6–2,5% ätherisches Öl, **Oleum Thymi** (Thymi aetheroleum), Thymianöl. Neben Chemotypen des Thymians, die bis zu 70% Thymol (neben 5–10% Carvacrol) im ätherischen Öl aufweisen, gibt es solche, bei denen Geraniol und seine Ester (bis 90%), 1,8-Cineol (über 90%), Linalool und seine Ester (bis 90%), α-Terpineol und seine Ester (90–96%), trans-Thujanol-4 und Terpinenol-4 (60–65%) oder Carvacrol (bis 85%, neben etwa 5% Thymol) vorherrschen. Aus diesem Grunde fordern die Arzneibücher einen bestimmten Gehalt an phenolischen Komponenten in der Droge (0,4–0,6% AB-DDR, 0,5% DAB 9/BRD und Helv. VII). Außer den Phenolen (Thymol 30 bis 70%, Carvacrol 1–15%) sind im ätherischen Öl des offizinellen Thymians bis zu 2,5% Thymolmethylether (bei *T. zygis* unter 0,3%), 1,8-Cineol (2–13%), Linalool und Linalylacetat (bis 7%) und andere Monoterpene enthalten. Erwähnenswert ist das Vorkommen von Flavonoiden im Thymian (Luteolin, Apigenin, Naringenin, Cirsilineol = 5,4'-Dihydroxy-6,7,3'-trimethoxyflavon, 8-Methoxy-cirsilineol und Thymonin = 5,6,4'-Trihydroxy-7,8,3'-trimethoxy-flavon), deren spasmolytischer Effekt auf die Bronchialmuskulatur nachgewiesen wurde. Auch Gerbstoffe, darunter Rosmarinsäure (0,2–0,6%), kommen in der Droge vor.

Die Anwendung erfolgt in Form von Einzeltees (2 g/Tasse) und in Mischtees sowie als Sirup, als Fluidextrakt und als Trockenextrakt in Arzneifertigwaren und Standardrezepturen. Oleum Thymi wird als Bestandteil von Hustentropfen und Hustensalben, aber auch in hautreizenden Einreibungen und Bädern eingesetzt.

Thymol, **Thymolum**, dient äußerlich angewendet, als Desinfiziens der Haut und Schleimhäute, z. B. in Mund- und Gurgelwässern. Die Daueranwendung thymolhaltiger Präparate soll zu Thyreotoxikosen führen. Thymol kann aus dem ätherischen Öl von *Trachyspermum ammi* (L.) Sprague (*Apiaceae*), in seiner Heimat Südostasien unter der Bezeichnung Fructus Ajowani als Expectorans und Carminativum genutzt, gewonnen werden, dessen Früchte 6–9% ätherisches Öl mit 35–60% Thymol enthalten. Meistens erfolgt jedoch eine halbsynthetische Darstellung.

Ähnlich wie Thymian, jedoch seltener, wird das Kraut des Sand-Thymians oder Quendel, *Thymus serpyllum* L. em. Mill.,

Herba Serpylli (Serpylli herba), Quendelkraut, benutzt. Der Sand-Thymian, der fast überall in Eurasien vorkommt, ist in Mitteleuropa auf Sandtrockenrasen weit verbreitet. Die Droge enthält 0,2—0,6% ätherisches Öl (Helv. VI > 0,2%) sehr unterschiedlicher Zusammensetzung. Meistens überwiegen Linalool, α-Terpineol, Thymol, Carvacrol, p-Cymen, Borneol, Citral, Geraniol und Geranylacetat. Als Drogenlieferant kann auch *T. pulegioides* L., Gemeiner Thymian, verwendet werden, in dessen ätherischem Öl die phenolischen Komponenten dominieren.

Oleum Eucalypti (Eucalypti aetheroleum), Eucalyptusöl, wird aus den frischen Blättern von *Eucalyptus*-Arten (*Myrtaceae/Myrtales*) durch Wasserdampfdestillation und anschließende Rektifikation (u. a. zur Entfernung reizend wirksamer niederer aliphatischer Aldehyde) gewonnen. Stammpflanzen, die wegen des hohen Gehaltes an 1,8-Cineol im ätherischen Öl (AB-DDR 70—90%, Ph. Eur., DAB 9/BRD und Helv. VII mindestens 70%) genutzt werden, sind besonders *E. globulus* LABILL., *E. smithii* R. T. BAK., *E. fruticetorum* F. v. MUELL. ex MIQU. und *E. viridis* R. T. BAK. Eucalyptus ist in Südaustralien und Tasmanien beheimatet, wird aber auch in anderen Ländern angebaut (z. B. in Spanien, Portugal, Marokko, der UdSSR, den USA, Mexiko, Brasilien, Afrika und Indien). Eucalyptusbäume sind raschwüchsig und können sehr hoch werden (in 6 Jahren bis 20 m, im Alter bei einigen Arten bis 150 m). Eucalyptusöl wird häufig bei Bronchitiden percutan, durch Inhalation bzw. peroral und bei Rhinitiden in Form von Nasentropfen verwendet. Anstelle von Oleum Eucalypti wird auch das daraus durch Ausfrieren gewonnene 1,8-Cineol, **Eucalyptolum**, benutzt.

Im DAB 9/BRD sind auch Eucalyptusblätter (**Eucalypti folium**, mindestens 2,0% ätherisches Öl, überwiegend aus 1,8-Cineol bestehend), die Folgeblätter älterer Exemplare von *Eu. globulus*, offizinell.

Eine Reihe anderer *Eucalyptus*-Arten dienen zur Gewinnung von Monoterpenen für Halbsynthesen (z. B. *E. dives* SCHAUER zur Isolierung von Piperiton, *E. citriodora* HOOK. zur Isolierung von Citronellal).

Zur Inhalation bei Bronchitis sowie als Bestandteil von hautreizenden Einreibungen und Bädern findet **Oleum Pini pumilionis** (Pini pumilionis aetheroleum), Latschenkiefernöl, Verwendung. Man erhält es durch Wasserdampfdestillation aus den Nadeln oder jungen Zweigen von *Pinus mugo* TURRA ssp. *mugo*, Krummholz-Kiefer, Legföhre oder Latsche (*Pinaceae/Pinales*), die in

Hochgebirgen bis zur Baumgrenze vorkommt. Die Zusammensetzung des ätherischen Öls ist sehr komplex. Geruchsträger sind Borneylacetat und andere Borneolester (Gesamtestergehalt 3—6%). Hauptbestandteile sind α- und β-Phellandren, Limonen, Δ^3-Caren, Pinene, Myrcen und Cadinen. Auch die ätherischen Öle der Nadeln von Fichten- und Tannen-Arten (besonders *Picea abies* (L.) KARSTEN, Gemeine Fichte, und *Abies sibirica* LEDEB., Sibirische Tanne, Piceae aetheroleum) werden zur Inhalation, aber auch als Badezusätze genutzt. Ihr Estergehalt (vorwiegend Bornylacetat) ist relativ hoch (4—18% bei Herkunft aus *P. abies*, 29—43% bei Herkunft aus *A. sibirica*).

24.5.5. Ätherische Öle als Diuretica

Für die diuretische Wirkung von Fructus Juniperi, Radix Petroselini und Radix Levistici dürften in erster Linie Komponenten ätherischer Öle verantwortlich sein. Bei anderen diuretisch wirksamen Drogen, die auch ätherische Öle enthalten (z. B. Radix Ononidis, s. S. 278), sind sie wahrscheinlich nur Nebenwirkstoffe.

Fructus Juniperi (Juniperi fructus, Pseudofructus Juniperi), Wacholderbeeren, sind die getrockneten Beerenzapfen (Scheinfrüchte) des Wacholders, *Juniperus communis* L. (*Cupressaceae/Pinales*), eines auf der nördlichen Erdhalbkugel in trocknen Nadelwäldern und auf Heideflächen verbreiteten, immergrünen, diözischen Strauches. Sehr alte Exemplare können baumförmig und bis 12 m hoch werden. Die Beerenzapfen gehen, meistens erst ein Jahr nach der Bestäubung, durch Verwachsung der drei oberen Schuppenblätter, aus den weiblichen Blüten hervor. Die erbsengroße Frucht färbt sich im darauffolgenden Frühjahr schwarz und wird im Spätsommer geerntet. Lieferländer sind besonders Italien und die Balkanländer.

Wacholderbeeren enthalten neben 20—30% Invertzucker, Gerbstoffen, Harzsäuren und Flavonoiden 0,5—2% ätherisches Öl (AB-DDR 1,2—2,0%, DAB 9/BRD, ÖAB 9, Helv. VII $>$ 1,0%), **Oleum Juniperi** (Juniperi aetheroleum), Wacholderöl. Der Gehalt der Scheinbeeren an ätherischem Öl und seine Zusammensetzung ist vom Erzeugerland und dem Reifegrad abhängig. Am gehaltreichsten sind Drogen jugoslawischer und französischer (2,0%) sowie italienischer Provenienz (1,5%). Hauptbestandteile sind Monoterpene, besonders α- und β-Pinen (bis 80%), daneben u. a. Camphen, Limonen, Δ^3-Caren, Myrcen, Terpinenol-4, 1,4-Cineol und Sesquiterpene, besonders Cadinene.

Die Anwendung erfolgt in Form von Einzeltees (0,5—2 g gequetschte Scheinbeeren/Tasse), als Bestandteil von Mischtees oder in Form von Extrakten in Arzneifertigwaren als Diureticum (Terpinenol-4, nierenreizende Monoterpene, z. B. Pinene) und Harndesinfiziens bei chronischen Harnwegsentzündungen. Bei Nierenerkrankungen besteht wegen der Reizwirkung und bei Gravidität wegen der möglichen abortiven Wirkung Kontraindikation. Das Wacholderöl dient vor allem als Bestandteil hautreizender Einreibungen (Spiritus Juniperi), Hustensalben und Cholagoga (Oleum cholagogum SR).

Erwähnenswert ist die Herstellung von Wacholderbranntwein durch Vergärung der Beeren, Destillation (Wacholderbutter, Rauhbrand) und Rektifikation, gemischt mit Kornbrand (Gin) oder Primasprit (Steinhäger) bzw. durch Destillation der Beeren mit Kornbrand (Genever). Auch als Gewürz für Fleisch- und Fischspeisen sowie als Zugabe bei der Bereitung von Sauerkraut oder beim Räuchern werden die Wacholderbeeren verwendet.

Radix Petroselini (Petroselini radix), Petersilienwurzel, stammt von Kulturformen der Wurzel-Petersilie, *Petroselinum crispum* (MILL.) NYM. ex A. W. HILL ssp. *tuberosum* (BERNH.) Soo (*Apiaceae/Apiàles*), die möhrenartige (*var. tuberosum*) oder knollige Wurzeln (var. *breve* ALEF.) besitzt. Hauptlieferländer der Droge sind Ungarn, die ČSSR und die UdSSR. Der Gehalt an ätherischem Öl liegt zwischen 0,1 und 0,5% (AB-DDR $>$ 0,3%). Begleitsubstanzen sind Flavonoide, Polyine und Furocumarine. **Oleum Petroselini** (Petroselini aetheroleum), Petersilienöl, wird aus den Früchten der Wurzel-Petersilie oder der Blatt-Petersilie, *P. c.* ssp. *crispum* var. *crispum* (krause Blätter) bzw. var. *vulgare* (NOIS.) DANERT (glatte Blätter), die 2—7% ätherisches Öl enthalten, gewonnen. Die Zusammensetzung des ätherischen Öls ist rassenspezifisch. Es existieren Rassen mit Apiol (60—80%), Myristicin (55—75%) oder Allyltetramethoxybenzen (50—60%) als Hauptbestandteilen bzw. Zwischenformen mit etwa je 30% der genannten Verbindungen. Weitere Komponenten sind Monoterpene, besonders α- und β-Pinen, sowie Sesquiterpene. Das AB-DDR fordert einen Mindestgehalt von 30% Apiol.

Die Anwendung der Petersilienwurzel erfolgt selten in Form des Einzeltees (2 g/Tasse) als Diureticum, häufiger jedoch als Bestandteil harntreibender Teemischungen. Die Früchte werden bisweilen in der Volksmedizin als Diureticum, Spasmolyticum, bei Dysmenorrhoe und mißbräuchlich als Abortivum verwendet. Vergiftungen durch die Aufnahme größerer Mengen der Früchte, des ätherischen

Öls oder reinen Apiols sind möglich. Die Benutzung der Blätter (0,05—0,2% ätherisches Öl) und Wurzeln der frischen Pflanzen als Gewürz ist allgemein bekannt.

Radix Levistici (Levistici radix), Liebstöckelwurzel, stammt von *Levisticum officinale* Koch, Garten-Liebstöckel (*Apiaceae/Apiales*), einer wahrscheinlich ursprünglich in Südwestasien heimischen, bis 2 m hohen Kulturpflanze. Hauptlieferanten sind Ungarn, Rumänien, Polen, die Niederlande, und Jugoslawien. Auch in der DDR erfolgt ein Anbau in Feldkultur. Das Kraut dient als Suppengewürz (Maggikraut). Die Droge enthält 0,4—1,7% ätherisches Öl (AB-DDR 0,6—1,0%), das zu 70% aus Phthaliden, insbesondere Z-Ligustilid (neben wenig E-Ligustilid), Z- und E-Butylidenphthalid (Ligusticumlacton), Validen-4,5-dihydrophthalid und Senkyunolid (Sedanenolid, Abb. 138), besteht. Die Phthalide, die u. a. auch

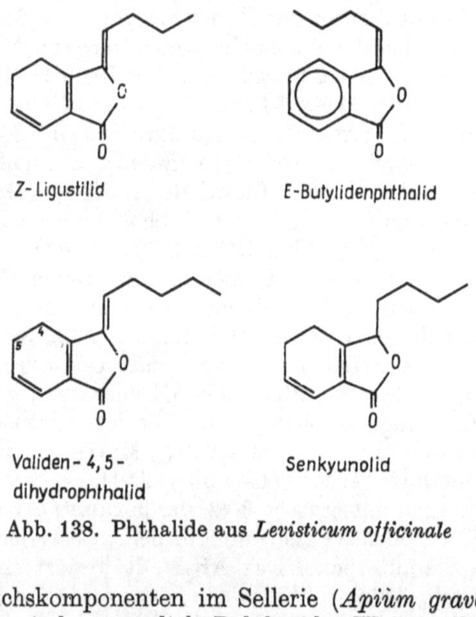

Abb. 138. Phthalide aus *Levisticum officinale*

als Geruchskomponenten im Sellerie (*Apium graveolens* L.) vorkommen, sind vermutlich Polyketide. Weitere Bestandteile des ätherischen Öls sind u. a. Pentylcyclohexadien, β-Phellandren und β-Pinen. Begleitsubstanzen sind Hydroxycumarine, Furocumarine und Polyine (bis 0,06% Falcarindiol). Die Anwendung erfolgt als Diureticum, besonders bei Ödemen, selten als Einzeltee (2 g/Tasse), meistens als Bestandteil von Blasen- und Nierentees.

24.5.6. Ätherische Öle als Corrigentia

Fast ausschließlich als Corrigentia werden Oleum Citri, Oleum Citronellae und Oleum Rosae verwendet.

Oleum Citri (Limonis aetheroleum), Zitronenöl, wird aus den Schalen der Zitrone, *Citrus limon* (L.) BURM. fil., durch Pressung gewonnen. Hauptbestandteile sind (+)-Limonen (bis 90%) und Citral (Citral a und b, zusammen 3,5—5%, das AB-DDR fordert 2,8—5,0%, das DAB 9/BRD mindestens 3,0% und die Helv. VII 2,2—4,5% Carbonylverbindungen).

Oleum Citronellae (Citronellae aetheroleum), Zitronellöl, stammt von der vorwiegend auf Taiwan, Java, in China, Malaysia, Guatemala und Honduras angebauten Poacee *Cymbopogon winteranus* JOWITT (Maha-Pangiri-Gras), das bei Wasserdampfdestillation 0,5—1,0% ätherisches Öl liefert. Hauptbestandteile sind Geraniol (25—45%) und (+)-Citronellal (25—55%). Es dient auch als wichtige Quelle zur Gewinnung von Citronellal (Mentholsynthese!).

Oleum Rosae (Rosae aetheroleum), Rosenöl, wird durch Wasserdampfdestillation aus den Blütenblättern verschiedener Kulturformen der Gattung *Rosa*, Rose (*Rosaceae/Rosales*), gewonnen. Als Ölrosen werden u. a. angebaut: *R. damascena* MILL., Portland-Rose (Bulgarien, UdSSR, Türkei, Syrien, China, Indien), *R. centifolia* L., Hundertblättrige Rose (Marokko, Südfrankreich), seltener auch *R. gallica* L., Essig-Rose, und *R. alba* L., Weiße Rose. Die Blütenblätter enthalten 0,01—0,06% ätherisches Öl. Hauptbestandteile sind Geraniol (30—40%), Nerol (5—10%), (—)-Citronellol (35—55%), Phenylethylalkohol (je nach Art der Gewinnung 1—15%) und Paraffinkohlenwasserstoffe (16—22%, sog. Stearopten).

Als Rosenölersatz oder -verfälschung werden neben künstlichen Gemischen ätherische Öle aus dem Kraut von *Pelargonium graveolens* L'HERIT, Rosenpelargonie (Anbau auf Réunion und Madagaskar, **Oleum Geranii**, Pelargoniumöl) oder von *Cymbopogon motia* GUPTA (Anbau Indien und auf Java, **Oleum Palmarosae**, Palmarosaöl) benutzt.

25. Harze und Balsame

25.1. Eigenschaften, Chemie und Terminologie

Harze sind lipophile, nichtflüchtige, feste, amorphe Körper. In reiner Form sind sie gewöhnlich glasartig durchsichtig. Sie besitzen keinen festen Schmelzpunkt, sondern gehen beim Erhitzen mit steigender Temperatur allmählich vom festen in den flüssigen Zustand über. Sie lösen sich auf Grund ihres lipophilen Charakters nicht in Wasser, gut hingegen in apolaren Lösungsmitteln wie Ether oder Chloroform, teilweise auch in Ethanol. Sie sind geruch- und geschmacklos. Ihre Farbe kann gelb, rot oder braun sein.

Balsame (Oleoresine) sind natürlich vorkommende Lösungen von Harzen in ätherischen Ölen oder nichtflüchtigen lipophilen Stoffen.

Gummiharze sind Gemische von Harzen mit Schleimstoffen. Sie lösen sich nur teilweise in lipophilen Lösungsmitteln und ergeben mit Wasser Suspensionen.

Wie die ätherischen Öle sind Harze Pflanzenstoffe, in denen Terpene und Phenylpropanderivate dominieren. Nach der chemischen Reaktionsfähigkeit kann man die Komponenten der Harze in Anlehnung an TSCHIRCH einteilen in: Harzsäuren, Harzalkohole bzw. -phenole, Ester und chemisch weitgehend indifferente Stoffe (vermutlich hochpolymere Verbindungen, die durch sauerstoffkatalysierte Polymerisation aus den oben genannten Substanzen bzw. Terpenkohlenwasserstoffen hervorgegangen sind).

Harzsäuren („Resinosäuren") sind Diterpen-, Triterpen-, Phenylacryl- oder Benzencarbonsäuren. Die Diterpensäure Abietinsäure, die wahrscheinlich durch Isomerisierung aus Laevopimarsäure oder Neoabietinsäure entsteht, bildet zusammen mit diesen primären Harzsäuren und der Dextropimarsäure den Hauptbestandteil der Harze der Nadelbäume (Abb. 139).

Triterpensäuren überwiegen bei den *Angiospermae* (z. B. Oleanolsäure sowie Masticadienonsäure in Mastix, Siaresinolsäure in Benzoe und Dammarenolsäure, Dammarolsäure sowie Ursonsäure in Dammar). Aromatische Säuren, die sich von Phenylpropanderivaten ableiten, treten bevorzugt bei pathologischen Bildungen von Harzen als Ausdruck eines entgleisten Ligninstoffwechsels auf. Di- und Triterpensäuren kommen überwiegend in freier Form in den Harzen vor. Beim Erhitzen mit Laugen bilden

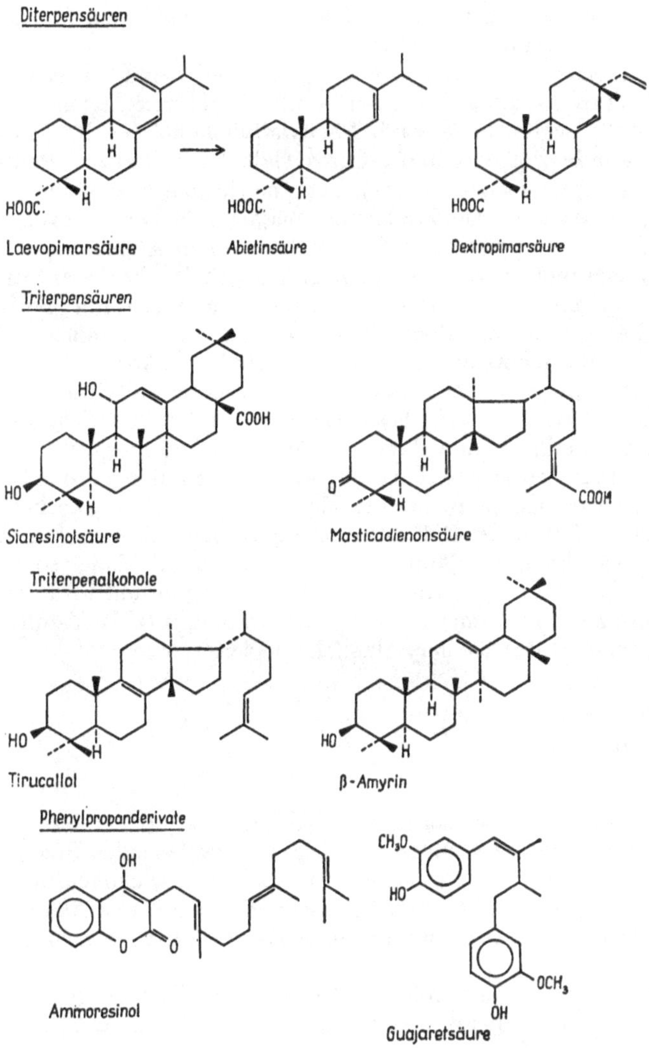

Abb. 139. Harzbestandteile

sie kolloidale Lösungen (Harzseifen). Die aromatischen Säuren sind meistens esterartig gebunden.

Harzalkohole bzw. Harzphenole („Resinole") sind Triterpenalkohole (z. B. α- sowie β-Amyrin in Elemi, Hydroxyhopanon in Dammar, Tirucallol in Mastix), Phenylallylalkohole (z. B. Zimtalkohol, Coniferylalkohol und p-Cumarylalkohol in Benzoe, Perubalsam, Tolubalsam und Styrax), Lignane (in den Überwallungsharzen der Nadelhölzer und in Resina Guajaci, z. B. Guajaretsäure) oder prenylierte Cumarine (z. B. Ammoresinol in Ammoniacum). Als Resinotannole bezeichnet man Harzalkohole, die Gerbstoffreaktion zeigen (z. B. Bildung gefärbter Komplexe mit $Fe^{\cdot\cdot\cdot}$-Ionen, Fällbarkeit mit Bleiacetat). Sie sind wahrscheinlich auf oxidativem Wege entstandene Polymere der Harzalkohole.

Harzester („Resine") sind Ester von Harzsäuren mit Harzalkoholen. Zu ihnen gehören beispielsweise Coniferylbenzoat und Cinnamoylcinnamat sowie Zimtsäureester des „Peruresitannols". Die Harzester werden meistens von wechselnden Mengen der bei Hydrolyseprozessen (z. B. bei der Gewinnung durch Auskochen) entstehenden Säuren (z. B. Zimtsäure, Benzoesäure), seltener auch von hochmolekularen Alkoholen (z. B. Triterpenalkohole) sowie von Decarboxylierungsprodukten der Säuren (Zimtsäure wird beispielsweise zu Styrol umgewandelt) oder Alkoholen (z. B. Vanillin als Spaltprodukt des Coniferylalkohols) begleitet.

25.2. Biologie

Harze entstehen in schizogenen Exkretbehältern der Pflanzen, die oft lysigen erweitert wurden. Sie liegen in der lebenden Pflanze entweder in Form von Balsamen oder in wäßrigen, schleimhaltigen Flüssigkeiten suspendiert (beim Eintrocknen Gummiharze bildend) vor. Im festem Zustand vorkommende Harze sind ohne pharmazeutisches Interesse.

Sie werden teilweise bereits in der gesunden Pflanze gebildet (Dammar, Mastix, Myrrha). Oft enthält die unverletzte Pflanze jedoch nur wenig (Coniferen) oder kein Harz (*Styrax*-Arten, *Myroxylon balsamum, Liquidambar orientalis*). Erst nach Verletzung kommt es zu einer intensiven, pathologischen Produktion.

Harze besitzen vermutlich, wie die ätherischen Öle, den Charakter von Allomonen (Verhinderung des Eindringens von mikrobiellen oder tierischen Organismen).

25.3. Harze und Balsame als biogene Arzneistoffe

Harze und Balsame haben früher in der Pharmazie, besonders zur Herstellung von Pflastern, zum Überziehen von Pillen und als Zusätze zu hautreizenden Salben eine große Rolle gespielt. Heute werden sie nur noch wenig verwendet. Einige von ihnen sind ganz aus den Arzneibüchern verschwunden (Resina Guajaci, Gutti, Elemi, Olibanum, Dammar, Sandarac), andere sind noch offizinell (Colophonium: Helv. VII, ÖAB 9; Mastix: Helv. VII, ÖAB 9; Benzoe: Ph. Eur., Helv. VII, ÖAB 9; Balsamum peruvianum: AB-DDR, DAB 9/BRD, Helv. VII, ÖAB 9; Balsamum tolutanum: Helv. VII, ÖAB 9; Styrax depuratus: Helv. VII; Myrrha: AB-DDR, DAB 9/BRD, Helv. VII, ÖAB 9).

Harze werden heute fast ausschließlich als Klebemittel zur Fixierung von Verbänden (Colophonium, Mastix) oder als Bestandteile von Heftpflastern (Dammar, Colophonium) verwendet. Sie wirken leicht reizend und können zu allergischen Hautreaktionen führen. Balsame werden wegen der antiseptischen, antiparasitären, hautreizenden, teilweise aber auch antiphlogistischen Wirkung zur Wundbehandlung, als Scabiesmittel, Dermatica bei Ekzemen und auch als Expectorantia (Benzoe) eingesetzt.

Colophonium, Kolophonium, ist der bei der Gewinnung von Terpentinöl aus Terpentin (s. S. 324) verbleibende, zur Entfernung des Wassers umgeschmolzene Destillationsrückstand. Hauptbestandteil sind Diterpensäuren (Abietinsäure, Pimarsäure, Neoabietinsäure, Dehydroabietinsäure, Palustrinsäure, Isopimarsäure), deren Ester und Anhydride.

Mastix wird durch Einschnitte in die Stämme und Äste von *Pistacia lentiscus* L. var. *chia* Desf. (*Anacardiaceae/Rutales*), einem auf der Insel Chios heimischen, auf anderen Mittelmeerinseln und an den Küsten Nordafrikas angebauten Baum, gewonnen. Die Droge besteht zu 90% aus Harzsubstanzen (Masticadienonsäure, Isomasticadienonsäure, Tirucallol, Oleanolsäure) und zu etwa 1—3% aus ätherischem Öl.

Lösungen von Colophonium und Mastix in lipophilen, flüchtigen Lösungsmitteln, denen Leinöl als Weichmacher zugesetzt wird, dienen zum Fixieren von Verbänden. Mastix wird selten auch als Zahnkitt und Kaumittel (Desinfektion der Mundhöhle) verwendet.

Reich an Estern aromatischer Säuren mit aromatischen Alkoholen sind Benzoe, Balsamum peruvianum, Balsamum tolutanum und Styrax.

Benzoe (Benzoe tonkinense), Benzoe, Siambenzoe, ist eine pathologische Bildung der in Hinterindien, besonders in Laos, vorkommenden Styracacee (*Ebenales*) *Styrax tonkinensis* (PIERRE) CRAIB ex HARTWICH. Die Gewinnung erfolgt durch bis ins Holz reichende Verletzungen des Baumes, die mit der Bildung eines Wundgewebes beantwortet werden, aus dem zunächst ein weißgelber Balsam austritt (wird verworfen), später ein an der Luft unter Braunfärbung erhärtendes Produkt (offizinelle Droge). Hauptbestandteile sind 60—70% Coniferylbenzoat (antiseptisch wirksam!), geringe Mengen p-Cumarylbenzoat, Cinnamylbenzoat, Benzoesäure, Siaresinolsäure (Triterpensäure) sowie etwa 0,3—1,0% Vanillin. Benzoe dient, peroral angewendet, als Expectorans und äußerlich eingesetzt (Tinctura Benzoes) als schwaches Antisepticum in der Dermatologie und Stomatologie. Auch als Bestandteil von Asthmazigaretten und -räucherkräutern wird sie verwendet.

Balsamum peruvianum, Perubalsam, ist eine pathologische Bildung von *Myroxylon balsamum* (L.) HARMS var. *pereirae* (ROYLE) HARMS (*Fabaceae*/*Fabales*), eines bis 25 m hohen Baumes, der in den Wäldern der Pazifikküste Mittelamerikas (Südmexiko bis Panama) vorkommt. Ein Anbau erfolgt besonders in San Salvador und Belize, aber auch in Florida, Jamaica, Kuba und Sri Lanka. Zur Gewinnung wird ein Teil des Stammes von der äußeren Rinde befreit und durch Einschnitte verletzt. Zur Verstärkung des Wundreizes wird die Wundfläche mit Fackeln oder Spiritusbrennern erwärmt. Der nach etwa 1 Woche beginnende Balsamfluß wird mit Lappen aufgesaugt. Die Prozedur wird einige Male wiederholt. Beim Auskochen der Lappen mit Wasser setzt sich der zähflüssige, dunkelbraune Balsam am Boden ab (Dichte 1,14 bis 1,17). Die Ausbeute beträgt bis 2,5 kg pro Baum im Jahr.

Perubalsam enthält als Hauptbestandteil etwa 30—65% Benzoesäurebenzylester, daneben etwa 15—25% Zimtsäurebenzylester (das Gemisch beider Ester wird als Cinnamein bezeichnet), etwa 7% β-Nerolidol, Zimtsäure, Benzoesäure, Farnesol und etwa 30% Harzsubstanzen (Zimt- bzw. Benzoesäureester eines Gemisches polymerer Harzalkohole, des „Peruresitannols").

Die Droge besitzt antiseptische, antiphlogistische, anästhesierende und granulationsfördernde Eigenschaften. Sie wird unverdünnt, als Bestandteil von Salben oder in Form ethanolischer Lösungen zur Behandlung von Wunden, Frostschäden, Geschwüren, Hautjucken und Decubitus angewendet. Als Mittel zur Abtötung von Krätzemilben und deren Eiern wird sie heute kaum noch benutzt.

Eine ähnliche Zusammensetzung weist **Balsamum tolutanum**,

Tolubalsam (von *Myroxylon balsamum* HARMS var. *balsamum*, Heimat Kolumbien) auf. Sein Gehalt an freier Zimt- bzw. Benzoesäure (6—18% bzw. 5—20%) und an Harzsubstanzen ist höher als der des Perubalsams. Er ist von halbfester bis fester Konsistenz. Man verwendet ihn, ähnlich wie Benzoe, als Expectorans.

Styrax depuratus, Styrax oder Storax, ähnelt in Aussehen und Geruch dem Perubalsam. Er wird von *Liquidambar orientalis* MILL. (*Hamamelidaceae/Hamamelidales*), im südlichen Kleinasien heimischen Bäumen, gewonnen. Die Bäume werden durch Einschnitte verletzt. Das gebildete Neuholz, das den Balsam in schizolysigenen Sekretbehältern enthält, wird nach einigen Monaten zusammen mit der Rinde, in die Anteile des Balsams eingesickert sind, entfernt und mit Wasser ausgekocht. Das erhaltene Produkt wird nach dem Trocknen in Ethanol gelöst, filtriert und vom Lösungsmittel befreit. Styrax enthält etwa 20% Ester der Zimtsäure mit Zimtalkohol (Cinnamylcinnamat, Styracin), Benzylalkohol, Phenylpropylalkohol und Ethanol, freie Zimtsäure (etwa 20%), eine Harzfraktion (ca. 40%, hauptsächlich aus Oleanolsäure und 3-epi-Oleanolsäure bestehend) und geringe Mengen Styrol (Name!) sowie Vanillin. Die Droge wird, im deutschen Sprachraum allerdings selten, als Expectorans benutzt.

Von den Gummiharzen (Gutti, Olibanum, Ammoniacum, Euphorbium, Galbanum, Asa foetida, Myrrha) ist in Mitteleuropa nur noch das letztgenannte offizinell.

Myrrha, Myrrhe, wird von verschiedenen *Commiphora*-Arten, besonders von *C. molmol* ENGL. ex. TSCHIRCH, *C. abyssinica* ENGL. und *C. schimperi* (BERG) ENGL. (*Burseraceae/Rutales*) gewonnen, die in an den nordwestlichen Teil des Indischen Ozeans grenzenden Ländern vorkommen (Somalia, Äthiopien, Jemen, Vorderindien). Die Bäume und Sträucher enthalten in schizolysigenen Behältern

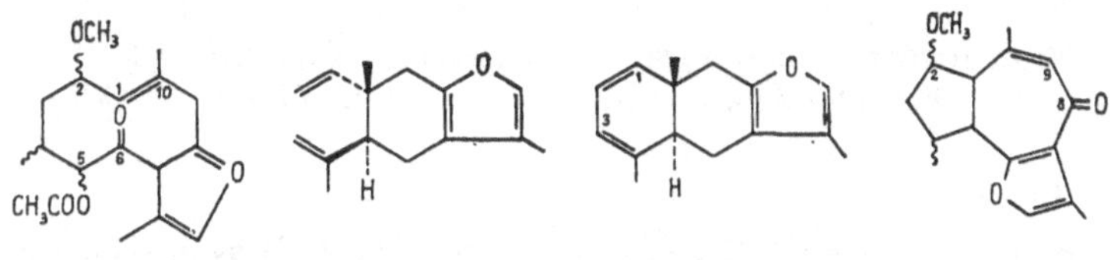

2-Methoxy-5-acetoxy-furogermacr-1(10)en-6-on (1)

Isofuranogermacren (2)

Furoeudesma-1,3-dien (3)

2-Methoxyfurano-guaia-9-en-8-on (4)

Abb. 140. Furosesquiterpene aus Myrrha

ein Sekret, das entweder spontan aus Rissen, die bei Wachstumsprozessen entstanden sind, austritt oder durch Einschneiden der Rinde gewonnen wird. An der Luft erstarrt es zu braungelben bis dunkelschwarzbraunen Körpern oder Klumpen von aromatischem Geruch. Die Droge enthält 2—10% ätherisches Öl, wohl ausschließlich aus Sesquiterpenen, besonders Furosesquiterpenen vom Germacran-Typ (Abb. 140, 1), Eleman-Typ (2), Eudesman-Typ (3) und Guajan-Typ (4) bestehend, 30—50% Harze (Triterpensäuren, -alkohole, -ester) sowie 40—60% Schleimstoffe. Myrrhe wird in Form der Tinktur als Adstringens und Antisepticum bei Schleimhautentzüdungen der Mundhöhle (Adstringens Ratanhiae: Tct. Myrrhae und Tct. Ratanhiae 1:1) und des Rachens zu Pinselungen, zum Gurgeln und zu Spülungen eingesetzt.

26. Aminosäuren

26.1. Chemie, Terminologie und Bedeutung

Aminosäuren (Aminocarbonsäuren) sind Carbonsäuren mit mindestens einer Aminogruppe. Es sind mehr als 400 natürlich vorkommende Vertreter bekannt, deren überwiegender Teil Sekundärstoffcharakter besitzt.

Von besonderer Bedeutung sind die 20 als Bausteine von Eiweißstoffen dienenden, sog. proteinogenen Aminosäuren (Tab. 6). Sie sind, mit Ausnahme des Prolins (einer α-Iminocarbonsäure), α-Aminocarbonsäuren. Man kann sie einteilen in:

- aliphatische Monoaminomonocarbonsäuren (Glycin, Alanin, Valin, Leucin, Isoleucin, Serin, Threonin, Cystein, Methionin),
- aliphatische Monoaminodicarbonsäuren und deren Amide (Asparaginsäure, Asparagin, Glutaminsäure, Glutamin)
- basische Aminosäuren (Lysin, Arginin)
- aromatische Aminosäuren (Phenylalanin, Tyrosin) und
- heterocyclische Aminosäuren (Tryptophan, Prolin, Histidin).

Zu Tabelle 6:

[1]) Bei ausreichendem L-Cystein-Angebot nur 1,5 mg, da dann keine Umwandlung von L-Methionin zur Deckung des L-Cysteinbedarfs erforderlich

[2]) Bei ausreichendem Angebot an L-Tyrosin nur 4,3 mg, da dann keine Umwandlung von L-Phenylalanin zur Deckung des L-Tyrosinbedarfs notwendig

Tabelle 6
Proteinogene Aminosäuren

Trivialname	Semisystematischer Name	Symbole (3- oder 1-Buchstabenkurzbezeichnung)		Bedarf (mg/kg Körpergewicht pro Tag beim Erwachsenen)
Glycin	Aminoessigsäure	Gly	G	–
L-Alanin	L-2-Amino-propionsäure	Ala	A	–
L-Valin	L-2-Amino-3-methylbuttersäure	Val	V	9
L-Leucin	L-2-Amino-4-methylvaleriansäure	Leu	L	10
L-Isoleucin	L-2-Amino-3-methylvaleriansäure	Ile	I	10
L-Serin	L-2-Amino-3-hydroxypropionsäure	Ser	S	–
L-Threonin	L-2-Amino-3-hydroxybuttersäure	Thr	T	6
L-Cystein	L-2-Amino-3-mercaptopropionsäure	Cys	C	–
L-Methionin	L-2-Amino-4-(methylthio)buttersäure	Met	M	13[1])
L-Asparaginsäure (L-Aspartinsäure)	L-Aminobernsteinsäure	Asp	D	–
L-Asparagin	L-2-Amino-3-carbamidopropionsäure	Asn	N	–
L-Glutaminsäure	L-2-Aminoglutarsäure	Glu	E	–
L-Glutamin	L-2-Amino-4-carbamidopropionsäure	Gln	Q	–
L-Lysin	L-2,6-Diamino-capronsäure	Lys	K	9
L-Arginin	L-2-Amino-5-guanidinovaleriansäure	Arg	R	–
L-Phenylalanin	L-2-Amino-3-phenylpropionsäure	Phe	F	13[2])
L-Tyrosin	L-2-Amino-3-(4-hydroxyphenyl)propionsäure	Tyr	Y	–
L-Tryptophan	L-2-Amino-3-(3-indolyl)propionsäure	Trp	W	3
L-Prolin	L-2-Pyrrolidincarbonsäure	Pro	P	–
L-Histidin	L-2-Amino-1H-imidazol-4-propionsäure	His	H	–

Nur die einfachste proteinogene Aminosäure, das Glycin, ist optisch inaktiv. Alle übrigen besitzen ein asymmetrisch substituiertes α-Kohlenstoffatom. Sie gehören der L-Reihe (nach der CIP-Regel, mit Ausnahme des Cysteins, der S-Reihe) an. Threonin und Isoleucin haben ein zweites Chiralitätszentrum.

Sie sind farblose, kristalline Verbindungen, die auf Grund des Zwitterionencharakters einen relativ hohen Schmelzpunkt (über 230°C) besitzen und sich nicht unzersetzt destillieren lassen. Sie sind fast durchweg gut wasserlöslich. Nur von L-Tyrosin und L-Asparaginsäure lösen sich weniger als 1 g in 100 ml H_2O (0,05 bzw. 0,5 g). Fast unlöslich sind sie in apolaren Lösungsmitteln. Die Herstellung für den therapeutischen Einsatz erfolgt synthetisch, heute in steigendem Maße auch mikrobiologisch (z. B. für L-Glutaminsäure und L-Lysin).

In speziellen Proteinen kommen weitere Aminosäuren vor, die jedoch erst durch sekundäre Veränderungen der proteingebundenen Aminoacylreste gebildet werden (z. B. Hydroxyprolin und Hydroxylysin in Gerüstproteinen des tierischen Organismus, Thyroxin im Thyreoglobulin der Schilddrüse).

Einige proteinogene Aminosäuren, die sogenannten essentiellen Aminosäuren, können im menschlichen Organismus nicht gebildet werden. Für andere Aminosäuren reicht unter bestimmten Umständen die Biosynthesekapazität des menschlichen Organismus zur vollen Bedarfsdeckung nicht aus, z. B. für Tyrosin, Cystein und Histidin bei Frühgeborenen, für Histidin bei Säuglingen. Auch sie müssen dann mit der Nahrung zugeführt werden.

Von den nicht proteinogenen Aminosäuren spielen L-Ornithin (2,5-Diamino-n-valeriansäure), L-Citrullin (5-Carbamino-ornithin), β-Alanin (3-Amino-propionsäure) und γ-Amino-buttersäure (4-Amino-n-buttersäure) eine besonders große Rolle im Stoffwechsel. D-Aminosäuren kommen u. a. als Bausteine von Zellwand- und Kapselmaterial von Mikroorganismen und von Peptidantibiotika vor.

Unter den Aminosäuren mit Sekundärstoffcharakter befinden sich eine Reihe toxischer Vertreter, z. B. Cyanoalanin und N^{β}-Oxalyl-L-2,4-diaminopropionsäure in *Lathyrus*-Arten, Platterbsen, Coprin (N^5-(1-Hydroxycyclopropyl)-L-glutamin) in *Coprinus atramentarius* (BULL. ex FR.) FR., Grauer Tintling, oder Ibotensäure (5-Glycyl-3-hydroxy-isoxazol) in *Amanita muscaria* (L. ex FR.) HOOK., Fliegenpilz).

26.2. Aminosäuren als biogene Arzneistoffe

Die proteinogenen Aminosäuren werden als Bestandteile von Infusionslösungen zur parenteralen Ernährung eingesetzt. Auf Serin, Alanin, Tyrosin, Prolin, Asparagin und Glutamin, die im Körper leicht aus Kohlenhydraten oder anderen Aminosäuren gebildet werden können, wird dabei in der Regel verzichtet. Meistens verwendet man die L-Formen, seltener die billigeren Racemate. Die D-Aminosäuren werden im Körper wahrscheinlich nach oxidativer Desaminierung zu Ketosäuren zu L-Aminosäuren reaminiert. Auch zur Herstellung einer chemisch definierten Diät oder zur Sondenernährung werden sie genutzt. Hier können die reinen Aminosäuren teilweise durch das billigere Caseinhydrolysat ersetzt werden.

Als Nutritans bei Phenylketonurie wird ein Caseinhydrolysat verabreicht, aus dem durch Adsorption an Aktivkohle die aromatischen Aminosäuren entfernt wurden und das durch Zusatz von Tyrosin, Tryptophan und Methionin so komplettiert wurde, daß es außer Phenylalanin alle essentiellen Aminosäuren enthält. Mit diesem Präparat decken die Patienten in den ersten Lebensjahren ihren Aminosäurebedarf. Dadurch wird erreicht, daß trotz der Enzymopathie (Fehlen von L-Phenylalanin-Hydroxylase) keine Schädigung des sich entwickelnden kindlichen Gehirns durch die sich bei normaler Ernährung anreichernde Phenylbrenztraubensäure erfolgt.

Daneben werden einige proteinogene Aminosäuren auch zu anderen Zwecken eingesetzt. Glycin (**Acidum aminoaceticum**, Glykokoll) wird innerlich als Mittel bei Muskeldystrophie und Myasthenie und äußerlich zur Wundbehandlung benutzt. Glutaminsäure (**Acidum glutamicum**) und Arginin (**Argininum hydrochloricum**) dienen in Form von Infusionslösungen zur Behandlung von Hyperammoniämie bei gestörtem Leberstoffwechsel und Coma hepaticum. Methionin (**Methioninum**), Cystein (**Cysteinum hydrochloricum**) und Cystin (**Cystinum**, Dimeres des Cysteins: 3,3'-Dithiobis-(2-amino-propionsäure)) werden bei Lebererkrankungen angewendet, insbesondere bei Fettleber und Leberzirrhose. Ihre leberentlastende Wirkung durch Förderung der Phospholipidsynthese infolge von Bereitstellung aktivierter Methylgruppen und durch Begünstigung von Entgiftungsreaktionen infolge Lieferung von Sulfat ist bisher nicht belegt. Tryptophan (**L-Tryptophanum**) besitzt hypnotische und antidepressive Wirksamkeit und wird bisweilen bei Schizophrenie und Alkoholismus verwendet.

Neben den proteinogenen dienen auch einige nichtproteinogene Aminosäuren als Therapeutica. Zu ihnen gehören L-3,4-Dihydroxyphenylalanin, L-Thyroxin, L-3,4,3'-Triiodthyronin und L-3,5-Diiodtyrosin.

L-3,4-Dihydroxyphenylalanin (Levodopa, L-Dopa, Abb. 142) wird bei Parkinsonismus eingesetzt. Im Gegensatz zum 3,4-Dihydroxyphenylethylamin (Dopamin), das aus L-Dopa durch Decarboxylierung entsteht, als Neurotransmitter im ZNS fungiert und bei Parkinsonismus nicht in genügender Menge gebildet wird, passiert L-Dopa die Blut-Hirn-Schranke gut.

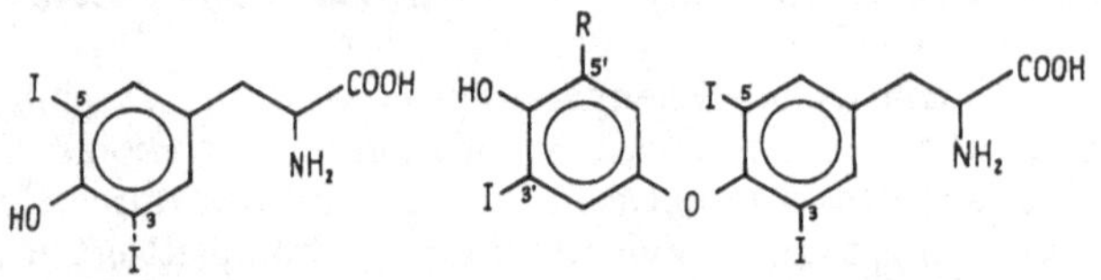

L-3,5-Diiod-tyrosin

L-Thyroxin (R = I)

L-3,5,3'-Triiod-thyronin (R = -H)

Abb. 141. Jodhaltige Aminosäuren als biogene Arzneistoffe

Die Hormone L-Thyroxin (**Laevothyroxinum**, Thyroxinum natricum, Levothyroxin-Natrium, L-3,3', 5,5'-Tetraiod-thyronin, T_4) und L-Triiodthyronin (**Liothyroninum**, L-3,3', 5-Triiod-thyronin, T_3, Abb. 141) liegen in der Schilddrüse neben L-3-Iod-tyrosin und L-3,4-Diiod-tyrosin in dem Glykoprotein Thyreoglobulin (M_r 660000, Kohlenhydratanteil 10%, Moleküle mit unterschiedlichem Iodgehalt) gebunden vor. Die Biogenese erfolgt durch Oxidation von in der Schilddrüse akkumuliertem Iodid zum Iod durch eine Peroxidase, Iodierung von proteingebundenem Tyrosin zu Diiodtyrosin (neben wenig Monoiodtyrosin) und Reaktion der iodierten Tyrosinreste untereinander unter Bildung von proteingebundenem Thyroxin (neben weniger Triiodthyronin). Die Freigabe der Schilddrüsenhormone erfolgt unter dem Einfluß des thyreotropen Hormons (TSH, s. 35.6.5.) auf proteolytischem Wege. T_3 entsteht bevorzugt durch enzymatische Deiodierung außerhalb der Schilddrüse.

Vermutlich stellt T_3 die Wirkform und T_4 ein Prohormon dar. Der Angriffspunkt ist noch nicht völlig geklärt. Es wird angenommen, daß eine Reihe von Genen selektiv aktiviert werden und daß die Aktivität der $Na^{\cdot}/K^{\cdot}$-ATPase stark gesteigert wird. Folge des letztgenannten Prozesses ist eine Verschlechterung der Energiebilanz (scheinbare Entkopplung von Atmung und ATP-Bildung) und ein hohes Angebot von ADP an die Mitochondrien, das mit Erhöhung der Atmungsintensität beantwortet wird.

Beide Verbindungen werden in reiner Form bei Schilddrüsenunterfunktion (Hypothyreose) und bei euthyreoter Struma (Überproduktion an TSH und damit erhöhtes Schilddrüsenwachstum als Folge verminderter Hormonbereitstellung) angewendet. Meistens wird das rasch, aber kurzzeitig wirkende T_3 mit dem relativ spät, aber langzeitig wirkenden T_4 kombiniert. D-Thyroxin wird bisweilen bei Fettsucht und Hypercholesterinämie gegeben. Es besitzt die antihypercholesterämische Wirkung des L-Thyroxins bei vermindertem Einfluß auf Herzfrequenz und Sauerstoffverbrauch.

Nur noch selten verwendet werden die **Glandulae Thyreoideae siccatae** (Thyreodinum siccum), Getrocknete Schilddrüsen, die man durch Vakuumtrocknung frischer Schilddrüsen von Schafen, Schweinen und Rindern und anschließendes Entfetten mit Petrolether erhält. Man stellt sie meistens auf einen Gehalt an 0,18% organisch gebundenem Iod ein.

Diiodtyrosin (**Diiodtyrosinum**, L-3,5-Diiod-tyrosin) ist hormonell inaktiv, hemmt jedoch die Ausschüttung von TSH. Es wird deshalb bei Schilddrüsenüberfunktion angewendet.

Proteine mit iodhaltigen Aminoacylresten (nachgewiesen wurde gebundenes Diiodtyrosin) kommen auch in Meeresalgen, Schwämmen und Korallen vor. Therapeutisch verwendet wird **Fucus**, Tang. Die Droge besteht aus den getrockneten Thalli von *Fucus vesiculosus* L., Blasentang, und *Fucus serratus* L., Sägetang (AB-DDR, das DAB 9/BRD läßt neben *F. vesiculosus Ascophyllum nodosum* (L.) LE JOLIS, Knotentang, zu). Diese bis 1 m (bzw. 1,5 m bei *A. n.*) langen Braunalgen, die in kälteren Meeren vorkommen, gehören zur Familie der *Fucaceae* (*Fucales*). Der Iodgehalt der Droge soll 0,03–0,04% betragen (AB-DDR). Das DAB 9/BRD verlangt mindestens 0,05%, davon 0,02% proteingebundenes Iod. Die Anwendung von Fucus als Mittel zur Stoffwechselsteigerung bei Fettsucht ist wissenschaftlich nicht fundiert und wurde weitgehend verlassen.

27. Amine

Amine kann man sich durch Substitution von einem, zwei oder drei H-Atomen des Ammoniaks durch Alkyl- oder Arylreste (primäre, sekundäre oder tertiäre Amine) entstanden denken.

Primäre Amine werden leicht durch Decarboxylierung von Aminosäuren, katalysiert durch Aminosäuredecarboxylasen, gebildet. Viele von ihnen besitzen Bedeutung als Gewebshormone oder Neurotransmitter (Histamin, Tyramin, Tryptamin, Serotonin, Dopamin, Noradrenalin), als Bestandteile von Ribosomen (Cadaverin, Putrescin, Agmatin) und als Bausteine von Coenzymen (Cysteamin, Propanolamin), von komplexen Lipiden (Ethanolamin) sowie von N-haltigen Sekundärstoffen, z. B. von Alkaloiden. Durch N-Methylierung können sie in sekundäre (z. B. Adrenalin) oder tertiäre Amine bzw. in quartäre Ammoniumverbindungen (z. B. Cholin) übergehen.

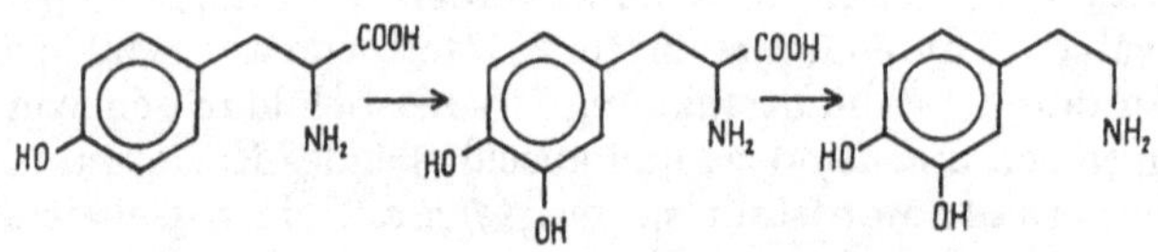

L-Tyrosin — L-3,4-Dihydroxyphenylalanin (DOPA) — 3,4-Dihydroxyphenylethylamin (Dopamin)

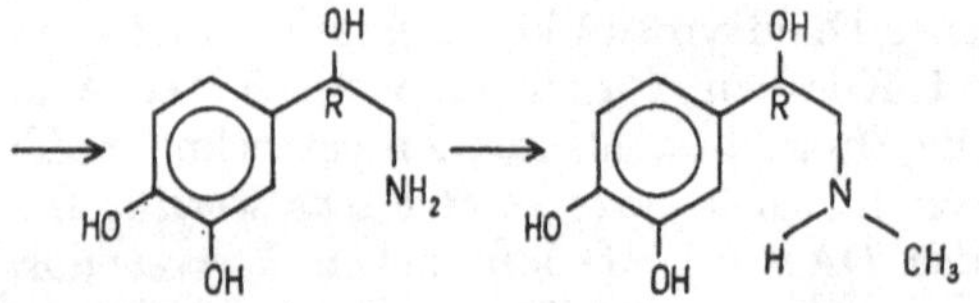

L-Noradrenalin — L-Adrenalin

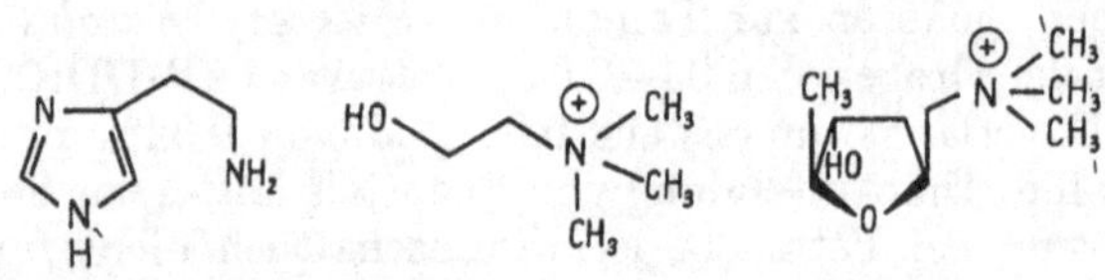

Histamin — Cholin — (+)-Muscarin

Abb. 142. Amine als biogene Arzneistoffe

Therapeutisch nutzt man die Catecholamine (L-Adrenalin, L-Noradrenalin, Dopamin) und Cholin. Vorwiegend für diagnostische Zwecke wird Histamin verwendet. Diese biogenen Amine werden synthetisch hergestellt.

L-Adrenalin ((R)-Adrenalin) und **L-Noradrenalin** ((R)-Noradrenalin) werden im Nebennierenrindenmark des tierischen und menschlichen Organismus, Adrenalin auch in den chromaffinen Zellen anderer Organe und Noradrenalin in den präsynaptischen Abschnitten der adrenergen Nerven, gebildet. Die Biosynthese geht vom L-Tyrosin aus (Abb. 142). Die Speicherung erfolgt im Nebennierenrindenmark, die des Noradrenalins, seiner Funktion als Neurotransmitter adrenerger Nervenfasern entsprechend, auch im Synaptoplasma und in den synaptischen Vesikeln.

Beide Hormone reagieren mit α-adrenergen (α_1, α_2) und β-adrenergen (β_1, β_2) Rezeptoren der Zellen des Erfolgsorgans. Die Hauptwirkungen des Noradrenalins werden am α_1-, die des Adrenalins am α_1- und β_2-Rezeptor ausgeübt. Die Wirkung auf die Zellen ist von deren Rezeptorausstattung abhängig. Vermutlich spielt bei der Umsetzung der Pharmakon-Rezeptor-Reaktion die Veränderung der $Ca^{\cdot\cdot}$-Konzentration im Cytoplasma eine wesentliche Rolle. Durch Besetzung der α-adrenergen Rezeptoren mit Noradrenalin bzw. Adrenalin wird sie erhöht, durch Besetzung der β-adrenergen Rezeptoren erniedrigt. Die glatte Muskelzelle antwortet mit Kontraktion (α-Wirkung) bzw. Relaxation (β-Wirkung). Die Ursachen für die Schwankungen der cytoplasmatischen $Ca^{\cdot\cdot}$-Konzentration sind nur teilweise bekannt. Man nimmt an, daß es bei Wechselwirkung der β-Rezeptoren mit einem β-Agonisten zu einer Aktivierung der rezeptorassoziierten Adenylatcyclase und damit zu einer Erhöhung der intrazellulären cAMP-Konzentration kommt, was eine Aufnahme der cytoplasmatischen $Ca^{\cdot\cdot}$-Ionen in die Speicherorganellen (Mitochondrien, Endoplasmatisches Retikulum) zur Folge hat. Wie die α-Wirkungen umgesetzt werden, ist noch nicht völlig geklärt (Aktivierung der Guanylatcyclase? Hemmung der Adenylatcyclase?).

Noradrenalin hat wegen seiner starken α-adrenergen Wirkung bevorzugt vasokonstriktorischen und damit blutdruckerhöhenden Effekt. Die über β_1-Rezeptoren positiv inotrope und positiv chronotrope Wirkung am Herzen wird durch Gegenregulation gegen den erhöhten Blutdruck kompensiert. Adrenalin führt in physiologischen Konzentrationen zur Gefäßdilatation (β-Wirkung), dadurch wird der periphere Widerstand und der diastolische Blutdruck gesenkt. Hohe Dosen haben jedoch eine Gefäßkonstriktion

(α-Wirkung) und somit eine Blutdrucksteigerung zur Folge. Am Herzen wirkt es über β_1-Rezeptoren positiv inotrop und positiv chronotrop. Auch löst es eine Broncholyse aus (β_2-Wirkung).

Therapeutisch eingesetzt wird L-Adrenalin (**Epinephrinum hydrogentartaricum**, Epinephrinhydrogentartrat, Adrenalini tartras, Adrenalintartrat) insbesondere bei akuten Asthmaanfällen (subcutan oder durch Inhalation), bei anaphylaktischem Schock und akutem Herzstillstand (intravenös). Lokal wird es zur Stillung parenchymatöser Blutungen und als Zusatz zu Lokalanästhetica (Schaffung von Blutleere im Operationsgebiet, Verhinderung der Ausschwemmung von Lokalanästhetica) benutzt.

L-Noradrenalin (**Norepinephrinum hydrogentartaricum**, Norepinephrinhydrogentartrat, Noradrenalini tartras, Noradrenalintartrat) wird in erster Linie bei akutem Kreislaufversagen, besonders in Form von Infusionen oder intravenösen Injektionen eingesetzt. Wie Adrenalin wird es auch Lokalanästhetica zugesetzt.

Dopamin greift bevorzugt an dopaminergen Rezeptoren des ZNS und des peripheren Nervensystems an. Daneben übt es auch Effekte auf α- und β-Rezeptoren aus. Die Hemmung der Noradrenalinfreisetzung an den Synapsen und die Vasodilatation im Splanchnicusgebiet (Versorgungsgebiet der Eingeweidenerven) und im Nierenbereich sind dopaminerg ausgelöst. In niederen Dosen wirkt es β-adrenerg auf das Herz, in hohen Dosen α-adrenerg auf das Gefäßsystem. Eingesetzt wird Dopaminhydrochlorid (**Dopaminum hydrochloricum**) bei kardiogenem Schock, bei schwerer Herzinsuffizienz, zur Verbesserung der Nierendurchblutung und in hohen Dosen, wie Noradrenalin, als Antihypotonicum.

Histamin (Histaminum dihydrochloricum, Histaminum dihydrochloridum; Histaminum phosphas) ist ein Decarboxylierungsprodukt des L-Histidins. Es wird in den Mastzellen und basophilen Leukocyten gebildet und bevorzugt in den basophilen Granula der Mastzellen, in geringerer Menge auch in den basophilen Leukocyten und den Thrombocyten gespeichert. Zahlreiche physikalische bzw. chemische Faktoren und Antigen-Antikörper-Reaktionen können seine Freisetzung auslösen. Die Wirkung erfolgt, vermittelt durch spezifische Rezeptoren (H_1- und H_2-Rezeptoren), auf dem Wege über eine Erhöhung der intrazellulären $Ca^{\cdot\cdot}$-Konzentration. Reaktion mit den H_1-Rezeptoren führt zur Kontraktion der glatten Muskelzellen des Darmes, der Bronchien und zur Erhöhung der Kapillarpermeabilität. Durch Besetzung der H_2-Rezeptoren wird am Herzen Tachykardie und am Magen eine

Sekretionssteigerung ausgelöst. Es wird zur Magenfunktionsprüfung (s. c. Injektion oder Infusion) angewendet.

Cholin (**Cholinum chloratum**, Cholinii chloridum, Cholinchlorid, Cholinii tartras, Cholinhydrogentartrat) geht im Organismus aus L-Serin durch Decarboxylierung zum Ethanolamin und anschließende Trimethylierung hervor. Es spielt im menschlichen Körper eine Rolle als Baustein des Neurotransmitters Acetylcholin, der Phosphatidylcholine und als Methylgruppendonator, beispielsweise bei der Biogenese des Methionins. Man verwendet die genannten Cholinsalze als Mittel zur Leberschutztherapie (lipotrope Wirkung: Verhinderung der Entstehung einer Fettleber durch Unterstützung der Biogenese der Phosphatidylcholine und damit der Plasmalipoproteine?).

Eine Reihe von Aminen haben auch toxikologische Bedeutung. Zu ihnen gehört das Muscarin, das in besonders hohen Konzentrationen (bis 3%) in Rißpilzen und einigen Trichterlingen (*Inocybe*- und *Clitocybe*-Arten) vorkommt. Es wirkt wegen seiner chemischen Verwandtschaft zum Acetylcholin als cholinerger Agonist. Man hat es in der experimentellen Pharmakologie eingesetzt, um cholinerge Rezeptoren in muscarinerge (mit Affinität zum Muscarin) und nicotinerge (mit Affinität zum Nicotin) zu differenzieren.

28. Vitamine des B-Komplexes

Zum Vitamin-B-Komplex gehören alle stickstoffhaltigen Vitamine:

- Thiamin (Vitamin B_1)
- Riboflavin (Vitamin B_2)
- Pyridoxin (Vitamin B_6)
- Cyanocobalmin (Vitamin B_{12})
- Folsäure
- Biotin (Vitamin H)
- Nicotinsäureamid
- Pantothensäure.

Diese gut wasserlöslichen Verbindungen fungieren im menschlichen Organismus als Coenzyme oder als Bausteine von Coenzymen. Sie werden von Pflanzen und Mikroorganismen gebildet und sind in pflanzlichen und tierischen Nahrungsmitteln enthalten (Vitamin B_{12} wird nur von Mikroorganismen produziert und kommt nur in tierischen Produkten in nennenswerter Menge vor), so daß sie dem menschlichen Körper unter normalen Umständen in ausreichendem Maße zugeführt werden. Auch von der Mikroflora des menschlichen Darmes werden sie erzeugt. Wegen der ungünstigen Resorptionsverhältnisse in den unteren Darmabschnitten können diese Vitamine von unserem Organismus jedoch nicht in nennenswertem Maße genutzt werden.

Thiamin (Vitamin B_1, Aneurin) ist 3(4'-Amino-2'-methylpyrimidyl-5'-methyl)-4-methyl-5(β-hydroxyethyl)thiazoliumhydroxid (Abb. 143). Die Biogenese des Thiazolanteils erfolgt ver-

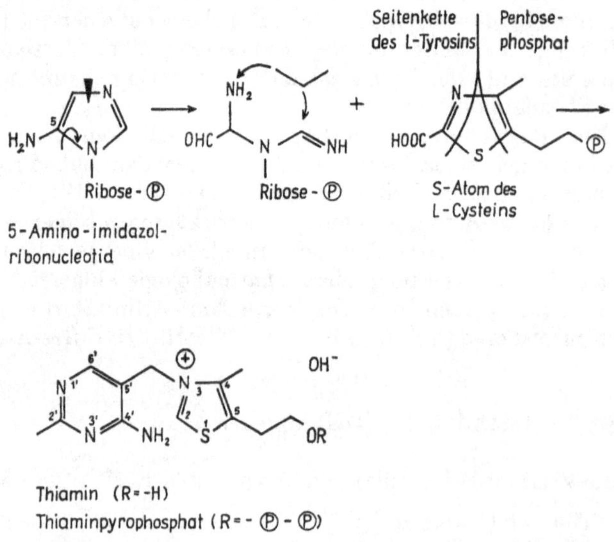

Abb. 143. Thiamin und seine Biogenese

mutlich aus der Seitenkette des L-Tyrosins (oder aus Glycin), 1-Desoxy-D-threo-2-pentulose und dem S-Atom des Cysteins, die des Pyrimidinanteils aus 5-Amino-imidazolribonucleotid (einer Vorstufe der Purinbasen, Abb. 200) und einem unbekannten C_3-Körper. Beide Ringsysteme entstehen getrennt und werden später vereinigt.

Für den Menschen wesentliche Quellen der Thiamins sind besonders Getreideprodukte (im Vollkornmehl aus Weizen oder Roggen 0,3–0,6 mg/100 g), Gemüse und Obst (0,05–0,7 mg/100 g), Kartoffeln (0,05–0,2 mg/100 g), Fleischprodukte (0,2 bis 0,5 mg/100 g, bis 1 mg/100 g in der Leber), Milch (bis 0,07 mg/100 g) und Eigelb (0,3–0,5 mg/100 g). Der Tagesbedarf wird auf

1,5 bis 2 mg geschätzt. Die Standardisierung kann nach Internationalen Einheiten (1 IE = 3 μg Thiamin) erfolgen. Die Wirkform ist das Thiaminpyrophosphat. Es ist das Coenzym einer Reihe von Decarboxylasen (z. B. Pyruvat- und 2-Oxoglutaratdehydrogenase) und Aldehydtransferasen (z. B. Transketolase), spielt also eine integrierende Rolle im Kohlenhydratstoffwechsel. Sowohl bei der oxidativen Decarboxylierung als auch beim Aldehydtransfer sind intermediär am C-2 des Thiazolrestes aktive Aldehyde gebunden (z. B. „aktiver Acetaldehyd" = 2-Hydroxyethyl-thiaminpyrophosphat), die auf Akzeptoren (z. B. die oxidierte Form der Liponsäure bei der Bildung von Acetylresten) übertragen oder freigesetzt werden können.

Mangelerscheinungen sind u. a. Störungen der Muskelfunktion und des Nervensystems (Schwäche, Paralyse, Parästhesien, Krämpfe), insbesondere hervorgerufen durch Brenztraubensäureakkumulation im Blut. Die klassische Vitamin-B_1-Avitaminose ist Beri-Beri.

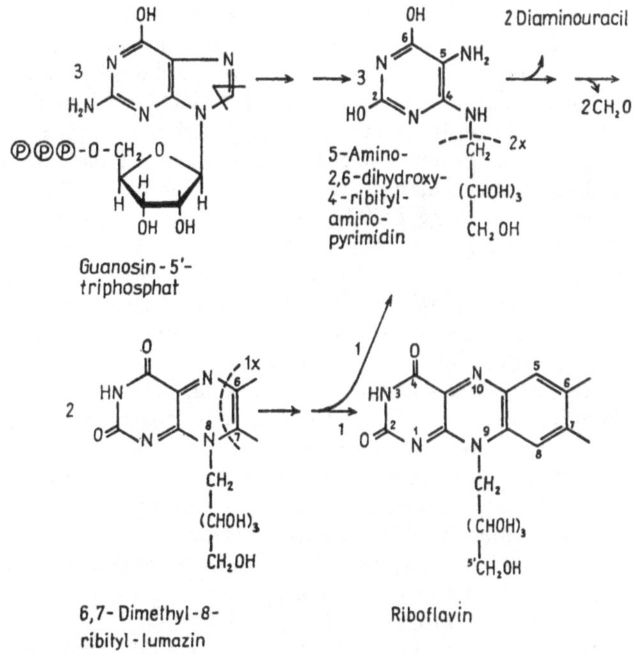

Abb. 144. Riboflavin und seine Biogenese

Die Mangelerscheinungen treten bei zu geringem Thiamingehalt in der Nahrung (Genuß von poliertem Reis als Hauptnahrungsmittel in asiatischen Ländern), bei gestörter Resorption (langdauernde Diarrhöe, Malabsorptionssyndrom, Hyperemesis gravidarum) oder erhöhtem Bedarf (Alkoholmißbrauch, Schwerstarbeit, Hyperthyreose, Gravidität) auf. Bei derartigen Hypovitaminosen wird das synthetisch gewonnene Thiaminchloridhydrochlorid (**Thiaminum hydrochloricum**, Thiaminii hydrochloridum) peroral appliziert. Eine therapeutische Wirksamkeit bei Neuritiden anderer Genese ist nicht erwiesen.

Riboflavin (Vitamin B_2, Lactoflavin) hat die Struktur eines 6,7-Dimethyl-9(1'-D-ribityl)isoalloxazins (Abb. 144). Die Biogenese erfolgt ausgehend vom Guanosin-5'-triphosphat. Durch Öffnung des Imidazolringes wird ein Pyrimidinderivat gebildet, das zu 5-Amino-2,6-dihydroxy-4-ribitylamino-pyrimidin desaminiert und reduziert wird. 2-Moleküle dieser Verbindung reagieren vermutlich zu 6,7-Dimethyl-8-ribityl-lumazin und Diaminouracil, wobei das eine Molekül als Donator des angefügten C_4-Restes (gebildet aus dem Ribitylrest unter Verlust von HCHO) dient. 2 Moleküle 6,7-Dimethyl-8-ribityl-lumazin bilden 1 Molekül Riboflavin und 1 Molekül 5-Amino-2,6-dihydroxy-4-ribitylaminopyrimidin, wobei wiederum 1 Molekül als Donator und das andere als Akzeptor eines C_4-Restes fungiert.

Für den Menschen wesentliche Quellen des Riboflavins sind die gleichen wie für Thiamin: Getreideprodukte (im Vollkornmehl von Weizen und Roggen 0,02—0,2 mg/100 g), Gemüse und Obst (0,01—0,6 mg/100 g), Kartoffeln (0,01—0,2 mg/100 g), Fleischprodukte (0,04—4,5 mg/100 g), besonders reichlich in Leber und Nieren), Milch (0,02—0,3 mg/100 g) und Eigelb (0,2 bis 0,6 mg/100 g). Der Tagesbedarf wird auf 1,5—2 mg geschätzt. Ein internationaler Standard ist nicht festgelegt.

Wirkformen des Riboflavins sind das Riboflavin-5'-phosphat (Flavinmononucleotid, FMN) und das Flavinadenindinucleotid (FAD). In dieser Form ist es Bestandteil der Flavinenzyme, die Wasserstoff von einem Substrat ($NADH_2$, $NADPH_2$, Succinat, Aminosäuren) auf einen Akzeptor (Cytochrome, Ubichinone, Sauerstoff und andere Verbindungen) übertragen können. Dabei werden 2 Wasserstoffatome intermediär an den Stickstoffatomen in Stellung 1 und 10 des Isoalloxazinringsystems gebunden.

Mangelerscheinungen sind beim Menschen sehr selten. Ein erhöhter Bedarf besteht in der Schwangerschaft, während des Stillens und bei Alkoholismus. Auch bei chronischer Diarrhoe und

Malabsorptionssyndrom wurden Hypovitaminosen beobachtet. Die Symptome sind vielfältig und untypisch, u. a. treten Haut- und Schleimhautentzündungen auf (Gesichtsdermatitis und Konjunktivitis).

Therapeutisch wird synthetisch oder mikrobiologisch (*Ashbya gossypii* produziert bis 5 g/l Nährlösung) hergestelltes Riboflavin (**Riboflavinum**) angewendet. Meistens werden jedoch Arzneifertigwaren eingesetzt, die alle Vitamine des B-Komplexes enthalten.

Pyridoxin (Vitamin B_6, Adermin) ist eine Komponente der Pyridoxin-Gruppe, zu der neben Pyridoxin (Pyridoxol), Pyridoxal und Pyridoxamin gehören. Diese Verbindungen sind 4-Hydroxymethyl-, 4-Formyl- oder 4-Aminomethyl-Derivate des 3-Hydroxy-5-hydroxymethyl-2-methyl-pyridins (Abb. 145). Die Biogenese erfolgt

Dihydroxy-
acetonphosphat

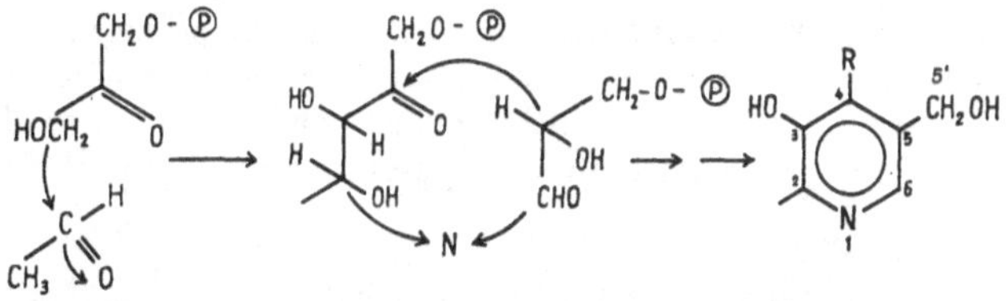

Acetaldehyd

5-Desoxy-D
xylulose-1-
phosphat

D-Glycerin-
aldehyd-3-
phosphat

Pyridoxin
R = CH_2OH
Pyridoxal
R = CHO
Pyridoxamin
R = CH_2-NH_2

Abb. 145. Vitamine der Pyridoxingruppe und ihre Biogenese

vermutlich aus aktiviertem Acetaldehyd und Dihydroxyacetonphosphat, die zu 5-Desoxy-D-xylulose-1-phosphat reagieren, das sich mit D-Glycerinaldehyd-3-phosphat unter Einbau eines N-Atoms zum Pyridoxin-5'-phosphat verbindet.

Da die Verbindungen der Pyridoxingruppe im menschlichen Körper rasch ineinander umgewandelt werden können, sind sie biologisch gleichwertig. Auch hier können die gleichen Quellen wie bei Thiamin und Riboflavin genannt werden: Getreideprodukte (in Vollkornmehlen 0,7–6 mg/100 g), Gemüse und Obst (0,2 bis 7 mg/100 g), Kartoffeln (1–2,2 mg/100 g), Fleischprodukte (0,5 bis 10 mg/100 g, hohe Werte in der Leber), Milch (0,02–2 mg/100 g) und Eigelb (2,5–3,5 mg/100 g). Der Tagesbedarf wird auf 2–4 mg geschätzt. Er ist bei großem Eiweißangebot besonders hoch. Ein internationaler Standard ist nicht festgelegt.

Wirkform ist das Pyridoxal-5'-phosphat. Es ist das Coenzym von Aminosäurecarboxylasen und Amfnosäuretransaminasen, ist aber auch an der aktiven Aufnahme der Aminosäuren in die Zellen, der Biogenese des Cysteins und anderen Reaktionsschritten des Aminosäurestoffwechsels beteiligt. Intermediäre Zwischenprodukte bei diesen Reaktionen sind Azomethine (SCHIFFsche Basen), entstehend durch Reaktion der α-Aminogruppen der Aminosäuren und der Aldehydgruppe des Pyridoxalphosphats.

Mangelerscheinungen (periphere Neuritiden, sideroblastische Anämien, cerebral ausgelöste Konvulsionen) treten äußerst selten auf. Verursacht werden können sie durch Arzneistoffe, die Vitamin B_6 inaktivieren (z. B. D-Cycloserin, Isoniazid, Dihydralazin, Penicillamin). Ein erhöhter Bedarf besteht während der Schwangerschaft, bei Einnahme von Ovulationshemmern, bei Homocysteinurie und genetisch bedingten Verwertungsstörungen. Therapeutisch angewendet wird synthetisch hergestelltes Pyridoxinhydrochlorid (**Pyridoxinum hydrochloricum**, Pyridoxini chlori-

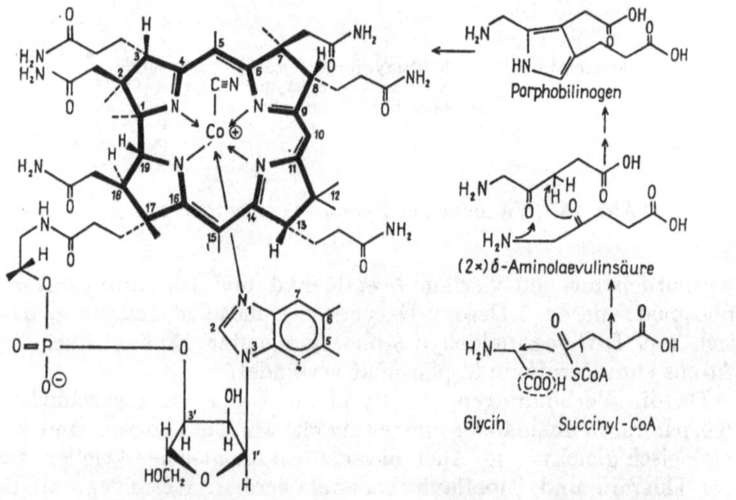

Abb. 146. Cyanocobalamin und sein Biogenese (Corrin-Grundkörper stark gezeichnet, unsubstituiert)

dum). Hohe Dosen setzt man bei Kinetosen, Strahlenschäden und Parkinsonismus ein.

Cobalamine (Vitamin B_{12}) sind eine Gruppe von Verbindungen, deren Grundkörper das Corrin (Abb. 146) ist, die also zu den Corrinoiden gehören. Sie besitzen ein $Co^{\cdots}$-Zentralatom, das hauptvalent mit einem und koordinativ mit den drei übrigen N-Atomen des Corrins verbunden ist. Bei den physiologisch bedeutendsten Cobalaminen handelt es sich um Hexamide der Cobamsäure, die über einen α-D-Ribofuranose-3'-phosphatrest N-glykosidisch gebunden einen 5,6-Dimethyl-benzimidazol-Rest tragen (5,6-Dimethyl-benzimidazolyl-cobamide). Beim Cyanocobalamin, dem wichtigsten Vertreter dieser Gruppe, ist das Zentralatom koordinativ mit einem N-Atom des Dimethylbenzimidazolrestes und hauptvalent mit einem CN^--Ion verknüpft. Der Cyanidrest wird erst im Verlaufe der Isolierung des Vitamins aus den natürlichen Quellen addiert. Beim Belichten wäßriger Lösungen des Cyanocobalamins wird er gegen ein Wassermolekül ausgetauscht (Aquocobalamin). Bei anderen Cobamiden ist der 5,6-Dimethyl-benzimidazolyl-ribosyl-Rest durch ein anderes Nucleosid, z. B. Adenosin, Inosin, 2-Methyl-adenosin oder 2-Methyl-inosin, ersetzt.

Die Biosynthese der Cobalamine scheint nur durch Bakterien zu erfolgen. Pilze und grüne Pflanzen bilden und benötigen sie nicht. Bausteine des corrinoiden Grundkörpers sind 8 Moleküle δ-Aminolävulinsäure. Zunächst treten, in Analogie zur Biogenese der Porphyrine, je 2 Moleküle δ-Aminolävulinsäure zu einem Molekül Porphobilinogen zusammen. 4 Moleküle Porphobilinogen bilden dann den Grundkörper. Die δ-Aminolävulinsäure ihrerseits wird aus Glycin und Succinyl-CoA unter Verlust von CO_2 aufgebaut. 7 der 8 Methylgruppen stammen aus dem Methionin, die am C-12 entsteht durch Decarboxylierung eines Carboxylethylrestes. Der D-1-Amino-propan-2-ol-Rest, der das Bindeglied zwischen dem Propionylrest am C-17 und dem gebundenen Nucleotid darstellt, geht aus L-Threonin durch Decarboxylierung hervor. Das 5,6-Dimethyl-benzimidazol ist ein Spaltprodukt des Riboflavins.

Cobalamine sind in allen Zellen höherer Tiere und bei sehr vielen Bakterien anzutreffen. In Pflanzen kommen sie nur in Spuren vor (aus dem Stoffwechsel von Mikroorganismen stammend). Für den Menschen wesentliche Quellen sind tierische Produkte: Fleisch (2–3 μg/100 g), Leber (15–20 μg/100 g), Fischprodukte (0,5 bis 11 μg/100 g, höchster Wert für den Hering ermittelt), Milch (etwa 1 μg/100 g) und Eidotter (etwa 5 μg/100 g). Zur Resorption des

Vitamins B_{12} im menschlichen Dünndarm ist ein spezifisches, von der Magenschleimhaut gebildetes Glykoprotein (Transcorrin, Intrinsic Factor, IF) erforderlich. Die Bindung im Blutplasma erfolgt durch Transcobalamin I (Depotprotein) und II (Transportprotein). Der Tagesbedarf wird auf 0,5—3 μg geschätzt. Ein internationaler Standard ist nicht festgelegt.

Wirkformen der Cobalamine sind Aquocobalamin und 5'-Desoxyadenosylcobalamin (DBC-Coenzym, statt CN^- bzw. H_2O ist ein 5'-Desoxyadenosyl-Rest über das C-5-Atom der 5-Desoxyribose am $Co^{\cdots}$-Zentralatom gebunden). Das Aquocobalamin ist an der Biogenese des L-Methionins beteiligt. Das DBC-Coenzym ist Cofaktor bei einer Vielzahl von Reaktionen, bei denen Molekülgruppen und Wasserstoffatome intra- oder intermolekular gegeneinander ausgetauscht werden, z. B. bei der Umwandlung von Methylmalonyl-CoA (aus dem Abbau ungeradzahliger Fettsäuren oder verzweigter Aminosäuren stammend) in Succinyl-CoA.

Die Gewinnung des in der Therapie eingesetzten Cyanocobalamins oder Aquocobalamins erfolgt mit Hilfe von Mikroorganismen. Dazu werden besonders *Propionibacterium shermanii*, *P. freudenreichii*, *Pseudomonas denitrificans* oder *Streptomyces griseus* eingesetzt. Die Ausbeuten betragen bis zu 50 mg/l.

Mangelerscheinungen sind megaloblastäre Anämie und neurologische Ausfälle. Sie treten bei Störungen der Transcorrinbildung, strengen Vegetariern und bei Fischbandwurmbefall auf.

Bei derartigen Hypovitaminosen kann Cyanocobalamin (**Cyanocobalaminum**) oder **Aquocobalamin** (längere Wirkungsdauer, aber Antikörperbildung gegen den Aquocobalamin-Transcobalamin-II-Komplex möglich) angewendet werden. Bei Cyanidvergiftungen wird Aquocobalamin in sehr hohen Dosen eingesetzt (Cyanidbindung!).

Folsäure (Pteroylglutaminsäure, Abb. 147) ist ein Dipeptid aus Pteroinsäure (N-(2-Amino-4-hydroxy-pteridin-6-ylmethyl)-p-aminobenzoesäure) und L-Glutaminsäure. Die Biogenese des Pteridinanteils erfolgt ausgehend vom Guanosin-5'-triphosphat durch Elimination des C-Atoms 8, Einbeziehung der C-Atome 1' und 2' des Ribosylrestes bei der Bildung des ankondensierten Pyrazinringes und Abspaltung der C-Atome 4' und 5'. Die aus der Chorisminsäure hervorgegangene p-Aminobenzoesäure wird mit dem intermediär gebildeten 6-Hydroxymethyl-7,8-dihydropteridin zu Dihydropteroinsäure verknüpft, die mit Glutamin zu Dihydrofolsäure reagiert.

Getreideprodukte enthalten 10—40 μg Folsäure/100 g, Fleisch-

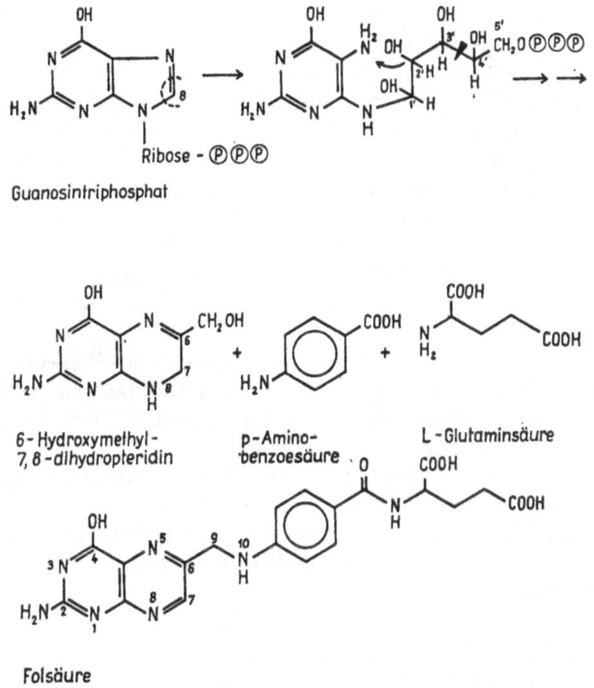

Abb. 147. Folsäure und ihre Biogenese

produkte 3—15 μg (Leber bis 300 μg)/100 g, Obst und Gemüse 2—50 μg/100 g, Eigelb 4—13 μg/100 g und Milch 10 μg/100 g. In den meisten Produkten liegt die Folsäure als Folylpolyglutamat (Folsäure, peptidartig mit bis zu 6 weiteren γ-Glutamylresten verknüpft) vor, z. B. zu 75% in der Leber, zu 98% in der Hefe. Aus ihnen kann die resorbierbare Folsäure durch sog. Dekonjugasen des Darmes freigesetzt werden. Der Tagesbedarf an Folsäure wird auf 0,4—0,8 mg geschätzt. Ein internationaler Standard ist nicht festgelegt.

Wirkformen sind die 5,6,7,8-Tetrahydrofolsäure (FH_4, Folinsäure) oder die 5,6-Dihydrofolsäure (FH_2). FH_4 ist am Stoffwechsel von 1-C-Bruchstücken beteiligt. Von besonderer Bedeutung ist die Bildung und Übertragung von Formyl-, Hydroxymethyl- und Methylgruppen mit TH_4 als Coferment. Darüber hinaus dient TH_4 als Wasserstoffdonator bei Monooxygenasereaktionen (z. B. Hydroxylierungen). Möglicherweise handelt es sich bei den Wirkformen um Folylpolyglutamate.

Mangelerscheinungen, die in erster Linie durch eine Beeinträchtigung der DNS-Synthese ausgelöst werden (z. B. durch ausbleibende Methylierung des Desoxyuridins zum Thymin), sind megaloblastäre Anämie und Schleimhautschäden im Magen-Darm-Trakt. Sie können bei Malabsorptionssyndrom, ausgedehnter Dünndarmresektion, Sprue, chronischem Alkoholismus, bei hämatologischen Erkrankungen, während der Schwangerschaft und nach Gabe von Arzneistoffen (z. B. Methotrexat oder Antiepileptica mit pyrimidinähnlichen Strukturen) auftreten, die als Folsäureantagonisten wirken.

Therapeutisch wird synthetisch gewonnene Folsäure (**Acidum folicum**) und seltener Folinsäure (**Calciumfolinat**, bei Methotrexatüberdosierung) eingesetzt. In vielen Fällen ist eine Kombination mit Cyanocobalamin erforderlich.

Biotin (Vitamin H) ist (+)-cis-2(ω-Carboxybutyl)-3,4(2'-oxo-4',5'-imidazolidino)thiophan. Seine Biogenese erfolgt aus L-Alanin, Pimelyl-CoA und dem S-Atom des Methionins. Als Intermediate treten u. a. 7,8-Diaminopelargonsäure und Desthiobiotin auf (Abb. 148).

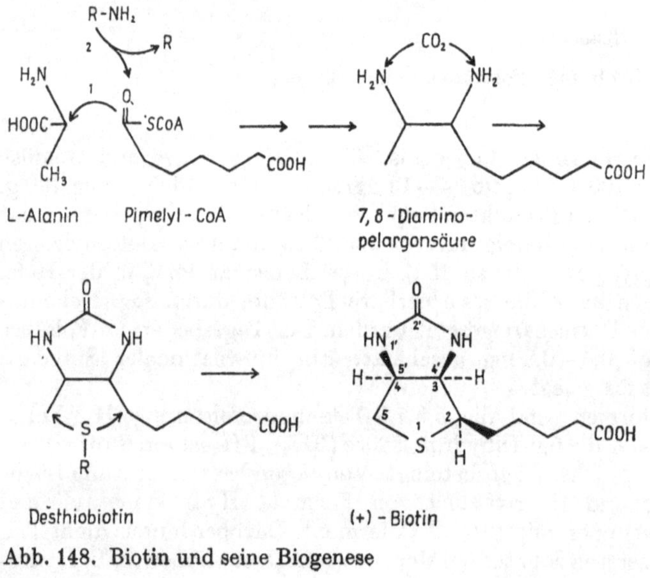

Abb. 148. Biotin und seine Biogenese

Getreideprodukte und Kartoffeln enthalten etwa 1—20 μg Biotin/100 g. Im Fleisch werden 2—100 μg/100 g (hohe Werte in der Leber) gefunden. Reichlich ist es auch im Eigelb (etwa 50 μg/100 g) vorhanden. Biotin bildet eine sehr stabile, unresorbierbare Verbindung mit dem im Eiklar vorkommenden Glykoprotein Avidin (M_r 68300, 1 g bindet 7 mg Biotin). Der Tagesbedarf ist wegen der relativ großen, von der Mikroflora des Darmes gebildeten Mengen, über deren Nutzung durch den Menschen keine Klarheit besteht, sehr schwer abschätzbar (10—300 μg?). Ein internationaler Standard ist nicht festgelegt.

Biotin ist das Coenzym von Carboxylasen. Dabei wird CO_2 intermediär am N-Atom 1′ des Biotinanteils der Fermente gebunden. Es spielt eine wesentliche Rolle bei der Biogenese der Fettsäuren (Carboxylierung des Acetyl-CoA zum Malonyl-CoA), bei Abbau ungeradzahliger Fettsäuren sowie verzweigtkettiger Aminosäuren (Carboxylierung des Propionyl-CoA zum Methylmalonyl-CoA) und bei der Gluconeogenese (Carboxylierung des Pyruvats zum Oxalacetat). Mangelerscheinungen beim Menschen wurden bisher nur nach übermäßigem Genuß von rohem Eiklar beobachtet (Avidin!). Sie äußern sich in Hauterkrankungen, Haarausfall und Muskelschmerzen.

In der Therapie wird synthetisch gewonnenes Biotin bei Seborrhoe, achylischer Chlorose und, neben Vitamin B_{12}, bei megaloblastärer Anämie angewendet. Der Nutzen der Applikation erscheint fraglich.

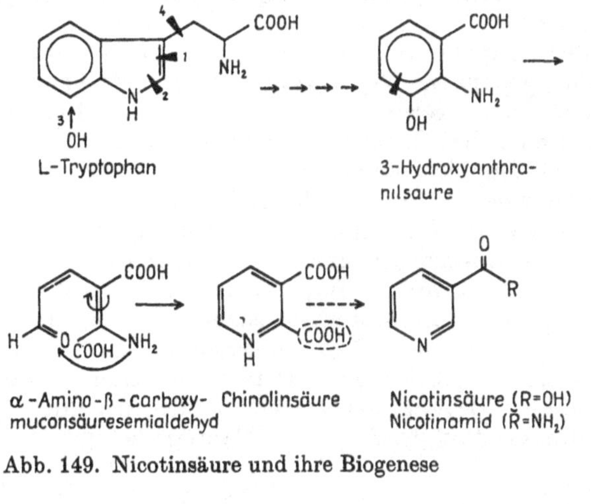

Abb. 149. Nicotinsäure und ihre Biogenese

Nicotinamid (Nicotinsäureamid, Niacinamid, Pyridin-3-carbonsäureamid) hat ebenso wie seine Vorstufe, die Nicotinsäure (Niacin, Pyridin-3-carbonsäure), Vitamincharakter. Die Biogenese erfolgt im tierischen und menschlichen Organismus aus L-Tryptophan, wobei u. a. 3-Hydroxyanthranilsäure und Chinolinsäure (Abb. 149) als Zwischenprodukte auftreten. Die auf diesem Wege gebildete Nicotinsäure ist aber vermutlich beim Menschen nicht bedarfsdeckend. Bei Mikroorganismen und Pflanzen sind L-Asparaginsäure und D-Glycerinaldehyd-2-phosphat Präkursoren der Nicotinsäure (Abb. 189).

Für die menschliche Ernährung sind Fleischprodukte die wichtigste Quelle des Nicotinamids (5—15 mg/100 g, hohe Werte in der Leber), aber auch in Getreideprodukten (1—5 mg/100 g) und Gemüse kommt es in ausreichender Menge vor. Der Tagesbedarf wird auf 15—20 mg geschätzt.

Die Wirkform des Nicotinamids ist das Nicotinamid-adenin-dinucleotid (NAD) und das Nicotinamid-adenin-dinucleotid-phosphat (NADP). Bei ihrer Biogenese reagieren Chinolinsäure (unter Verlust von CO_2) oder Nicotinsäure mit Phosphoribosylpyrophosphat zum Nicotinsäuremononucleotid, das mit ATP und einem Aminogruppendonator zum NAD umgewandelt wird.

Mangelerscheinungen wurden bei Ernährung mit tryptophanarmen Nahrungsmitteln (Maisernährung) und bei Alkoholikern beobachtet. Klassisches Symptom ist die Pellagra (Schwellung, Verdickung und Pigmentierung der Haut), außerdem treten Diarrhoe, Schleimhautentzündungen, Neuritiden und psychische Störungen auf.

In der Therapie wird das synthetisch oder halbsynthetisch (aus Nicotin) gewonnene Nicotinamid (**Nicotinamidum**, Nicotinoylamidum) bei Mangelerscheinungen, Dermatosen, Kolitis und Erythem angewendet. In Dosen über 50 mg besitzt Nicotinsäure eine von ihrer Vitaminfunktion unabhängige vasodilatatorische Wirkung, besonders auf die Gefäße der Haut, und, durch Hemmung der Lipolyse, einen antilipämischen und anticholesterinämischen Effekt. Nicotinsäure (**Acidum nicotinicum**) wird daher in hoher Dosierung (3—6 g/d) bei Hyperlipidämien, speziell vom Typ II, und peripheren Durchblutungsstörungen sowie bei intermittierendem Hinken eingesetzt. Lokal kommen die gut durch die Haut aufgenommenen **Ester der Nicotinsäure** (z. B. Nicotinsäure-n-propylester, Nicotinsäurebenzylester) oder der **Nicotinylalkohol** (3-Hydroxymethyl-pyridin) zur Hautreiztherapie zur Anwendung.

Pantothensäure ist D(+)-2,4-Dihydroxy-3,3-dimethyl-butyryl-β-alanin. Ihre Biogenese erfolgt aus L-Valin, das zu α-Ketoisovaleriansäure desaminiert und durch Verknüpfung mit einem Hydroxymethylrest über Ketopantoinsäure zu Pantoinsäure (D(+)-2,4-Dihydroxy-3,3-dimethyl-buttersäure) umgewandelt wird. Sie wird mit β-Alanin, das durch Decarboxylierung aus L-Asparaginsäure entsteht, amidartig zu Pantothensäure verknüpft. Zur Bildung sind nur Mikroorganismen und Pflanzen befähigt (Abb. 150).

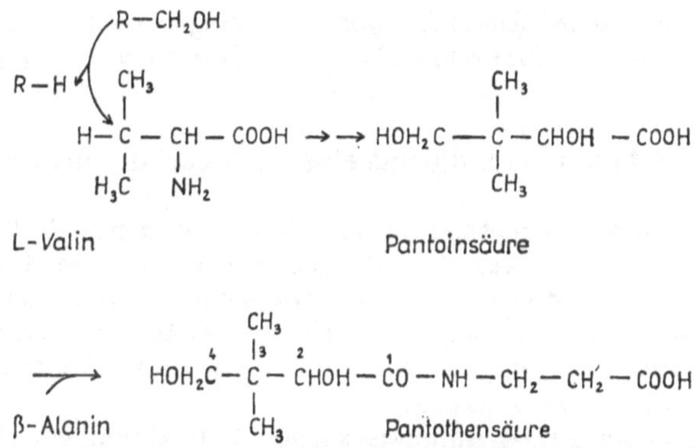

Abb. 150. Pantothenosäure und ihre Biogenese

Panthothensäure ist in allen lebenden Zellen enthalten. In den Nahrungsmitteln liegt sie meistens in gebundener Form als Pantethein (Pantothenyl-2-amino-ethanthiol) oder Coenzym A vor. In Getreideprodukten werden 0,5—1,5 mg/100 g, im Fleisch 0,3 bis 1,5 mg (bis 5 mg in Leber)/100 g, im Gemüse 0,1—1 mg/100 g, im Eigelb 1,8—6,3 mg/100 g und in der Milch 0,2—0,4 mg/100 g nachgewiesen. Der Tagesbedarf des Menschen wird auf 7—12 mg geschätzt.

Die Wirkform ist Coenzym A, das aus den Bausteinen Pantothensäure, Cysteamin und Adenosin-3'-monophosphat-5'-diphosphat aufgebaut ist. Außerdem ist Phosphopantethein Trägergruppe des Acyl-Carrier-Proteins (ACP) des Fettsäuresynthase-Komplexes. Coenzym A dient als Coenzym der Transacylasen und spielt insbesondere bei der β-Oxidation der Fettsäuren eine Rolle.

Mangelerscheinungen sind wegen der ubiquitären Verbreitung der Pantothensäure nicht bekannt und können nur experimentell im Tierversuch durch Gaben von Antivitaminen ausgelöst werden.

In der Therapie werden die D(+)-Form (R-Form) der Pantothensäure als Calciumsalz (**Calcium pantothenicum**, Calcii pantothenas) und Pantothenol (freie Carboxylgruppe zur CH_2OH-Gruppe reduziert, geht im Körper leicht in Pantothensäure über) in Form des Racemats (**Panthenolum**) oder der D(+)-Form (**Dexpanthenolum**) lokal, peroral und parenteral angewendet. Indikationen sind Wunden, insbesondere Schürfwunden, Hautgeschwüre, Rhagaden der Brustwarzen, Decubitus, Verbrennungen (z. B. Sonnenbrand), Hornhautdefekte am Auge, pathologischer Haarausfall und chronische Entzündungen des Magen-Darm-Traktes, der Bronchien, der Mundschleimhaut, der Nase sowie der Vagina.

29. Antibiotika, die aus einer Aminosäure hervorgehen

Therapeutisch bedeutende Aminosäuren, bei denen die Biogenese des Grundkörpers aus ein oder zwei Molekülen einer Aminosäure erfolgt, sind D-Cycloserin, die Xanthocilline, Novobiocin, Chloramphenicol und Lincomycin. Auch bei den Mitomycinen und beim Rufocromomycin darf angenommen werden, daß Aminosäuren an ihrem Aufbau beteiligt sind.

D-Cycloserin (D-4-Amino-isoxazolin-3-on, Oxamycin, Abb. 151) wurde aus Kulturen von *Streptomyces orchidaceus* (*Streptomycetaceae/Actinomycetales*) isoliert. Die Biogenese erfolgt vermutlich aus L-Serin. Heute wird es vorwiegend synthetisch gewonnen. Es hemmt die L-Alanin-Racemase sowie die D-Alanin-D-Alanin-Ligase und blockiert den D-Alanin-Transport. Dadurch wird die Biosynthese des bakteriellen Zellwandbausteins Murein unterdrückt. D-Cycloserin ist ein Breitbandantibiotikum mit vorwiegend gegen gram-positive Bakterien gerichteter bakteriostatischer Wirksamkeit. Wegen seiner relativ hohen Toxizität wird es nur eingesetzt, wenn bei der Behandlung der Lungentuberkulose Resistenz gegen andere Tuberkulostatica besteht.

Xanthocilline werden von *Penicillium notatum* (*Aspergillaceae/Plectascales*) gebildet. Ihre Biogenese erfolgt aus 2 Molekülen Tyrosin. Das Handelspräparat besteht vorwiegend aus Xanthocillin X (ca. 80%, Abb. 151), daneben kommen Xanthocillin Y_1, Y_2 und Z vor (3- und/oder 3'-hydroxylierte Abkömmlinge des Xanthocillin X). Die Xanthocilline besitzen ein sehr breites Wirkungsspektrum und erfassen sowohl gram-negative als auch gram-positive Bakterien, in sehr hohen Konzentrationen auch Pilze. Resistenzbildung ist nicht bekannt. Wegen ihrer großen Toxizität

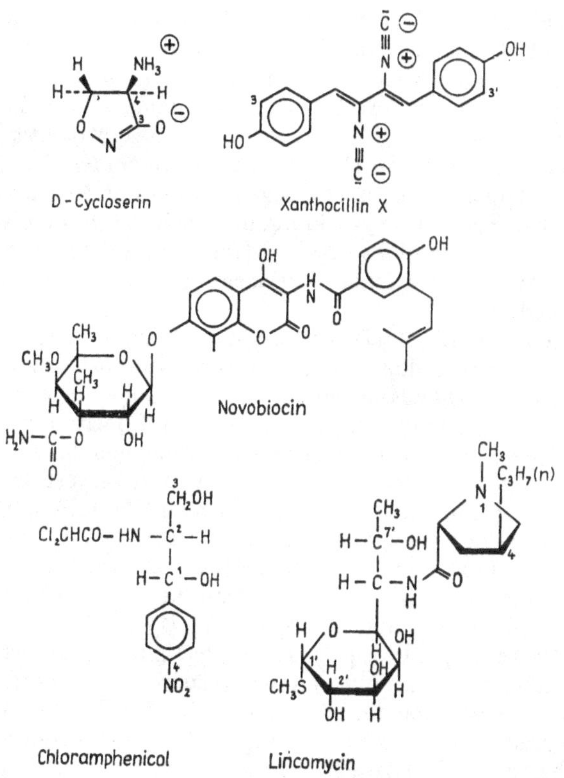

Abb. 151. Antibiotika, die aus einer Aminosäure hervorgegangen sind

werden sie jedoch nur äußerlich und zwar zur Wunddesinfektion in Form von Wundpudern eingesetzt. Einige Patienten entwickeln rasch Xanthocillinallergien.

Novobiocin (Abb. 151) wird von *Streptomyces niveus* und *S. sphaeroides* gebildet. Grundkörper ist ein aminosubstituiertes Cumarinderivat, das mit einem carbamylierten Monosaccharid, der Noviose, glykosidisch und einem in Stellung 3 prenyliertem p-Hydroxybenzoesäurerest amidartig verbunden ist. Beide am Aufbau beteiligten Benzenabkömmlinge gehen aus je einem Tyrosinmolekül (das p-Hydroxybenzoesäurederivat über p-Hydroxyzimtsäure, deren Seitenkette durch β-Oxidation verkürzt wird) hervor.

Angriffspunkt des Novobiocins ist die DNS-Gyrase, die für die Ver- und Entknäuelung der Bakterien-DNS im Kernäquivalent erforderlich ist. Dieses Enzym wird von der energiebereitstellenden ATP-Hydrolyse entkoppelt. Dadurch kommt es zu einer Hemmung der Replikation und Transkription. Beeinträchtigt werden besonders gram-positive Coccen und Vertreter der Gattung *Proteus*. Man appliziert es, heute wegen zahlreicher Nebenwirkungen und rascher Resistenzentwicklung nur noch selten, peroral bei Infektionen mit penicillin- bzw. tetracyclinresistenten Staphylococcen und bei Infektionen der Harnwege mit Enterococcen und *Proteus*-Arten.

Chloramphenicol (D(—)-threo-2-Dichloracetamido-1(4-nitrophenyl)-propan-1,3-diol, Abb. 151) wird von *Streptomyces venezuelae* und *S. phleochromogenes* var. *chloromyceticus* produziert. Die Biogenese erfolgt, ausgehend von der Chorisminsäure, über p-Aminophenylbrenztraubensäure, p-Aminophenylalanin und p-Aminophenylserin. Heute wird es synthetisch hergestellt. Es wird von der 50-S-Einheit der 70-S-Ribosomen (Bakterien, Mitochondrien, Plastiden) gebunden und hemmt die Peptidyl-Transferase und damit die Proteinsynthese. Als Breitbandantibiotikum erfaßt es sowohl gram-positive als auch gram-negative Bakterien, Rikketsien, Spirochäten und Mykoplasmen. Mykobakterien sind resistent. Es kann peroral, parenteral oder lokal appliziert werden. Zur Beseitigung seines bitteren Geschmacks werden Fettsäureester und zur Verbesserung der Löslichkeit Salze des Hemisuccinats oder andere Derivate angewendet. Wegen der zwar selten auftretenden, aber unter Umständen sehr schweren Nebenwirkungen (besonders aplastische Anämie), sollte es nur dann verwendet werden, wenn andere Antibiotika versagen. Hauptindikationen sind Typhus, Paratyphus, Fleckfieber, Keuchhusten, Salmonellen-Sepsis und Meningitiden (ausgelöst durch penicillinresistente Stämme von *Haemophilus influenzae* und *Neisseria meningitidis*). Äußerlich wird es in Salben, Augentropfen und Ohrentropfen eingesetzt.

Lincomycine sind Produkte von *Streptomyces lincolnensis*. Sie sind Derivate des 1-Methyl-4-propyl- oder 1-Methyl-4-ethyl-L-prolins. Beim therapeutisch eingesetzten Lincomycin (Abb. 151) ist das 1-Methyl-4-propyl-L-prolin amidartig mit dem Methyl-α-thiolincosamin, einer Octopyranose, verknüpft. Es besitzt den gleichen Wirkungsmechanismus wie Chloramphenicol. Lincomycin wirkt nur gegenüber gram-positiven Bakterien, insbesondere Staphylococcen, bakteriostatisch. Wegen der bisweilen auftretenden starken Nebenwirkungen (pseudomembranöse Kolitis, ausgelöst durch Exotoxine resistenter Stämme von *Clostridium difficile*) ist seine Anwendung auf akute und chronische Osteomyelitiden beschränkt. Angewendet werden die Hydrochloride des 2'-Palmitin- oder Phosphorsäureesters bzw. das 7'-Desoxy-7-(S)-chlorolincomycin (**Clindamycin**, bessere Resorption nach peroraler Gabe, breiteres Wirkungsspektrum).

Mitomycine werden durch *Streptomyces caespitosus*, *S. ardus* und *S. verticillatus* gebildet. Isoliert wurden die Mitomycine A, B und C, Porphyromycin (Porfiromycin), N-Methylmitomycin A und Mitiromycin. Therapeutisch wird nur Mitomycin C (Abb. 152) ein-

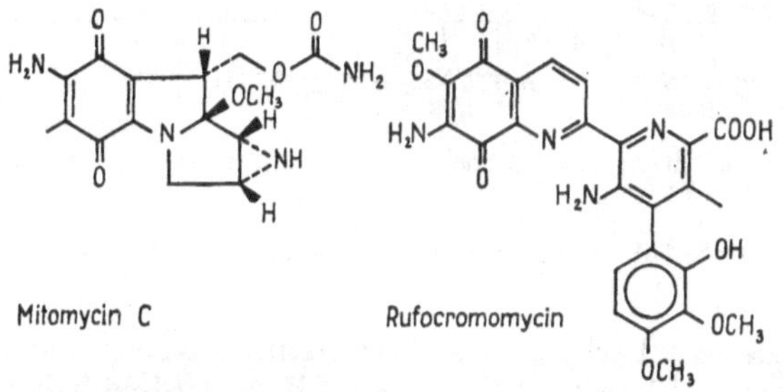

Abb. 152. Antibiotika unbekannter Biogenese

gesetzt. Wirkform ist das Semichinon mit geöffnetem Aziridin-Ring. Es wirkt als bifunktionelles Alkylierungsmittel und ist in der Lage, die Stränge der DNS-Doppelhelix miteinander zu vernetzen. Dadurch wird die Replikation und die Transkription gehemmt. Auch Mutationen können ausgelöst werden. Therapeutisch wird es als Cytostaticum bei bösartigen Tumoren sowie Hämoblastosen angewendet.

Auch **Rufocromomycin** (Abb. 152), das von *Streptomyces albus* var. *bruneomycini* gebildet wird, dient als Cytostaticum. Es wird besonders bei Lymphogranulomatose und Reticulumsarkom appliziert.

30. β-Lactamantibiotika

30.1. *Klassifizierung*

Die β-Lactamantibiotika sind durch einen β-Lactam-Ring (Azetidin-2-on-Ring) ausgezeichnet, an den meistens ein zweiter Ring ankondensiert ist (Abb. 153). Die wichtigsten Vertreter sind die Penicilline, Derivate des hypothetischen Penams (β-Lactam-Ring mit ankondensiertem Thiazolidin-Ring) und die Cephalosporine, Derivate des hypothetischen Cephams (β-Lactam-Ring mit an-

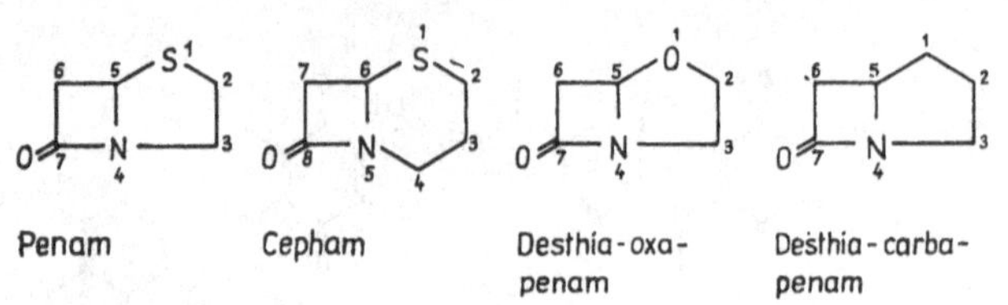

Abb. 153. Grundkörper von β-Lactamantibiotika

kondensiertem Perhydro-1,3-thiazin-Ring). Neben anderen wenig bedeutenden β-Lactamantibiotika (z. B. Nocardine, Thienamycine) verdienen β-Lactamderivate Erwähnung, die als β-Lactamase-Inhibitoren eingesetzt werden können. Auch das Peptidantibiotikum Bleomycin (Abb. 213) enthält einen β-Lactam-Ring.

30.2. *Penicilline*

Muttersubstanz der Penicilline ist die 6-Aminopenicillansäure (6-APA, Abb. 154). Sie ist bei den natürlich vorkommenden Vertretern mit aliphatischen Säuren wie Capronsäure (Dihydropenicillin F), Hex-3-ensäure (Penicillin F), Hex-4-ensäure (Flavicidin), Caprylsäure (Penicillin K), L-α-Amino-adipinsäure (Isopenicillin N, Abb. 155) und D-α-Amino-adipinsäure (Penicillin N) oder mit aromatischen Säuren wie Phenylessigsäure (Penicillin G) und p-Hydroxy-phenylessigsäure (Penicillin X) amidartig verknüpft. Durch ein Überangebot an synthetischen Säuren im Fermentationsmedium können sog. „biosynthetische“ Penicilline erhalten werden, z. B. mit Hilfe von Phenoxyessigsäure das Penicillin V (Phenoxymethylpenicillin).

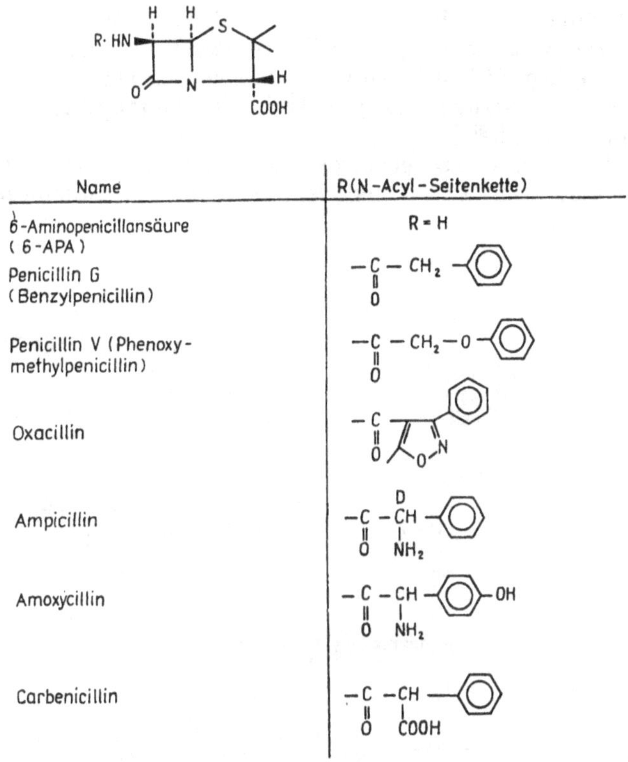

Abb. 154. Penicilline

Neben den natürlichen und „biosynthetischen" Penicillinen sind bisher über 20000 halbsynthetische Acylderivate der 6-APA hergestellt worden, die sogenannten halbsynthetischen Penicilline, von denen eine Reihe therapeutisch eingesetzt werden. Zu ihrer Herstellung werden die natürlichen Penicilline, meistens enzymatisch mit Hilfe der Penicillinamidase (EC 3.5.1.11, sog. Acylase), die aus Pilzen, Hefen oder Actinomyceten isoliert werden kann, oder mit Hilfe von abgetöteten Bakterien (*E. coli*), die das Ferment enthalten, in 6-APA und die entsprechenden Säuren zerlegt. 6-APA wird nach ihrer Isolierung schonend mit synthetischen Säuren acyliert.

Penicilline werden von *Penicillium-*, *Aspergillus-*, *Trichophyton-*, *Epidermophyton-* und *Streptomyces*-Arten gebildet. Zur Herstellung im industriellen Maßstab setzt man jedoch nur Mutanten von *Penicillium chrysogenum* (*Aspergillaceae/Plectascales*) ein. Die Produktion erfolgt diskontinuierlich im Submersverfahren in bis 200000 l fassenden Fermentern. Die Ausbeuten betragen 20—30 g Penicilline pro Liter.

Die Biosynthese geht von L-α-Amino-adipinsäure, L-Cystein und L-Valin aus. Über das Dipeptid L-δ(α-Aminoadipyl)-L-

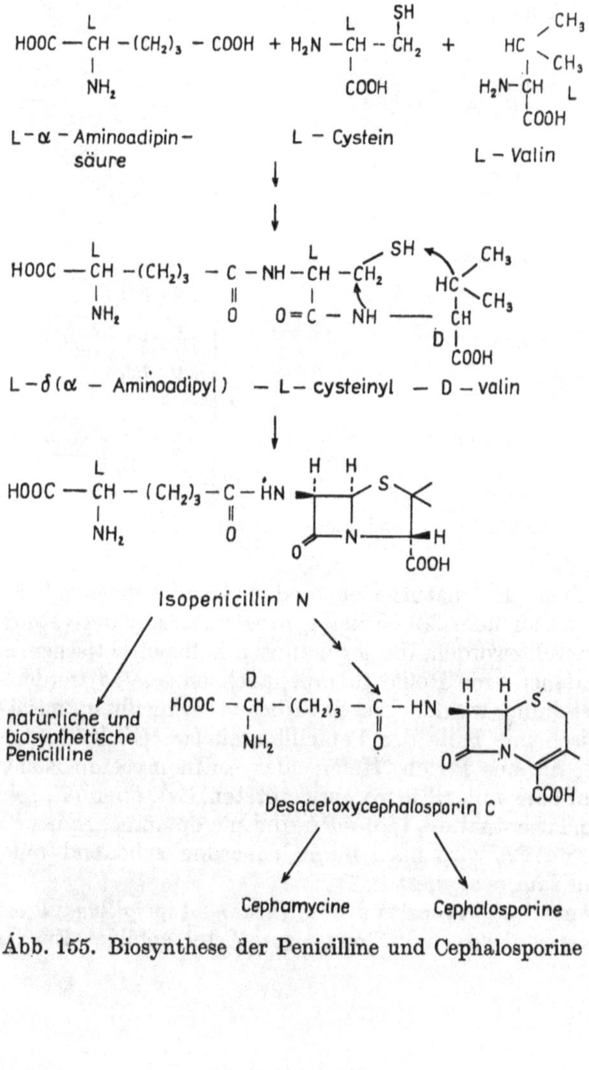

Abb. 155. Biosynthese der Penicilline und Cephalosporine

cystein und das Tripeptid L-δ(α-Aminoadipyl)-L-cysteinyl-D-valin (Inversion am α-C-Atom des Valins!) wird, katalysiert durch das Ferment Isopenicillin-N-Synthase, das Isopenicillin N gebildet. Mit Hilfe durch Bindung an Coenzym A aktivierter Säuren entstehen aus diesem Penicillin die anderen natürlichen Vertreter der Gruppe (Abb. 155).

Die Penicilline wirken bakterícid auf gram-positive und gram-negative Coccen, besonders auf Staphyllococcen, Streptococcen, Pneumococcen, Meningococcen und Gonococcen. Aber es werden auch Corynebakterien, *Bacillus anthracis*, Spirochäten (*Treponema pallida*), Clostridien und, vor allem durch die halbsynthetischen Penicilline, *Salmonella*-, *Aerobacter*-, *Haemophilus*-, *Proteus*- und *Shigella*-Arten erfaßt. Auf Grund ihrer guten Verträglichkeit, die allerdings durch bei 1—5% der Patienten auftretenden Überempfindlichkeitsreaktionen eingeschränkt wird, gehören die Penicilline zu den am meisten angewendeten Antibiotika.

Angriffspunkt der Penicilline ist die Biosynthese der bakteriellen Zellwand. Durch Hemmung besonders der Peptidoglucantranspeptidase und der D-Alanincarboxypeptidase (katalysieren die Vernetzung von Peptidoglucansträngen zum Murein) wird die Mureinbiosynthese unterdrückt. Da die Enzymsysteme, die bei wachsenden Bakterien die Verknüpfungspunkte im Mureinmolekül lösen, nicht beeinträchtigt werden, kommt es zu einer Zerstörung des gesamten Mureinsacculus. Durch Verlust der mechanischen Festigkeit der Zellwand sind die Bakterien den osmotischen und mechanischen Belastungen ihrer Umwelt nicht mehr gewachsen. Da aber auch Penicilline bekannt sind (z. B. das partialsynthetische Mecillinam), die die oben genannten Enzyme nicht beeinflussen, müssen weitere Wirkungsmechanismen angenommen werden.

Penicillinresistente Bakterien verfügen entweder über den β-Lactamring hydrolytisch spaltende Enzyme, die Penicillin-β-lactamasen (Penicillinasen, EC 3.5.2.6), oder erlauben auf Grund des hohen Lipidanteils in der Zellwand oder der Kapsel dem Antibiotikum keinen Zutritt zu den Syntheseorten des Mureins. Durch Acylierung der 6-APA mit polaren, raumfordernden Säureresten werden partialsynthetische Penicilline (Abb. 154) erhalten, die widerstandsfähig gegen den Angriff der β-Lactamase und damit gegen eine Inaktivierung sind (penicillinasefeste Penicilline, Staphyllococcenpenicilline, z. B. **Oxacillin**). Penicilline, die einen Säurerest tragen, der am α-C-Atom eine polare Gruppe, z. B. eine Aminogruppe (Aminopenicilline, z. B. **Ampicillin** oder **Amoxycillin**, Abb. 154) oder eine Carboxygruppe aufweist (Carboxypenicilline,

z. B. **Carbenicillin**), können auch die Zellwände gram-negativer Bakterien durchdringen (Breitspektrumpenicilline). Sie passieren vermutlich die für die Nährstoffaufnahme vorgesehenen, wassergefüllten Poren der Zellwand.

Therapeutisch eingesetzt werden das Kaliumsalz des natürlichen **Penicillin G** (Benzylpenicillin, nur parenterale Applikation, säurelabil), dessen schwerlösliche Procain- oder Benzathinsalze (nur parenteral anwendbar, Depoteffekt), das peroral wirksame „biosynthetische" **Phenoxymethylpenicillin** bzw. andere partialsynthetische Oralpenicilline, partialsynthetische penicillinasefeste Penicilline (nur 10% der Wirkung des Penicillin G, aber auch auf penicillinasebildende Keime wirksam) und partialsynthetische Breitspektrumpenicilline (nicht penicillinaseresistent, auf grampositive Bakterien geringer wirksam als Penicillin G, aber wirksam auf viele gram-negative Erreger, säurestabil, also peroral einsetzbar).

30.3. Cephalosporine

Muttersubstanz der Cephalosporine ist die 7-Amino-ceph-3-em-4-carbonsäure. Als Cephamycine bezeichnet man 7-Amino-7-methoxy-ceph-3-em-4-carbonsäure-Derivate (Abb. 156).

Bei den natürlich vorkommenden Vertretern, deren bedeutendster das Cephalosporin C darstellt, ist an der Aminogruppe mit wenigen Ausnahmen amidartig ein D-α-Aminoadipinsäurerest gebunden. Ihre Vielfalt ergibt sich durch die unterschiedliche Substitution in Position 3. Das Cephalosporin C trägt dort eine Acetoxymethyl-Gruppe. Sein vom Aminoadipylrest befreiter Grundkörper wird als 7-Aminocephalosporansäure (7-ACA) bezeichnet. Weitere Substitutionen am C-3 können u. a. sein ein Hydroxymethyl-, ein Methyl-, Carbamoylmethyl- oder ein Methylmercaptomethyl-Rest. Bei den Cephamycinen kann sich eine mit Phenylacrylsäure-Derivaten (z. B. α-Methoxy-p-sulfo-zimtsäure) veresterte Hydroxymethyl-Gruppe in Position 3 befinden.

Cephalosporine werden u. a. von *Cephalosporium*- und *Emericellopsis*-Arten (*Aspergillaceae/Plectascales*), die Cephalomycine hingegen von *Streptomyces*-Arten (*Streptomycetaceae/Actinomycetales*) gebildet. Für die Produktion von Cephalosporin C werden insbesondere *Cephalosporium-acremonium*-Stämme, für die von Cephalomycinen *Streptomyces clavuligerus* oder *S. lipmanii* eingesetzt.

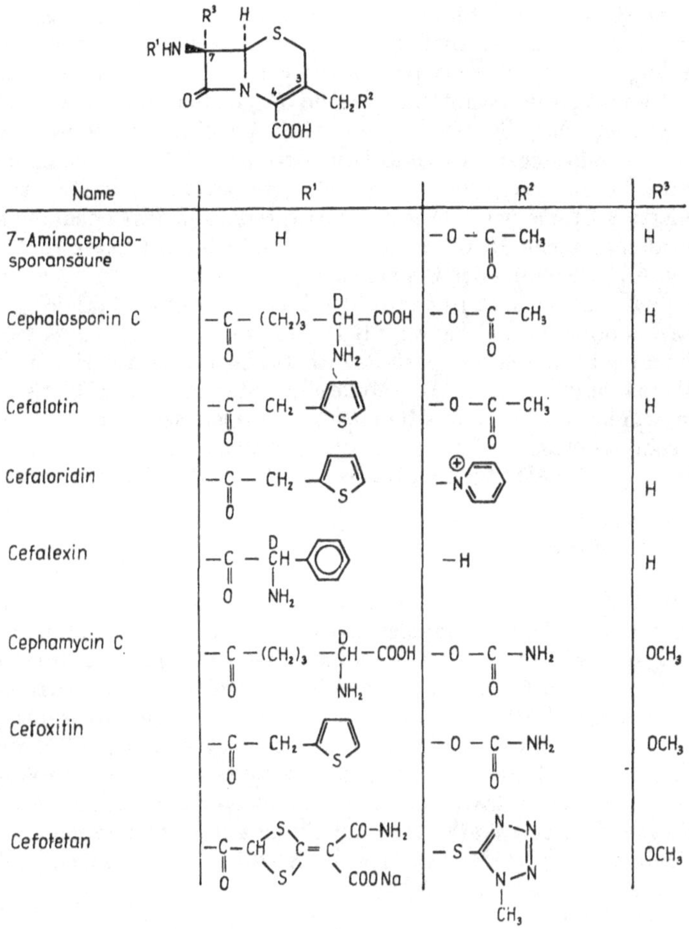

Abb. 156. Cephalosporine und Cephamycine

Die Biosynthese (Abb. 155) erfolgt vermutlich aus Isopenicillin N über Penicillin N durch Erweiterung des Thiazolidin-Ringes zum 2,3-Dihydro-1,3-thiazin-Ring. Zunächst entsteht Desacetoxycephalosporin C, das über Desacetylcephalosporin C in Cephalosporin C übergeht.

Die antibiotische Wirksamkeit der natürlichen Cephalosporine ähnelt der des Penicillins, erfaßt aber auch penicillinresistente

Erreger. Sie ist jedoch für einen therapeutischen Einsatz zu gering. Deshalb kommen nur halbsynthetische Abkömmlinge zur Anwendung. Ihre Synthese geht in der Regel von der 7-ACA aus, die aus Cephalosporin C mit chemischen Methoden freigesetzt und mit synthetischen Säuren acyliert wird. Darüber hinaus werden auch Veränderungen des Substituenten am C-3 vorgenommen (Ersatz der Acetoxygruppe durch H, heterocyclische Reste, substituierte S-Atome usw.). Auch an Spaltprodukten des Cephamycin C wurden ähnliche Strukturvariationen durchgeführt (Abb. 156).

Der Angriffspunkt der Cephalosporine ist mit dem der Penicilline identisch. Sie sind jedoch in der Regel wesentlich stabiler gegen β-Lactamasen und Säuren als Penicilline.

Therapeutisch werden partialsynthetische Cephalosporine i. v. (z. B. **Cefalotin**), i. m. (z. B. **Cefaloridin**) oder peroral (z. B. **Cefalexin**) appliziert. Besonders hohe β-Lactamaseresistenz und daher ein sehr breites Wirkungsspektrum besitzen die Cephamycinderivate (z. B. **Cefoxitin** oder das langwirkende **Cefotetan**).

30.4. β-Lactamasehemmer

Da die Zahl der gegen β-Lactamantibiotika resistenten, zur Bildung von β-Lactamasen fähigen Erreger in den letzten Jahren auf Grund der verbreiteten Anwendung dieser Antibiotika immer größer geworden ist, hat man gezielt nach mikrobiellen β-Lactamasehemmern gesucht. Dabei wurde u. a. die **Clavulansäure** isoliert, die einen Desthia-oxa-penam-Grundkörper besitzt (Abb. 157). Sie wird, neben Cephamycinen, von *Streptomyces clavuligerus* produziert. Sie besitzt selbst, allerdings relativ geringe, antibiotische Aktivität, aber eine starke Hemmwirkung auf β-Lactamasen vom Penicillinase-Typ (z. B. von *E. coli*, *Klebsiella pneumoniae*) und

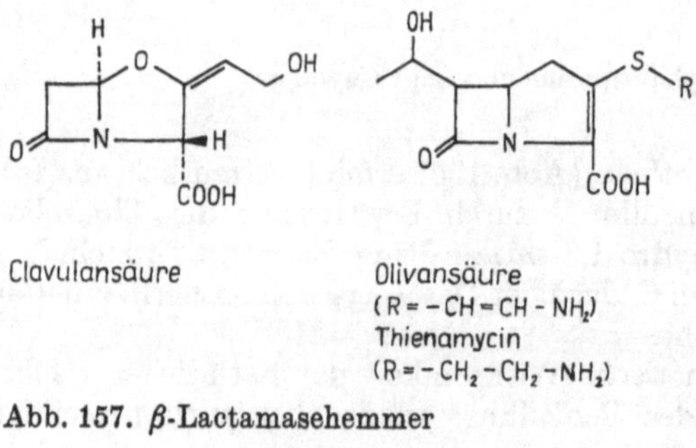

Abb. 157. β-Lactamasehemmer

kann zusammen mit Penicillinen zur Bekämpfung penicillinaseführender Erreger eingesetzt werden.

Auch eine Reihe von Derivaten des Desthia-carba-penams, z. B. **Thienamycin** oder Olivansäure (Abb. 157), die von *Streptomyces*-Arten gebildet werden, hemmen β-Lactamasen. Wegen der guten antibiotischen Aktivität können Thienamycin oder seine halbsynthetischen Derivate auch allein eingesetzt werden.

31. Cyanogene Glykoside

Cyanogene Glykoside sind α-Hydroxynitrile (Cyanhydrine, Abb. 158), die einen glykosidischen, fast stets an der α-Hydroxygruppe gebundenen Glucoserest tragen, an den ein zweites Monosaccharid angeknüpft sein kann.

Durch verdünnte Säuren werden aus ihnen die Hydroxynitrile abgespalten, die rasch in die entsprechende Oxoverbindungen (Aldehyde oder Ketone) und HCN zerfallen. Behandlung mit konzentrierten Säuren und Alkalien liefert die den Hydroxynitrilen zugrundeliegenden Hydroxysäuren bzw. deren Glykoside oder Salze. In Pflanzen kommen getrennt von den in der Vakuole gespeicherten cyanogenen Glykosiden (im Cytoplasma der gleichen Zelle oder in anderen Zellen) Enzymgemische vor (z. B. Emulsin oder Linamarase), die aus Glucosidasen und Oxynitrilase bestehen. Die Glucosidasen setzen, bei Zerstörung der Gewebe mit den Glykosiden in Kontakt kommend, die Hydroxynitrile frei. Die Oxynitrilasen (Hydroxynitrillyasen) beschleunigen die Umwandlung in die Oxoverbindungen und HCN.

Die Biosynthese der Aglyka erfolgt aus Aminosäuren über N-Hydroxyaminosäuren, Aldoxime und Nitrile. Die aus den Nitrilen hervorgehenden α-Hydroxynitrile werden mit Glucose und diese eventuell mit einem weiteren Monosaccharid verknüpft (Abb. 158).

Bisher sind etwa 30 cyanogene Glykoside bekannt. Sie kommen bei Pflanzen, seltener auch bei Tieren vor. Die Cyanogenese (HCN-Bildung) bei Bakterien und Pilzen erfolgt ohne Zwischenschaltung cyanogener Glykoside direkt aus Glycin. Im Pflanzenreich sind etwa 2000 Arten höherer Pflanzen aus 110 Familien (darunter Farne, *Gymnospermae* und *Angiospermae*) nachgewiesen worden, die cyanogene Glykoside enthalten. Besonders viele cyanophore Arten kommen bei den *Rosaceae*, *Fabaceae* und *Poaceae* vor. Eine Reihe von Tieren verwenden HCN als Allomon. Zu ihnen gehören vorwiegend *Arthropoda* (Gliederfüßer), z. B. Tausendfüßer, Hundertfüßer und einige Schmetterlinge (Blutströpfchen, Grünwidder-

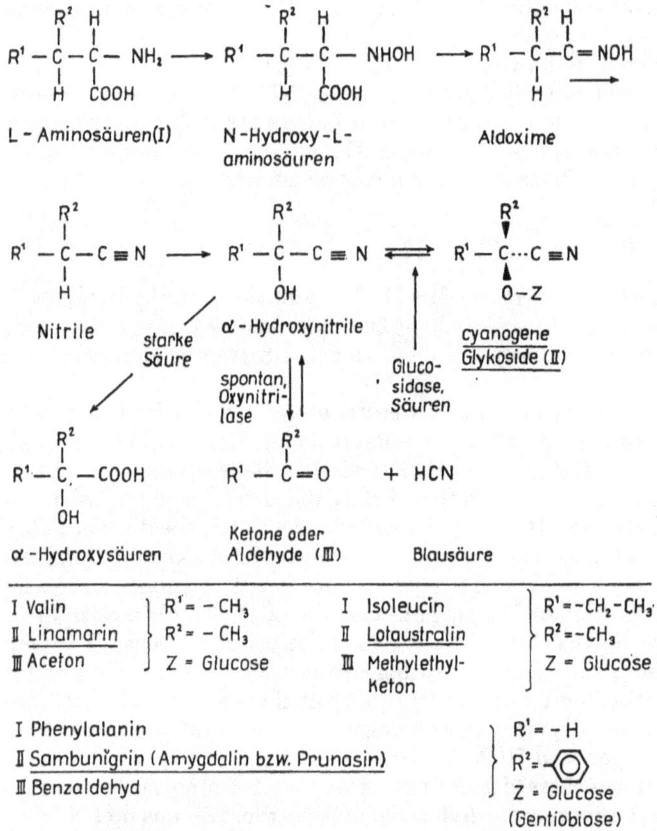

Abb. 158. Biogenese, Struktur und Abbau cyanogener Glykoside

chen). Nicht bei allen diesen Tieren treten cyanogene Glykoside als Speicherformen der Blausäure auf.

Weit verbreitete Vertreter sind Amygdalin ((R)-Mandelsäurenitril-β-D-gentiobiosid), Prunasin ((S)-Mandelsäurenitril-β-D-gentiobiosid), Sambunigrin ((S)-Mandelsäurenitril-β-D-glucosid), Linustatin (α-Hydroxyisobuttersäurenitril-β-D-gentiobiosid), Linamarin (α-Hydroxyisobuttersäurenitril-β-D-glucosid, Neolotaustralin ((R)-α-Hydroxy-α-methylbuttersäurenitril-β-D-gentiobiosid) und Lotaustralin ((R)-α-Hydroxy-α-methylbuttersäurenitril-β-D-glucosid).

Amygdalin kommt besonders bei *Rosaceae* (in den Tribus *Maloi-*

deae, z. B. bei *Cydonia*, *Malus* sowie *Sorbus*, und *Prunoideae*, z. B. bei *Prunus*, *Amygdalus*, *Cerasus*, *Padus*, *Persica* sowie *Armeniaca*) in den Samen vor. Prunasin findet sich bei *Rosaceae* in den Blättern, weiterhin u. a. bei einigen *Myrtaceae*, *Scrophulariaceae* (*Linaria*) und *Saxifragaceae*. Linustatin, Linamarin, Neolotaustralin und Lotaustralin werden u. a. bei *Fabaceae* (z. B. *Phaseolus lunatus*, *Trifolium*-Arten), *Euphorbiaceae* (z. B. bei *Manihot esculenta*) und *Linaceae* (*Linum*) gefunden. Sambunigrin wurde u. a. bei *Caprifoliaceae* (*Sambucus nigra*) nachgewiesen.

Pflanzen mit cyanogenen Glykosiden besitzen vor allem toxikologisches Interesse. Trotz eines relativ hohen Gehaltes bei vielen Arten kommt es relativ selten zu ernstlichen Vergiftungen. Obwohl beispielsweise Leinsamen bis 50 mg HCN/100 g zu liefern vermag (die letale Dosis beträgt 2–3 mg HCN/kg Körpergewicht), sind auch bei langzeitiger Gabe von 100 g Droge pro Tag als Laxans Vergiftungen nicht beobachtet worden. Offenbar werden im Körper nur Bruchteile dieser Menge freigesetzt, die rasch einer Entgiftung unterliegen (Entgiftungskapazität des Menschen 1 mg HCN/kg in der Stunde). Als lebensgefährlich gelten u. a. Bittere Mandeln (bis 500 mg HCN/100 g liefernd), Aprikosensamen (bis 380 mg), Pflaumensamen (bis 300 mg), Pfirsichsamen (bis 380 mg), Kirschsamen (bis 180 mg) und Samen der Lima-Bohne (*Phaseolus lunatus* L., bis 465 mg). Akut tödliche Vergiftungen (durch freigesetztes HCN) und chronische Vergiftungen (durch das bei der Aufbereitung entstehende Rhodanid) werden bei Genuß von ungenügend ausgewaschenen Maniok-Zubereitungen als Nahrungsmittel (s. S. 81) beobachtet.

Therapeutische Bedeutung haben Drogen mit cyanogenen Glykosiden kaum noch. Aus den Bitteren Mandeln, **Semen Amygdalae amarae**, den Samen von *Amygdalus communis* L. var. *amara* Dc., die 0,2–8,5% Amygdalin (etwa 12–500 mg HCN/100 g entsprechend) enthalten, wurde früher das als Geschmackskorrigens und als Mittel bei Hustenreiz, Erbrechen sowie Übelkeit dienende Bittermandelwasser (Aqua Amygdalarum amararum) hergestellt. Auch der einige Zeit praktizierte Einsatz von Amygdalin zur Tumorbehandlung ist heute verlassen worden. Lediglich im Schweizerischen Arzneibuch (Helv. VII) noch offiziell ist **Laurocerasi aqua normata**, Kirschlorbeerwasser (0,09–0,11% HCN enthaltend). Es wird durch Wasserdampfdestillation aus den frischen, zerkleinerten Blättern von *Laurocerasus officinalis* ROEMER (*Rosaceae*/*Rosales*) Kirschlorbeer, gewonnen, einem in Kleinasien beheimatetem, bis 6 m hohem Strauch, der auch in Mitteleuropa als Zierpflanze angebaut wird. Die Blätter enthalten 0,5–2,5% Prunasin (50–210 mg/100 g HCN entsprechend). Das Kirschlorbeerwasser wird wie Bittermandelwasser verwendet.

Neben den cyanogenen Glykosiden sind auch die pseudocyanogenen Glykoside (Glykoside des Methylazomethanols), bei *Cycadales*, palmartigen, nacktsamigen Gewächsen der Tropen vorkommend, und Cyanolipide, (Fettsäureester von Hydroxynitrilen oder ungesättigten Nitrilen), bei den in Europa nicht auftretenden *Sapindaceae* nachgewiesen, als cyanogene Verbindungen bekannt. Sie besitzen kein therapeutisches und für uns unmittelbares toxikologisches Interesse.

32. Glucosinolate

Glucosinolate sind C-substituierte S-(β-D-1-Glucopyranosyl)-methanthiohydroximsäure-O-sulfate (Abbn. 159 u. 160). Als Substituenten kommen u. a. Alkyl-, Alkaryl-, Thioalkyl- und heterocyclische Reste vor.

Unter Einfluß starker Säuren spalten Glucosinolate Hydroxylamin ab. Hydrolyse in leicht saurem oder alkalischem Milieu führt über die Nitrile zu den entsprechenden Säuren. Beim Zerstören von Pflanzenzellen, die die Glucosinolate in den Vakuolen speichern, kommt es zum Kontakt mit der im Zellwandraum oder den Zellorganellen lokalisierten Myrosinase (Thioglucosidglucohydrolase, EC 3.2.3.1) und zur hydrolytischen Abspaltung der Glucose. Das gebildete C-substituierte Methanthiohydroximsäure-O-sulfat lagert sich in neutralem Milieu spontan, unter Abstoßung des Sulfatrestes, in ein N-substituiertes Isothiocyanat (Senföl) um (Lossen-Umlagerung, Abb. 159). Unter bestimmten Bedingungen entstehen bei schwach sauren pH-Werten auch Nitrile. Darüber hinaus können einige Pflanzen (z. B. *Alliaria petiolata* (M. Bieb.) Cavara et Grande, Knoblauchsrauke) aus den Glucosinolaten S-substituierte Thiocyanate bilden. Bei Glucosinolaten mit terminaler CH=CH-Gruppe erfolgt bei Anwesenheit eines bestimmten Katalysatorproteins eine Umlagerung zu 1-Cyanoepithioalkanen (Abb. 160, beim Sinigrin).

Einige Isothiocyanate (z. B. 3-Indolylmethylisothiocyanat) gehen in neutralem oder schwach alkalischem Milieu in Rhodanwasserstoffsäure und den entsprechenden Alkohol über. Solche mit β-Hydroxygruppe (sog. Thiox-Glucosinolate) cyclisieren zu Oxazolidin-2-thion-Derivaten (z. B. 2-Hydroxybut-3-enyl-isothiocyanat zu 5-Vinyloxazolidin-2-thion = Goitrin, Abb. 160).

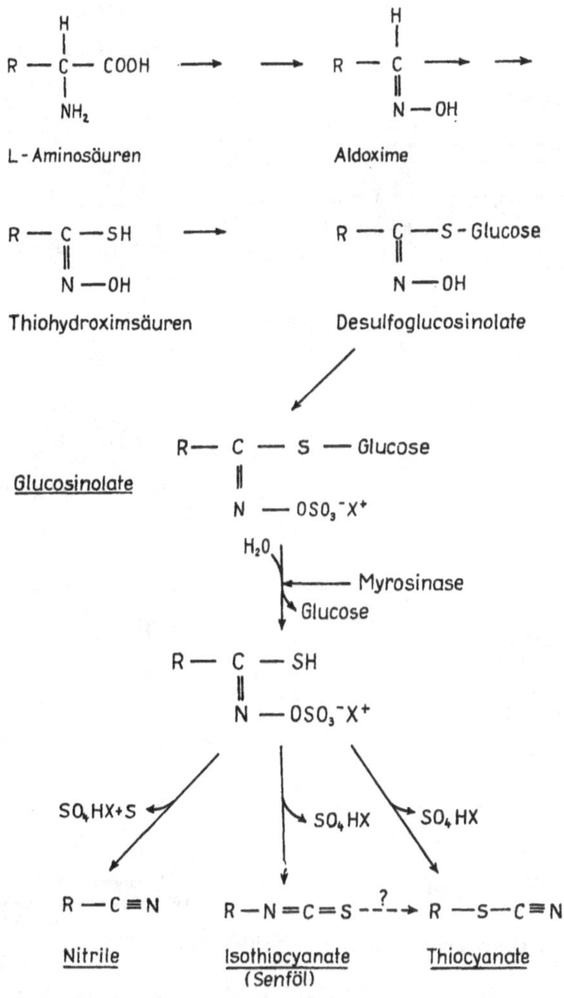

Abb. 159. Biogenese und enzymatische Spaltung der Glucosinolate

Glucosinolate sind pharmakologisch weitgehend inert. Isothiocyanate hingegen sind scharf schmeckende, haut- und schleimhautreizende, entweder flüchtige, stechend riechende (z. B. Allylisothiocyanat, Benzylisothiocyanat) oder nichtflüchtige und damit geruchlose Verbindungen (z. B.. p-Hydroxybenzylisothiocyanat).

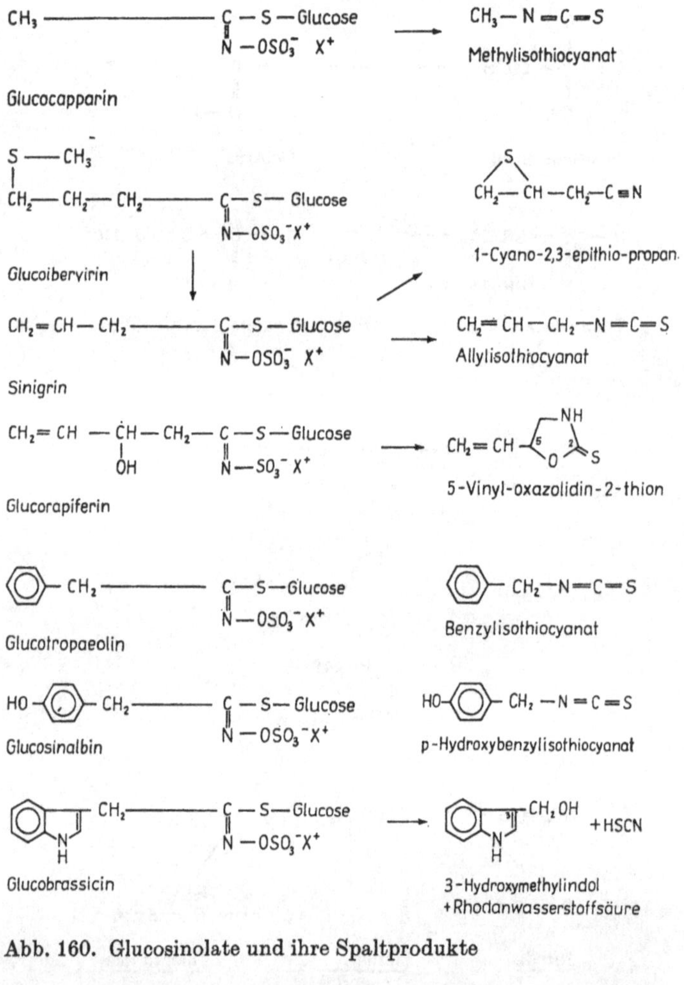

Abb. 160. Glucosinolate und ihre Spaltprodukte

Sie sind antibiotisch wirksam. Auf Bakterien üben sie teilweise (z. B. Allylisothiocyanat) auch einen mutagenen Effekt aus.

Die Glucosinolate sind den cyanogenen Glykosiden biogenetisch verwandt. Ihre Bildung erfolgt aus proteinogenen Aminosäuren oder deren durch Anlagerung von C-2-Resten (geliefert von Acetyl-CoA) gebildeten Homologen. Als Zwischenprodukte treten auch hier N-Hydroxy-aminosäuren und Aldoxime auf (Abb. 158). Letztere werden zu Nitroverbindungen oxidiert (Abb. 159), die mit aus

L-Cystein generiertem H_2S zu Methanthiohydroximsäuren reagieren. Der nächste Schritt ist vermutlich die Glucosylierung und der letzte die Übertragung eines Sulfatrestes von Adenosin-3-phosphat-5'-sulfatophosphat (PAPS) auf das Desulfoglucosinolat. Die Einführung der häufig auftretenden endständigen Doppelbindung der Alkylglucosinolate erfolgt durch Abspaltung von Methylmercaptan aus als Praekursoren dienenden ω-Methylthioglucosinolaten (z. B. Sinigrin aus Glucoibervirin, Abb. 160).

Es sind über 70 Glucosinolate bekannt. Sie wurden bisher nur bei zweikeimblättrigen Pflanzen gefunden. Häufig treten sie bei *Brassicaceae, Capparaceae* und *Tropaeolaceae* auf. Auch in weiteren 7 Familien kommen sie vor. Sie sind wahrscheinlich in allen Teilen der Pflanzen enthalten, besonders hohe Konzentrationen sind jedoch in den Embryonen der Samen vorhanden.

Die therapeutische Bedeutung von Glucosinolatdrogen ist nicht groß. In einigen Arzneibüchern ist **Semen Sinapis** (Sinapis nigrae semen), Schwarzer Senfsame (Helv. VII, ÖAB 9), aufgeführt. Darüber hinaus wird vom AB-DDR und ÖAB 9 sein Wirkstoff, das synthetisch gewonnene **Allylisothiocyanat** (Allylisothiocyanatum, Allylrhodanatum, Sinapis aetheroleum) beschrieben. Die Droge stammt vorwiegend von *Brassica nigra* (L.) KOCH, Schwarzer Senf (*Brassicaceae/Capparales*), einem bis zu 1 m hoch werdendem Kraut, das im südöstlichen Mittelmeergebiet heimisch ist und heute in vielen Ländern angebaut wird (Drogenexporteure u. a. Niederlande, Italien, ČSSR, UdSSR, Rumänien, China). Die Droge enthält neben 30—35% fettem Öl 1—2% Sinigrin (Allylglucosinolat, Abb. 160). Als weitere **Stammpflanze** kommt *Brassica juncea* (L.) CZERN. (syn. *B. cernua* POIR. in LAM., *B. integrifolia* WEST), Sarepta-Senf, in Betracht, der im Südwesten der UdSSR wild vorkommt und heute in vielen Ländern der Welt als Ölpflanze angebaut wird. Beim Zerkleinern in Gegenwart von Wasser liefert sie das stechend riechende, scharf schmeckende und stark haut- und schleimhautreizende Allylsenföl (mindestens 0,7%). Man verwendet mit lauwarmen (Fermente!) Wasser angerührtes Pulver der Samen oder mit Wasser befeuchtetes Senfpflaster zur ableitenden **Hautreiztherapie**, besonders bei Bronchitiden und rheumatischen sowie neuralgischen Schmerzen. Die Präparate müssen nach 20—30 Minuten wieder entfernt werden. Daneben setzt man zu diesem Zweck auch ethanolische Lösungen des Allylisothiocyanats ein.

Die Weißen Senfsamen, **Semen Erucae**, von *Sinapis alba L.* ssp. *alba* (*Brassicaceae/Capparales*, bis 60 cm hoch, Heimat Mittelmeergebiet), enthalten etwa 2,5% des Glucosinolats Glucosinalbin (p-Hydroxybenzylglucosinolat, Abb. 160), aus dem durch enzymatische Spaltung das nichtflüchtige p-Hydroxybenzylisothiocyanat entsteht. Sie werden heute kaum noch therapeutisch verwendet, dienen aber als Gewürz („Senfkörner") und zusammen mit dem Schwarzen Senf sowie Sareptasenf, Samen von *Brassica juncea* (L.) CZERN., zur Herstellung des Speisesenfs (Mostrich, Gemisch aus Pulvern der Senfsamen, des Pfeffers, des Curcumarhizoms, anderer Gewürze, Mehl, Zucker und Essig).

Erwähnenswert ist der Senfölgehalt einer Reihe weiterer *Brassicaceae*, z. B. des Meerrettichs, *Armoracia rusticana* GAERTN., MEY. et SCHERB., des Garten-Rettichs, *Rhaphanus sativus* L., mit den Varietäten der Unterart *sativus* var. *sativus*, Radieschen, var. *vitreus* ALEF., Eiszapfen, var. *albus* DC., Sommer-Rettich, und var. *niger*, Winter-Rettich oder der Gemeinen Brunnenkresse, *Nasturtium officinale* R. Br. Diese Pflanzen sind wegen der antibiotischen und verdauungsfördernden Wirkung der Senföle wertvolle Gemüse und Gewürze.

Die Gefahren, die vom Genuß des Gemüse-Kohls, *Brassica oleracea* L., ausgehen, werden überschätzt. Erst der regelmäßige Genuß von etwa 1 kg Kohl pro Tag kann zur Kropfbildung führen. Diese Erscheinung wird durch das Vorkommen von Glucobrassicin (0,05–0,1%) im Kohl verursacht, das bei seiner Spaltung 3-Hydroxymethylindol und Rhodanwasserstoffsäure (etwa 300 mg/kg Kohl) liefert. Die Rhodanwasserstoffsäure bzw. ihre Salze hemmen die Iodretention in der Schilddrüse. Das gleichfalls im Kohl enthaltene Glucorapiferin (Progoitrin), das in das die Oxidation des Iodids zum Iod und damit die Biosynthese des Thyreoglobulins hemmende 5-Vinyl-oxazolidin-2-thion (Goitrin, Abb. 160) übergehen kann, kommt in den für den menschlichen Genuß verwendeten Teilen nur in geringen Mengen vor. Inwieweit die Nitrosaminbildung aus Goitrin und Nitriten, die im Magen erfolgt, Bedeutung für eine Carcinogenese haben kann, ist noch unklar.

Weitere erwähnenswerte, Glucosinolate enthaltende Pflanzen sind der Kapernstrauch, *Capparis spinosa* L. (*Capparaceae*, Heimat Mittelmeergebiet) und Kapuzinerkresse, *Tropaeolum majus* L. (*Tropaeolaceae*, Heimat Südamerika). Die Blütenknospen des Kapernstrauches (Hauptinhaltsstoff Glucocapparin) werden als sogenannte Kapern, eingelegt in Kochsalzlösung, Essig oder Öl, als Gewürz verwendet. Die Knospen oder unreifen Früchte der Kapuziner-Kresse (Hauptinhaltsstoff Glucotropaeolin) kann man in ähnlicher Weise verwenden. Wegen der antibiotischen Eigenschaften wird das durch Wasserdampfdestillation der ganzen

Pflanze erhaltene Senfölgemisch (Hauptkomponente Benzylsenföl), peroral appliziert, bisweilen bei Bronchitiden und Harnwegsinfektionen eingesetzt.

33. Alliine

Alliine sind S-Alkyl-L-cystein-sulfoxide. Substitutenten am S-Atom können u. a. Methyl-, Ethyl-, Vinyl-, Propyl-, Allyl-, Prop-1-enyl-, Butyl-, Pentyl-, 2-Carboxy-ethyl- oder 2-Carboxy-2-methyl-ethyl-Reste sein (Abb. 161).

Die Biogenese erfolgt aus L-Cystein und einer anderen Aminosäure (beim S-trans-Prop-1-enyl-L-cystein-sulfoxid beispielsweise aus L-Cystein und L-Valin).

Alliine wurden u. a. bei *Liliaceae*, *Brassicaceae* und *Mimosaceae* nachgewiesen. Von pharmakognostischem Interesse sind lediglich die in *Allium*-Arten (*Liliaceae*/*Liliales*) vorkommenden Vertreter. Sie liegen in ruhenden Organen der Pflanzen z. T. als γ-Glutamyl-Konjugate vor. Alliine mit ungesättigtem Alkyl-Rest können durch Addition der Aminogruppe an die Doppelbindung in Cycloderivate (Cycloalliin, Abb. 162) umgewandelt sein.

Bei Zerstörung der Zellen dieser Pflanzen setzt die in ihnen vorkommende, in der intakten Zelle von ihren Substraten räumlich getrennte Alliinase (Alliin-Alkylsulfenatlyase, EC 4.4.1.4., ein pyridoxalabhängiges Enzym) aus den geruchlosen, nichtflüchtigen Alliinen (nicht jedoch aus den Cycloderivaten und den γ-Glutamylkonjugaten), die charakteristisch riechenden, schleimhautreizenden Alkylsulfensäuren frei (Abb. 161). Diese chemisch sehr reaktionsfähigen Substanzen gehen eine Reihe spontan ablaufender Sekundärreaktionen ein. In der Regel dimerisieren sie unter Wasserabspaltung zu Dialkyl-disulfid-mono-S-oxiden (Dialkylthiosulfinaten). Diese können ihrerseits zu Dialkyldisulfiden und Dialkylthiosulfonaten bzw. zu Dialkyldisulfiden, Dialkylmonosulfiden und SO_2 disproportionierem. Aus den Dialkyldisulfiden werden Dialkyltrisulfide (bzw. bei fortschreitender Reaktion Dialkylpolysulfide) und Dialkylmonosulfide gebildet. 3 Moleküle Dialkyldisulfid-mono-S-oxid können auch zu zwei Molekülen eines Dialkyl-trithiaalkan-monoxids (z. B. Ajoen, Abb. 162) umgewandelt werden. Das Diallyldisulfid-mono-S-oxid (Allicin) kann darüber hinaus in Allylsulfensäure und Thioacrolein zerfallen. 2 Moleküle des Thioacroleins bilden 2-Vinyl-[4H]-1,3-dithiin (neben 3-Vinyl-[4H]-1,2-dithiin, Abb. 162).

Abweichend von dem oben genannten Schema geht die aus S-

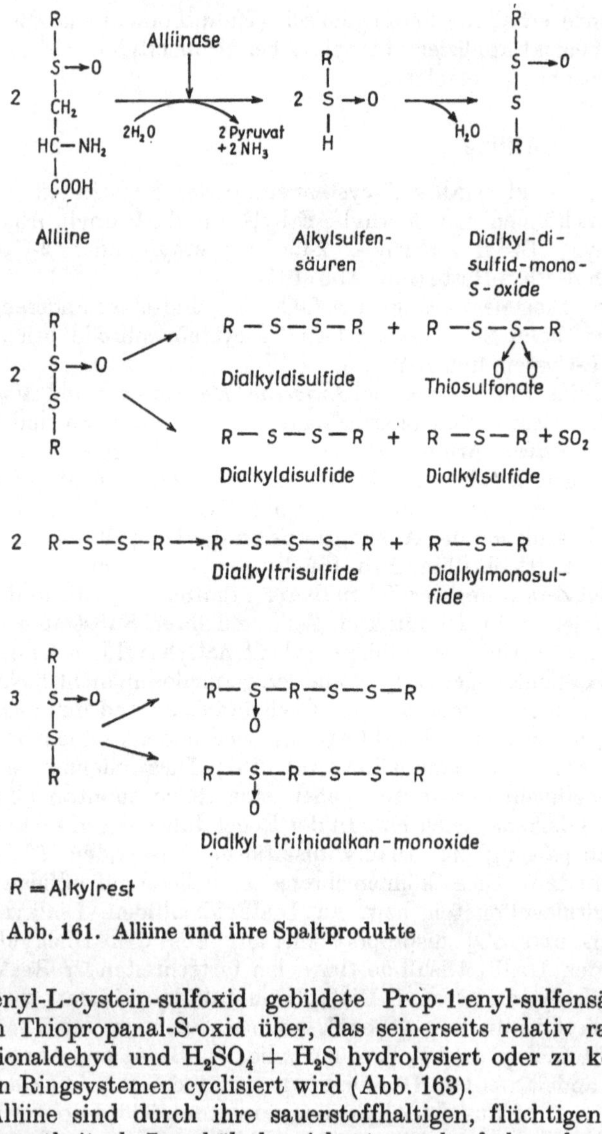

Abb. 161. Alliine und ihre Spaltprodukte

Prop-1-enyl-L-cystein-sulfoxid gebildete Prop-1-enyl-sulfensäure sofort in Thiopropanal-S-oxid über, das seinerseits relativ rasch zu Propionaldehyd und H_2SO_4 + H_2S hydrolysiert oder zu komplizierten Ringsystemen cyclisiert wird (Abb. 163).

Die Alliine sind durch ihre sauerstoffhaltigen, flüchtigen, in ihrer Gesamtheit als Lauchöle bezeichneten, scharfschmeckenden und stark riechenden Spaltprodukte, die auch antibiotisch, vermicid und insecticid wirksam sind, als Allomone zur Abwehr tierischer und mikrobieller Angreifer wirksam. Die Alliine selbst und die sauerstofffreien Abbauprodukte haben nur geringe physiologische Aktivität.

Als Droge ist die frische Knoblauchzwiebel von Bedeutung. Darüber hinaus sind einige *Allium*-Arten, darunter auch die Küchenzwiebel, der Schnittlauch (*Allium schoenoprasum* L.) und der Porree (*A. porrum* L. var. *porrum*) diätetisch wichtige Küchengewürze.

Bulbus Allii sativi recens (Allii sativi bulbus), Frische Knoblauchzwiebel, stammt von *Allium sativum* L., einer ausdauernden, wahrscheinlich in Zentralasien beheimateten Pflanze. Der Anbau ist in Mitteleuropa gut möglich. Die Hauptanbaugebiete liegen jedoch in Süd- und Südosteuropa.

Die frischen, unverletzten Knoblauchzwiebeln enthalten etwa 0,2% Allylalliin (S-Allyl-L-cystein-S-oxid), das von geringen Mengen Methylalliin, Ethylalliin, Propylalliin, Butyalliin, den entsprechenden Desoxyalliinen, 4-Cycloalliin und deren γ-Glutamylderivaten begleitet wird. Beim Zerreiben der Zwiebel werden durch die Alliinasereaktion bevorzugt Allicin (Diallyldisulfid-mono-S-oxid), Ajoen, 2-Vinyl-[4H]-1,3-dithiin, gemischte Dialkyldisulfid-mono-S-oxide (insbesondere Methylallyldisulfid-mono-S-oxid) und deren Zersetzungsprodukte gebildet (Abb. 162). Durch

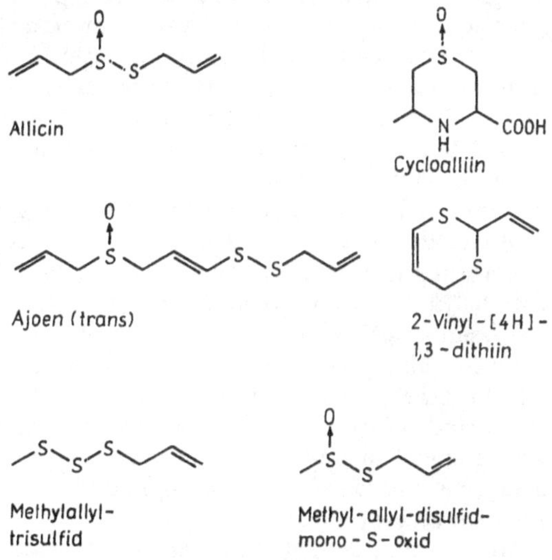

Abb. 162. Transformationsprodukte der Alliine im Knoblauch

Wasserdampfdestillation von zerkleinerten frischen Knoblauchzwiebeln gewonnenes ätherisches Öl (Ausbeute 0,1—0,25%) enthält kein Allylallicin, sondern nur unangenehm riechende, sauerstofffreie Abbauprodukte (Alkylsulfide).

Knoblauch ist ein wertvolles Gewürz, das verdauungsfördernd, choleretisch, antidyspeptisch und carminativ wirksam ist. Diese Wirkung kommt sicherlich durch den Aromaeffekt, die Reizung der Magenschleimhaut und die antibiotischen Eigenschaften des Allylallicins und seiner Homologen zustande.

In einigen Ländern wird die anthelmintische Wirkung des Knoblauchs und sein bakterizider, fungicider und virostatischer Effekt genutzt. Bemerkenswert ist der Einsatz von Knoblauchextrakten (i. v. appliziert) bei Infektionskrankheiten, z. B. bei durch Kryptococcen ausgelöster Meningitis und einigen Viruserkrankungen, in der VR China.

Darüber hinaus besitzt Knoblauch auch antihypercholesterolämische und antithrombotische, damit also antiarteriosklerotische Eigenschaften. Für den antihypercholesterolämischen Effekt (Senkung des LDL- und Erhöhung des HDL-Spiegels) ist vermutlich Allylallicin verantwortlich. Die antithrombotische Wirkung wird der durch Senkung der Thromboxanbiosynthese (s. S. 134) durch Methyl-allyl-trisulfid, Ajoen und in geringem Maße auch der durch 2-Vinyl-[4H]-1,2-dithiin bedingten Unterdrückung der Thrombocytenaggregation sowie der durch Cycloalliin und Dialkyldisulfide verursachten Senkung des Fibrinogenspiegels und der Förderung der Fibrinolyseaktivität zugeschrieben. Im Tierexperiment konnte auch eine Verzögerung des Tumorwachstums nach Gabe von Knoblauchöl (eine noch stärkere nach Gabe von Öl der Küchenzwiebel) beobachtet werden.

Für alle genannten Indikationen dürfte die frische Knoblauchzwiebel das Mittel der Wahl sein. Die geruchlosen Knoblauchpräparate (Zerstörung der Alliinase durch Behandlung der unzerkleinerten Zwiebel mit heißen Alkoholdämpfen) enthalten keine, die durch Wasserdampfdestillation gewonnenen Knoblauchöle nur sauerstofffreie Abbauprodukte. Dabei ist allerdings zu berücksichtigen, daß die beschriebenen Effekte mit relativ hohen Dosen erreicht worden sind (etwa 1 g/kg/d), die unseren Ernährungsgewohnheiten widersprechen und kaum komplikationslos vertragen werden dürften (Reizung des Magen-Darm-Traktes).

Aus der **Küchenzwiebel** (von *Allium cepa* L. stammend) wurden, neben wenig Methyl- und Propylalliin, das dem Allylalliin isomere trans-S-Prop-1-enyl-L-cystein-S-oxid und Cycloalliin isoliert. Das bei der Spaltung des Propenylalliins entstehende Thiopropanol-S-oxid (Propanthial-S-oxid, Abb. 163) stellt das zu Tränen reizende Prinzip der Küchenzwiebel dar. Die Geschmacks- und Geruchs-

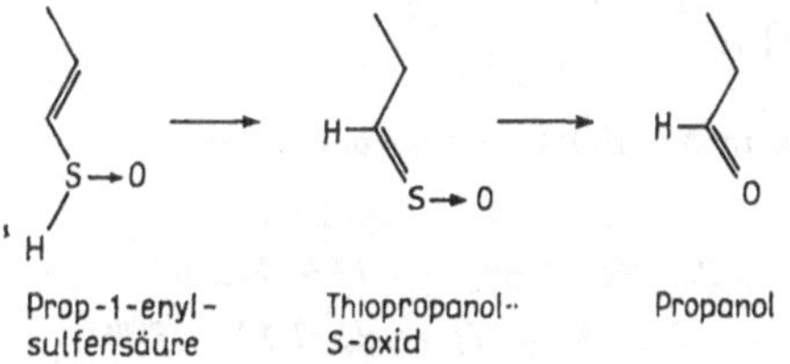

Abb. 163. Transformation der Propenylsulfensäure in der Küchenzwiebel zu Thiopropanal und Propanal

stoffe der gekochten Küchenzwiebel sind Dialkyldi- oder -trisulfide sowie das süß schmeckende Propanthiol, das der gebratenen Zwiebel ist das 3,4-Dimethylthiophen. Versuche haben gezeigt, daß es auch nach Genuß von Zwiebeln (200 g, roh!) zu einer Hemmung der Blutplättchenaggregation kommt.

ISBN 3-05-500321-7
ISSN 0084-0963

Der Verfasser

- vermittelt Kenntnisse auf dem Gebiet der modernen Pharmakognosie, der Wissenschaft von den aus Mikroorganismen, Pflanzen und Tieren stammenden Arzneimitteln

- berichtet in diesem Band über die Chemie, Terminologie, Biochemie und Pharmakologie arzneilich genutzter Stoffe, besonders aus der Gruppe der Saponine, Phenylpropanderivate sowie ihrer Abbauprodukte und Vorstufen, der Polyketide, der Naphthalenderivate, der Anthracenderivate, der Gerbstoffe, der Bitterstoffe, der ätherischen Öle, der Harze sowie Balsame, der Aminosäuren, der Amine, der Vitamine des B-Komplexes, der ß-Lactamantibiotika, der cyanogenen Glykoside und der Alliine

- informiert über Charakter, Herkunft, Gewinnung und Anwendung von Arznei- und Industriedrogen mit den genannten Wirkstoffen

- wendet sich an Studierende der Pharmazie und Biologie, an Apotheker, Biochemiker, Biologen und Mediziner

WISSENSCHAFTLICHE TASCHENBÜCHER

FSC
www.fsc.org
MIX
Papier | Fördert gute Waldnutzung
FSC® C083411

Zeitfracht Medien GmbH
Ferdinand-Jühlke-Straße 7
99095 Erfurt, Deutschland
produktsicherheit@kolibri360.de